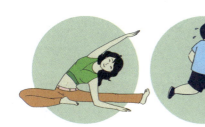
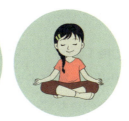

科学减重
的 个性化指南

主 编◎李惠子 戴 琦 秦 杰 罗恒聪

北方联合出版传媒（集团）股份有限公司
辽宁科学技术出版社

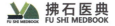
拂石医典
FU SHI MEDBOOK

图书在版编目（CIP）数据

科学减重的个性化指南 / 李惠子等主编 . -- 沈阳：辽宁科学技术出版社，
2025. 5. -- ISBN 978-7-5591-4112-5

Ⅰ. R161-62

中国国家版本馆 CIP 数据核字第 2025MZ9972 号

出版发行：辽宁科学技术出版社
　　　　　北京拂石医典图书有限公司
地　　址：北京海淀区车公庄西路华通大厦 B 座 15 层
联系电话：010-88581828/024-23284376
E-mail：fushimedbook@163.com
印　刷　者：天津淘质印艺科技发展有限公司
经　销　者：各地新华书店

幅面尺寸：170mm×240mm
字　　数：310 千字
印　　张：16.25
出版时间：2025 年 5 月第 1 版
印刷时间：2025 年 5 月第 1 次印刷

责任编辑：陈　颖　刘轶然　　　责任校对：梁晓洁
封面设计：君和传媒　　　　　　封面制作：王东坡
版式设计：君和传媒　　　　　　责任印制：丁　艾

如有质量问题，请速与印务部联系　联系电话：010-88581828

定　　价：79.00 元

编 委 会

前　言

　　在当今社会，肥胖已成为一个全球性的健康挑战，影响着越来越多的人。无论是儿童、青少年，还是成年人、老年人，肥胖问题都在不同程度上威胁着我们的健康和降低我们的生活质量。肥胖不仅与心血管疾病、糖尿病、代谢综合征等慢性疾病密切相关，还会对心理健康、社交生活产生深远的影响。因此，科学、健康的减重不仅是个人追求美好生活的需求，而且是社会公共卫生事业的重要组成部分。

　　然而，减重并非一件简单的事情。许多人在减重过程中常常陷入误区，盲目追求快速减重，忽视了科学性和可持续性，导致体重反弹、营养不良甚至健康受损。为此，我们编写了这本《科学减重的个性化指南》，旨在为广大读者提供科学、系统、实用的减重指导，帮助大家走出减重误区，找到适合自己的健康减重方法。

　　本书的亮点在于其个性化的减重指导。我们深知，不同人群的肥胖原因、身体状况、生活方式各不相同，因此，减重方法也应因人而异。本书特别列举了儿童青少年、多囊卵巢综合征女性、更年期女性、老年人、隐性肥胖者、代谢综合征患者等不同人群，提供了详细的个性化干预方案。通过这些案例，读者可以更好地理解如何根据自身情况制定科学合理的减重计划，避免盲目跟风或采用不健康的减重方式。

　　在内容上，本书涵盖了从肥胖的诊断、危害、减重方法到不良减重方式的危害等多个方面，力求全面、系统地介绍减重的相关知识。我们不仅介绍了医学营养减重、药物减重、中医减重、手术减重等传统减重方法，还详细探讨了运动干预、行为方式干预、心理干预等综合干预措施。此外，本书还对网络流行的各种减重法进行了深入剖析，帮助读者辨别真伪，避免陷入误区。

特别值得一提的是，本书还提供了丰富的减重膳食模式介绍和减重食谱设计指导。无论是地中海膳食、限能量膳食、高蛋白膳食，还是轻断食膳食、东方膳食、DASH 膳食，读者都可以在本书中找到详细的介绍和实用的食谱建议。通过这些内容，读者不仅可以了解不同膳食模式的特点和适用人群，还可以根据自身需求设计个性化的减重食谱，真正做到科学减重、健康饮食。

最后，本书还提供了一些减重的好帮手，如膳食纤维、益生菌、蛋白粉、维生素和矿物质、鱼油等，帮助读者在减重过程中更好地补充营养，保持身体健康。同时，我们还介绍了饮食日记、同伴作用、正念管理等辅助工具和方法，帮助读者在减重过程中保持良好的心态和生活习惯。

总之，本书不仅是一本关于减重的科普读物，更是一本实用的健康管理指南。我们希望通过本书，能够帮助每一位读者找到适合自己的减重方法，科学、健康地实现减重目标，提升生活质量，享受健康美好的人生。

愿每一位读者都能在减重的道路上走得更加坚定、更加科学，最终收获健康与幸福。

目　录

第一章　你是不是真的胖

第一节　肥胖筛查 …………………………………………………… 1

第二节　临床综合评估 ……………………………………………… 3

　　一、初步评估内容 ……………………………………………… 3

　　二、并发症和合并症 …………………………………………… 7

　　三、常规实验室检查及仪器检查 ……………………………… 7

　　四、能量摄入情况和能量消耗情况评估 ……………………… 8

　　五、运动状态评估 ……………………………………………… 8

第三节　超重/肥胖的诊断 ………………………………………… 8

第二章　肥胖的危害及减重的重要性

第一节　肥胖的定义 ………………………………………………… 10

第二节　肥胖的诊断标准 …………………………………………… 10

　　一、体脂率 ……………………………………………………… 11

　　二、身体质量指数（BMI） …………………………………… 11

　　三、腰围 ………………………………………………………… 12

　　四、腰臀比 ……………………………………………………… 12

第三节　肥胖的危害：深入解析这一全球性健康挑战 …………… 12

一、对心血管系统的威胁 ································· 12

二、内分泌失调、代谢紊乱 ··························· 13

三、消化系统疾病 ··································· 14

四、呼吸系统疾病 ··································· 14

五、骨骼与关节的负担 ······························ 15

六、对心理健康的影响 ······························ 15

第四节　减重的重要性：医学营养视角下的深度剖析 ········· 16

一、减轻身体负担，提升生活质量 ····················· 16

二、预防慢性疾病，守护生命健康 ····················· 17

三、优化身体机能，提高代谢效率 ····················· 17

四、促进心理健康，提升幸福感 ······················ 18

五、推动社会进步，构建健康环境 ····················· 19

第三章　医学减重方法

第一节　医学营养减重 ································· 21

一、饮食因素与肥胖 ································· 21

二、医学营养减重 ·································· 26

第二节　药物减重法 ································· 30

一、药物减重治疗的适应证 ··························· 30

二、减重药物 ····································· 31

第三节　中医减重法 ································· 37

一、中药 ······································· 38

二、中医外治法 ···································· 43

第四节　手术减重 ··································· 47

一、背景 …………………………………………………………… 47

二、适应证 ………………………………………………………… 48

三、禁忌证 ………………………………………………………… 49

四、手术方式 ……………………………………………………… 50

五、手术的安全性和有效性 ……………………………………… 52

六、术前评估、准备和术后医疗服务 …………………………… 52

七、减重手术的常见问题 ………………………………………… 55

第五节　运动干预 ………………………………………………… 57

一、减重过程中为什么要进行运动干预？ ……………………… 57

二、运动干预就是简单地进行运动吗？ ………………………… 58

三、体重管理目标是不是指达到理想体重？ …………………… 58

四、达到目标体重所需的时间是不是越少越好？ ……………… 58

五、如何了解日常体力活动量是否达标？ ……………………… 58

六、体力活动是不是运动？ ……………………………………… 59

七、是不是只要是运动，什么方式都可以？ …………………… 59

八、除了运动，是不是其他的体力活动对身体健康无益处？ … 59

九、什么是运动量？ ……………………………………………… 59

十、什么是运动时间？ …………………………………………… 60

十一、什么是运动频率？ ………………………………………… 60

十二、什么是运动强度？ ………………………………………… 60

十三、如何评估运动强度？ ……………………………………… 60

十四、多大的运动强度对身体有益？ …………………………… 61

十五、是不是运动强度越大、运动时间越长，减重效果越好？ … 61

十六、什么是有氧运动？ ………………………………………… 62

十七、每次有氧运动应进行多长时间？ ………………………… 62

十八、什么是无氧运动？ ·································· 62

十九、什么是抗阻运动？ ·································· 62

二十、为什么要进行抗阻运动？ ·························· 63

二十一、什么是柔韧性运动？ ···························· 63

二十二、每天都要进行运动吗？ ·························· 63

二十三、抗阻运动的强度如何设定？ ······················ 63

二十四、抗阻运动时有哪些注意事项？ ···················· 64

二十五、采用何种类型的运动方式减重效果最好？ ············ 64

二十六、一次持续性运动和累积性运动的减重效果是否相同？ ···· 64

二十七、运动前需要热身吗？ ···························· 64

二十八、运动后需要放松吗？ ···························· 64

二十九、运动前需要进行风险评估吗？ ···················· 64

三十、长期服药对运动有影响吗？ ························ 65

三十一、运动时需要选择运动环境吗？ ···················· 65

三十二、需要购买运动装备吗？ ·························· 65

三十三、只运动不控制饮食能否减重？ ···················· 66

三十四、如何逐渐增加运动量？ ·························· 66

三十五、在运动过程中进行心肺功能等监测有无必要？ ········ 66

三十六、如何保证运动安全？ ···························· 66

三十七、如何做到长期的科学运动？ ······················ 67

三十八、如何进行运动效果评价？ ························ 67

三十九、如何根据体重变化调节运动计划？ ················ 67

四十、什么是运动处方？ ································ 68

第六节　行为方式干预 ································· 68

　　一、了解健康食物种类及科学搭配 ···················· 68

二、学习一些营养和膳食知识 ···················· 72

三、读懂食品标签 ···························· 72

四、巧烹饪，更营养健康 ······················ 75

五、食欲管理很重要 ·························· 75

六、控制诱发进食的环境因素 ·················· 76

七、合理规划进餐时间 ························ 77

八、其他影响减重的行为方式 ·················· 77

第七节　心理干预 ································· 78

一、认知行为疗法 ···························· 78

二、正念饮食觉察训练法 ······················ 84

第八节　祛魅网络流行减重法 ····················· 87

一、哈佛减重法 ······························ 87

二、哥本哈根减重法 ·························· 90

三、明星减重法 ······························ 92

四、液断、生酮饮食减重法 ···················· 94

五、辟谷减重 ································ 95

第四章　不良减重方式的危害

第一节　脱发 ··································· 99

第二节　贫血 ··································· 100

一、贫血常见的表现 ·························· 101

二、预防和改善因减重引起的贫血的措施 ·········· 101

第三节　营养不良 ······························ 102

一、不良减重方式会导致营养不良 ··············· 102

二、纠正营养不良的有效方法 ……………………………… 103

第四节　便秘 ………………………………………………… 103

第五节　失眠 ………………………………………………… 105

一、减重与失眠的关系 ……………………………………… 105

二、预防和应对减重过程中失眠的措施 …………………… 106

第六节　低血糖、乏力 ……………………………………… 107

第七节　月经不调 …………………………………………… 108

第八节　运动损伤 …………………………………………… 109

一、运动损伤发生的原因 …………………………………… 109

二、避免运动损伤的措施 …………………………………… 110

第九节　暴食症、厌食症 …………………………………… 111

一、暴食症 …………………………………………………… 111

二、神经性厌食症 …………………………………………… 112

第十节　情绪障碍 …………………………………………… 113

一、减重过程中产生情绪障碍的原因 ……………………… 113

二、预防和改善减重过程中产生的不良情绪的方法 ……… 114

第十一节　高尿酸血症 ……………………………………… 114

一、减重过程中发生高尿酸血症的原因 …………………… 115

二、高尿酸血症的预防及营养治疗 ………………………… 116

第十二节　生长发育障碍 …………………………………… 117

一、儿童发育障碍 …………………………………………… 117

二、儿童青少年减重 ………………………………………… 117

第十三节　免疫功能下降 …………………………………… 118

一、减重过程中免疫功能下降的原因 ……………………… 118

二、预防和解决免疫功能下降的方案 ……………………… 119

第十四节 皮肤松弛暗黄 ·················· 120

一、皮肤松弛暗黄的原因 ·················· 120

二、避免皮肤松弛暗黄的方法 ·················· 121

第五章 各类减重膳食模式介绍

第一节 地中海膳食 ·················· 122

一、地中海膳食的优点 ·················· 123

二、地中海膳食推荐的食物 ·················· 123

第二节 限能量膳食 ·················· 124

一、食物来源 ·················· 124

二、适用人群 ·················· 125

三、限能量膳食要点 ·················· 125

第三节 高蛋白膳食 ·················· 126

一、适用人群 ·················· 126

二、慎用人群 ·················· 126

三、高蛋白膳食减重的实施要点 ·················· 127

第四节 轻断食膳食 ·················· 127

一、轻断食膳食的作用机制及临床证据 ·················· 128

二、轻断食膳食的注意事项 ·················· 128

三、轻断食食谱举例 ·················· 129

第五节 东方健康膳食 ·················· 130

第六节 终止高血压膳食疗法 ·················· 131

一、DASH 饮食临床证据 ·················· 132

二、DASH 饮食适用人群 ·················· 132

三、DASH 食谱举例 ………………………………………………… 133

第六章　各类肥胖人群的减重管理故事

第一节　儿童青少年体重管理 ……………………………………… 134

一、超重 / 肥胖对儿童青少年健康的影响 ………………………… 134

二、干预措施的实施 ………………………………………………… 135

三、减重管理案例 …………………………………………………… 142

第二节　多囊卵巢综合征女性体重管理 …………………………… 144

一、多囊卵巢综合征与肥胖 ………………………………………… 144

二、体重干预措施的实施 …………………………………………… 145

三、减重管理案例 …………………………………………………… 147

第三节　更年期女性体重管理 ……………………………………… 150

一、更年期与肥胖 …………………………………………………… 150

二、干预措施的实施 ………………………………………………… 151

三、减重管理案例 …………………………………………………… 152

第四节　老年肥胖体重管理 ………………………………………… 155

一、老年人与肥胖 …………………………………………………… 155

二、干预措施的实施 ………………………………………………… 157

三、减重管理案例 …………………………………………………… 161

第五节　隐性肥胖体重管理 ………………………………………… 164

一、隐性肥胖与健康 ………………………………………………… 164

二、干预措施的实施 ………………………………………………… 165

三、减重管理案例 …………………………………………………… 168

第六节　代谢综合征体重管理 ……………………………………… 171

一、代谢综合征与肥胖 ………………………………………… 171

二、干预措施的实施 …………………………………… 171

三、减重管理案例 ………………………………………… 174

第七章　减重八问

问题一　不吃主食能瘦吗？ ………………………………… 178

问题二　只吃水果能瘦吗？ ………………………………… 179

问题三　每天吃 1 ~ 2 餐就能瘦吗？ …………………………… 181

问题四　只要多运动就能瘦吗？ ……………………………… 182

问题五　0 糖 0 卡就能瘦吗？ ………………………………… 184

问题六　沙拉 / 果汁减重靠谱吗？ …………………………… 185

问题七　什么是全麦食物？ ………………………………… 187

问题八　为什么会出现减重反弹？ …………………………… 189

第八章　减重好帮手

第一节　膳食纤维 ……………………………………………… 191

一、什么是膳食纤维？ ………………………………… 191

二、膳食纤维怎样帮助减重？ ………………………… 192

三、如何从饮食中获得足够的膳食纤维？ …………… 192

第二节　益生菌 ………………………………………………… 194

一、什么是益生菌？ …………………………………… 194

二、判断益生菌是否有效的"三个标准" ……………… 194

三、什么是益生元？ …………………………………… 194

四、要减重，先调理肠道菌群 ……………………………………… 195

五、益生菌的认知误区要避免 ……………………………………… 196

第三节　蛋白粉 …………………………………………………………… 198

一、蛋白粉的概念 ……………………………………………………… 198

二、蛋白粉的分类 ……………………………………………………… 198

三、蛋白粉在减重中的作用 ………………………………………… 199

四、补充蛋白粉的注意事项 ………………………………………… 200

第四节　维生素和矿物质 ……………………………………………… 201

一、认识维生素和矿物质 …………………………………………… 201

二、维生素和矿物质在减重中的作用 …………………………… 201

第五节　鱼油 ……………………………………………………………… 203

第六节　减重明星食物 ………………………………………………… 204

一、咖啡 …………………………………………………………………… 205

二、鸡胸肉 ………………………………………………………………… 207

三、魔芋 …………………………………………………………………… 207

四、西兰花 ………………………………………………………………… 208

第七节　低 GI 食物 ……………………………………………………… 208

一、选择低 GI 主食 …………………………………………………… 209

二、减少烹饪时间 ……………………………………………………… 210

三、控制总能量 ………………………………………………………… 210

四、营养均衡 …………………………………………………………… 210

五、运动锻炼不可少 …………………………………………………… 210

第八节　饮食日记 ……………………………………………………… 211

第九节　同伴作用 ……………………………………………………… 212

第十节　正念管理 ……………………………………………………… 214

第十一节　厨房小工具 ··· 216

　　一、厨房秤、量杯和定量碗 ··· 216

　　二、量勺、定量盐罐和定量油壶 ·································· 217

第十二节　灵魂低卡低脂小料汁 ··· 217

　　一、油醋汁并不是只有"油"和"醋" ························· 218

　　二、油醋汁是否真的低卡低脂 ····································· 218

　　三、健康使用小料汁的五大原则 ································· 218

第九章　跟我学——设计一份减重食谱

第一节　限能量减重食谱 ··· 220

第二节　高蛋白减重食谱 ··· 224

第三节　轻断食减重食谱 ··· 227

附　录

附录一　中国成人 BMI 与健康体重对应关系表 ············· 229

附录二　我国儿童青少年体格发育标准 ························· 231

附录三　常见食物分量表 ··· 234

附录四　常见运动量计算表 ··· 239

第一章

你是不是真的胖

第一节　肥胖筛查

肥胖症是一种复杂的、与多因素有关的慢性（并经常）复发性疾病，伴随过量的脂肪组织，与许多急性和慢性非传染性疾病发病风险的增加密切相关。目前肥胖症是根据身体质量指数（body mass index，BMI）来定义的，包括超重，Ⅰ级、Ⅱ级和Ⅲ级肥胖。然而，BMI 不能体现出该疾病的复杂性，所以可以考虑其他指标，如反映脂肪组织炎症的生物学指标，与肥胖关联的慢性疾病的发生风险、进展和程度。一旦完全了解这些指标，那么这些指标就可以引导我们选择治疗和预防方法。

无论是人群筛查还是个体诊断，都应该达到两个目的——评估身体总脂肪量和评估脂肪组织的蓄积部位，后者主要指内脏脂肪的堆积情况。我们需要简单的工具和策略，即可靠、易操作、成本低、安全、受试者依从性好。运用简单的工具定义存在高风险的超重和肥胖，有助于制定适合的预防和治疗目标。

超重或肥胖判定：根据 BMI 对成人超重或肥胖进行判定，$24.0kg/m^2 \leqslant$ BMI $< 28.0kg/m^2$ 为超重，BMI $\geqslant 28.0kg/m^2$ 为肥胖。中心型肥胖可以用腰围判定，男性腰围 $\geqslant 90cm$，女性腰围 $\geqslant 85cm$ 为成人中心型肥胖。内脏型肥胖定义为人体成分检测结果提示内脏脂肪面积 $> 100cm^2$。

儿童青少年与成年人超重和肥胖的评价与标准应该衔接，但是不同。与

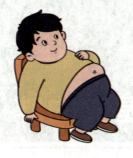

成年人相比，儿童青少年超重和肥胖的评价与诊断相对复杂，国际上和中国多年来经常改变，不同国家使用的标准也不同。不同的国际健康方面的学术机构推荐的标准也不同。为使儿童青少年超重和肥胖的评价与成人衔接，目前采用 BMI 作为其肥胖的评价指标。生理状态下，BMI 随着生长发育而变化，表现为出生后迅速上升，婴儿期后开始下降，青春期呈现快速上升趋势。因此，儿童青少年肥胖的评价需要制定不同年龄、性别的 BMI 判定临界点。《学龄儿童青少年超重与肥胖筛查标准》（WS/T 586—2018）由国家卫生健康委员会于 2018 年 2 月 23 日发布，自 2018 年 8 月 1 日起实施（表 1-1）。

表 1-1 6~18 岁学龄儿童青少年性别年龄别 BMI 筛查超重与肥胖界值

单位：kg/m^2

年龄（岁）	男生		女生	
	超重	肥胖	超重	肥胖
6.0 ～	16.4	17.7	16.2	17.5
6.5 ～	16.7	18.1	16.5	18.0
7.0 ～	17.0	18.7	16.8	18.5
7.5 ～	17.4	19.2	17.2	19.0
8.0 ～	17.8	19.7	17.6	19.4
8.5 ～	18.1	20.3	18.1	19.9
9.0 ～	18.5	20.8	18.5	20.4
9.5 ～	18.9	21.4	19.0	21.0
10.0 ～	19.2	21.9	19.5	21.5
10.5 ～	19.6	22.5	20.0	22.1
11.0 ～	19.9	23.0	20.5	22.7
11.5 ～	20.3	23.6	21.1	23.3
12.0 ～	20.7	24.1	21.5	23.9
12.5 ～	21.0	24.7	21.9	24.5
13.0 ～	21.4	25.2	22.2	25.0

（续表）

年龄（岁）	男生		女生	
	超重	肥胖	超重	肥胖
13.5～	21.9	25.7	22.6	25.6
14.0～	22.3	26.1	22.8	25.9
14.5～	22.6	26.4	23.0	26.3
15.0～	22.9	26.6	23.2	26.6
15.5～	23.1	26.9	23.4	26.9
16.0～	23.3	27.1	23.6	27.1
16.5～	23.5	27.4	23.7	27.4
17.0～	23.7	27.6	23.8	27.6
17.5～	23.8	27.8	23.9	27.8
18.0～	24.0	28.0	24.0	28.0

目前中国没有针对老年人的肥胖判定标准，一般建议使用成年人的标准。老年人肥胖症指 60 岁以上老年人出现或存在肥胖。按照 2003 年发布的《中国成人超重和肥胖症预防控制指南》标准，$24.0 \leqslant BMI < 28.0$ 为超重，$BMI \geqslant 28.0$ 为肥胖。

第二节 临床综合评估

一、初步评估内容

◎ 详细询问超重或肥胖史，包括超重或肥胖起始时间、持续时间、家族史、既往治疗史（减重方法、减重持续时间、减重次数、减重效果），以及超重或肥胖相关疾病史和特殊用药史。

◎ 针对超重或肥胖的常见继发性因素进行诊断与鉴别，积极治疗原发性疾病。

◎ 评估患者的饮食史（食物过敏史、能量摄入、能量消耗、膳食结构及饮食习惯）。

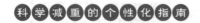

◎ 了解患者减重目的、减重意愿、减重紧迫性、进餐规律性、作息规律性、个人自律性、个人可自由支配时间等相关信息。

◎ 测量身高、体重、腰围、臀围，进行体成分分析（体脂率、体脂肪量、内脏脂肪量、肌肉量等），计算身体质量指数和腰臀比等，建立个人档案。

1. 身体质量指数（BMI）

身体质量指数（BMI）目前是国际上测量与诊断肥胖最广泛使用的方法和指标。从统计学的角度，BMI 可以用来间接测量人体的脂肪成分，可以评价体重是否超重。BMI= 体重（kg）/ 身高（m）^{2}。成年人 BMI 的正常范围是 18.5～25.0。在儿童青少年中，BMI 因年龄与性别而有所不同。BMI 值越高，说明肥胖的程度越高。世界卫生组织建议，成年人 BMI 超过 25.0 时就属于超重，超过 30.0 时就属于肥胖。中国的标准稍低，超过 24.0 为超重，超过 28.0 为肥胖。BMI 不适于评价运动员或肌肉比较发达的人。比如，一名运动员的肌肉重量占体重的比例可能要比一般人高很多，如果用 BMI 方法评价，BMI 可能会超过 30.0，但并不是肥胖。

BMI 虽是目前全球应用最广泛的评价成年人和儿童青少年超重与肥胖状态的间接测量指标，但其存在以下局限性。

（1）不同种族人群的体成分存在差异，同样的 BMI 水平下体脂肪量及比例可能不同。

（2）肌肉型个体体重较重，易被误诊，如运动员。

（3）BMI 与体脂肪含量及比例的关联性存在性别差异，尤其青春期前后男童 BMI 的变化与肌肉和骨骼等非脂肪组织密切相关，而与体脂肪含量关联性下降，甚至呈负相关。

2. 腰围、腰臀比与腰围身高比

（1）腰围（waist circumference，WC）：WC 应用最为广泛，主要是用来测量腹部脂肪和诊断中心性肥胖。WC 是指腰部周径的长度，是一个被用来反映肥胖程度的指标，该指标和腹部内脏脂肪堆积的相关性优于 WHR。目前公认 WC 是衡量脂肪在腹部蓄积（即中心型肥胖）程度最简单和最实用的指标。脂肪在身体内的分布，尤其是腹部脂肪堆积的程度，与肥胖相关性疾病有更强的关联。BMI 并不太高者，腹部脂肪增加（WC 大于临界值）几乎是独立的危险性预测因素。在儿童青少年中，WC 因年龄与性别有所不同。世界卫生组织建议成年男性 WC＞94cm，成年女性 WC＞80cm 作为肥胖的标准，但这一标准适用于欧洲。对于亚太地区，建议男性 WC＞90cm、女性 WC＞80cm 作为肥胖的标准。但是国内有研究显示，对于中国女性 WC＞85cm 是一个更为合适的标准。迄今为止，各国仍未对 WC 测量部位达成共识。世界卫生组织推荐采用最低肋骨下缘与髂嵴最高点连线的中点作为测量点，被测者取直立位在平静呼气状态下，用软尺水平环绕于测量部位，松紧合适，测量过程中避免吸气，并应保持软尺各部分处于水平位置。

（2）腰臀比（waist-to-hip ratio，WHR）：是用腰围和臀围的比值来估算肥胖及其危险度的方法。它不能直接得出肥胖度的数值，却能够反映患某些肥胖相关疾病的危险度。测量时取臀部围度最大的部位。按照西方国家的标准，男性 WHR＞0.95，女性 WHR＞0.85，患肥胖相关疾病的危险度将会大大增加。

（3）腰围身高比（waist-to-height ratio，WHtR）：反映内脏脂肪堆积，适用于不同身高和不同种族的人群。有研究显示，将腰围控制在身高的 1/2 以下 (WHtR＜0.5)，可控制与肥胖相关的健康风险。近年来，有研究者建议 WHtR＞0.5 作为儿童青少年中心型肥胖的筛查标准。国内有研究显示，WHtR 可能在预测中国人群发生 2 型糖尿病和心血管疾病方面比腰围更有价值，但是需要进一步的研究加以证实。

3. 皮褶厚度

皮褶厚度测量法操作简便易行，仪器轻便、易携带，适宜于群体测量，尤其在儿童青少年中常用。本法是用皮脂厚度计测量身体某些部位的皮褶厚度，再计算体密度、体脂百分比、体脂重和瘦体重的方法；本方法是基于一个假设，即认为人体 50％的脂肪存在于皮下，以测量身体特殊部位的脂肪厚度，然后利用统计公式进行计算，得出全身体脂百分比含量。不同人群使用不同的回归方程。国内成年人皮褶厚度回归方程为，男性 =1.0991 － 0.0005× 腹部皮褶（mm）－ 0.0004× 肩胛下皮褶（mm）－ 0.0005× 大腿皮褶（mm）－

0.0003× 年龄（岁）；女性 =1.0837 − 0.0004× 三头肌皮褶（mm）− 0.0004×腹部皮褶（mm）− 0.0004× 大腿皮褶（mm）− 0.0003× 年龄（岁）。儿童青少年要用不同的回归方程。目前国内常用的是陈家崎等通过水下称重和皮褶厚度得出的回归方程。皮褶厚度测试易受到各种限制，只适用于对身体构成的粗略估计。这种技术产生的误差较大，即使有经验的测试者也无法避免。脱水可以减少15%的皮褶厚度，在早晚分别测量时也会出现结果的不一致。

测试方法是取立位，双臂自然下垂，以右侧为准。读数精确到0.1mm。测定部位有三头肌肌腹、肩胛下角（1cm处）、腹部（脐旁1cm处）、髂部（髂前上棘上缘）、股四头肌（股四头肌中点处）。男性加测胸部皮褶，每一部位测试3次取其平均值。

4. 身体成分

身体成分的测量方法有多种，各具特色。判定成年人和儿童青少年超重与肥胖的检测方法有多种。身体成分测量的常用方法可分为三大类：人体测量法、物理测量法和化学测量法。

身体密度法（如水下称重法）作为身体成分测量的"金标准"被广泛用来评定其他测量方法的准确性，但这种方法需要特殊设备，结果受肺残气量、腹腔内气体及体液总量的影响。双能 X 射线吸收法（dual energy X-ray absorptiometry，DXA）与密度测量法相似，测定效果甚至更好。气体置换体积描记法（air displacement plethysmography，ADP）、稀释法等可以较精确地计算出体脂肪量，但由于操作复杂，并且测试成本较高，故只在科研中应用。计算机断层扫描（computed tomography，CT）可进行全身脂肪测量，特别是根据脐水平的断层图像测量推算出皮下脂肪面积和内脏脂肪面积，进行脂肪分布的判定。磁共振成像（magnetic resonance imaging，MRI）类似 CT 法。

直接测量体脂肪量的方法包括 DXA、ADP、CT、MRI、水下称重法、双标记水法和生物电阻抗法（bioelectrical impedance analysis，BIA），其中前 6 个是测量和诊断体脂肪量的"金标准"。DXA 是目前"金标准"诊断技术中最经济、易操作和无创的诊断技术，其不仅可测量全身脂肪量，也可以区分身体不同部位（躯干、四肢）的脂肪量。特别是近年来新的 DXA 还可区分内脏和皮下脂肪量，计算腹部脂肪与臀部脂肪比例，并对个体心血管代谢异常发生风险进行预测。DXA设备体积庞大，价格较昂贵，需要专业人员操作，不适合于大规模人群流行病学调查和高危个体的筛查。目前，DXA主要应用于临床对个体肥胖的诊断性评估。

BIA虽然不属于肥胖的"金标准"诊断技术，特异性较DXA低，但因其有经济、便捷和快速的优势，并随着与"金标准"设备之间的验证试验的不断完善，目前其适用范围越来越广泛，甚至有替代体重计作为常规测量体重与体脂肪率的趋势。生物电阻抗法即给被试者身体通以安全的电流，观察从手腕到脚腕的电流情况。由于人体组织中非脂肪成分（含水较多）具有比脂肪组织更小的电阻抗，当交流电流加于人体时，电流将主要通过非脂肪组织。脂肪含量高的人，电流通过身体的速度要比脂肪含量低的人慢。目前国内外有许多医疗器械厂家生产出了多种型号的电阻抗体成分分析仪，这些仪器可以测得人体的体重及脂肪重量百分比，也可推测肌肉重量百分比、骨重量百分比和体液重量百分比。美国运动医学会的研究结果表明，影响身体成分的主要因素有5个：年龄、性别、身高、体重、电阻。因此，如果将生物电阻抗测得的数据与其他4个因素的统计值综合考虑，那么可以得到更加准确的身体组成成分参考值。目前流行的生物电阻抗测试仪已将这些因素考虑在内，并内置了相关的软件，为测试者提供了相对可靠的测试信度与效度。

二、并发症和合并症

通过病史及辅助检查获取有无超重或肥胖相关并发症和合并症，主要包括2型糖尿病及其慢性并发症（视网膜病变等）、高血压、心血管疾病、代谢相关脂肪性肝病、慢性肾脏病、多囊卵巢综合征、不孕不育、睡眠呼吸暂停综合征、骨关节炎、高尿酸血症及痛风、肝硬化、胆囊疾病、甲状腺疾病、结直肠癌等。

三、常规实验室检查及仪器检查

血压、血常规、尿常规、血糖（空腹及餐后）、糖化血红蛋白、糖耐量试验、

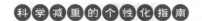

胰岛素释放试验、C 肽释放试验、血脂（甘油三酯、胆固醇、低密度脂蛋白胆固醇和高密度脂蛋白胆固醇）、肝功能、肾功能（血尿酸），以及肝脏 B 超等。必要时加测促甲状腺激素、甲状腺功能、皮质醇、性激素、维生素、微量元素、脂肪酸（ω-6 与 ω-3 脂肪酸比例）及炎性指标、超重或肥胖相关基因、肠道菌群、骨代谢指标及骨密度等。

四、能量摄入情况和能量消耗情况评估

通常采用 24 小时膳食回顾法、三日称重法和食物频率问卷等方法评估患者能量摄入情况。如果有间接能量测定仪，可以使用间接能量测定仪检测患者的静息代谢率，而后根据活动量来估算患者每日的总能量需求。如果没有间接能量测定仪，可采用估算法，一般卧床患者为 15～20kcal/kg，轻体力活动者 20～25kcal/kg，中体力活动者 25～30kcal/kg，重体力活动者 35kcal/kg（体重为理想体重），计算患者的目标能量需求。

五、运动状态评估

运动是减重和维持理想体重的重要生活方式之一。针对单纯性肥胖的个体，有氧运动可以帮助减少脂肪；对脂肪增多同时合并肌肉减少的个体，在制定有氧运动处方的同时，需要结合抗阻运动，促进肌肉的增长，以尽量减少体重的反弹。运动状态评估应该包含运动安全性和心肺耐力两个部分。通常采用运动负荷试验即可评估运动中最严重的心血管缺血性危害，避免猝死的发生。在进行运动负荷试验的同时，可以获得相关数据计算有氧运动强度对应的适宜心率范围，为制定运动处方做指导。有条件者可以实际测定运动能量消耗，以及最大脂肪氧化对应的运动强度，并制订更为精确的有氧运动方案。

第三节　超重／肥胖的诊断

肥胖的诊断标准以 BMI 最为常用。但 BMI 在不同年龄、性别、种族人群

中身体结构组成存在差异。国际上很多国家使用 BMI 切点（临界点）≥ 25.0kg/m²
和 ≥ 30.0 kg/m² 分别诊断成年人超重和肥胖。亚洲一些国家使用 BMI 切点
≥ 23.0kg/m² 和 ≥ 25.0kg/m² 分别诊断成年人超重（23.0kg/m² ≤ BMI ＜ 25.0kg/m²）
和肥胖（BMI ≥ 25.0kg/m²）。我国建议使用 BMI 切点 ≥ 24.0kg/m² 和 ≥ 28.0kg/m²
分别诊断成人超重（24.0kg/m² ≤ BMI ＜ 28.0kg/m²）和肥胖（BMI ≥ 28.0kg/m²）；
同时用与之相对应的年龄-性别比 BMI 切点诊断儿童青少年的超重和肥胖；
并在成年人中用腰围作为临界点判断（表 1-2）。

表 1-2　中国成人超重和肥胖的身体质量指数和腰围临界点与相关疾病发生的风险

项目	BMI 指数（ kg/m² ）	腰围（ cm ）		
		男 <85、女 <80	男 85~95、女 80~90	男 ≥95、女 ≥90
体重过低	＜ 18.5	–	–	–
体重正常	18.5~23.9	–	增加	高
超重	24.0~27.9	增加	高	极高
肥胖	≥ 28.0	高	极高	极高

注：相关疾病为 2 型糖尿病、高血压、心血管疾病；"-"指尚未确定是否增加相关疾病发
生风险

　　超重或肥胖分期：根据 BMI 及是否合并并发症对超重或肥胖进行分期，共
分为 4 期。

　　（1）0 期：超重，无超重或肥胖相关疾病前期或相关疾病。

　　（2）1 期：超重，伴有 1 种及以上超重或肥胖相关疾病前期；或肥胖，
无或伴有 1 种及以上超重或肥胖相关疾病前期。

　　（3）2 期：超重或肥胖，伴有 1 种及以上超重或肥胖相关疾病。

　　（4）3 期：超重或肥胖，伴有 1 种及以上超重或肥胖相关疾病的重度并
发症。

　　通过对超重或肥胖进行阶梯式分期管理，制定相应的减重目标，预估临
床获益。

第二章

肥胖的危害及减重的重要性

第一节　肥胖的定义

肥胖又称为肥胖症，是指体内贮积的脂肪量超过理想体重 20%，是由遗传因素、环境因素等多因素驱动的慢性代谢性疾病。其发病机制是因为能量摄入超过能量消耗，导致过剩的能量以脂肪的形式蓄积并引发体重超标。病理生理特征在于体内脂肪组织量异常增多，尤其是当这种增多达到影响健康水平时。肥胖症已成为全球十大慢性病之一。肥胖不仅是体重的简单增加，它涉及能量摄入与消耗之间的长期不平衡，以及遗传、环境、社会心理、内分泌及代谢调节等多方面的交互作用。

2017 年世界卫生组织公布的全球疾病报告指出，2015 年全球范围内共有 1.077 亿儿童和 6.037 亿成年人为肥胖，肥胖总体患病率分别为 5.0% 和 12.0%。在我国 20～69 岁人群中，超重率为 34.26%，肥胖率为 10.98%。在全国范围内，肥胖症患病率呈现出城市高于农村的趋势，而在东、中、西部地区也呈现依次降低的趋势。近几年，我国居民超重和肥胖率均有明显上升趋势，儿童肥胖率的上升速度高于成年人。

第二节　肥胖的诊断标准

肥胖的诊断标准主要通过以下几种方式来确定。

一、体脂率

体脂率的计算方法有许多种，其中常用的一种方法是通过腰围、体重等参数进行估算。然而，最准确的方法是通过专业的体脂测量设备（如体脂秤）或生物电阻抗法（BIA）等方法来测量。

对于体脂率的诊断标准，不同的人群和机构可能有所不同。但一般来说，可以参考以下标准：

1. 成年男性

体脂率正常范围一般在 15% ~ 18%。若体脂率超过 25%，则可能被认为是肥胖。

2. 成年女性

由于女性的生理特点，其体脂率通常比男性高。正常范围一般在 20% ~ 25%。若体脂率超过 30%，则可能被认为是肥胖。

二、身体质量指数（BMI）

1. 计算方法

BMI 是通过体重（kg）除以身高（m）的平方来计算的。这一指标是目前国际上最常用的评估肥胖程度的工具。

2. 诊断标准

根据世界卫生组织（WHO）的标准，BMI < 18.5 为低体重，18.5 ≤ BMI < 24.0 为正常体重，24.0 ≤ BMI < 28.0 为超重，BMI ≥ 28.0 为肥胖。对于中国人来说，一般认为 BMI > 24.0 时为超重，> 28.0 时为肥胖。

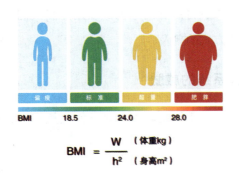

$$BMI = \frac{W \ (体重kg)}{h^2 \ (身高m^2)}$$

三、腰围

腰围是衡量肥胖程度的重要指标，对于判断腹型肥胖（又称为"苹果型肥胖"）尤为重要。

诊断标准：

男性腰围大于 90cm，女性腰围大于 80cm（也有说法认为女性大于 85cm），通常被视为腹型肥胖的标准。

四、腰臀比

除了体脂率、BMI 和腰围外，腰臀比（WHR）也是评估肥胖的一个有用指标，特别是对于判断中心型肥胖。腰臀比是通过腰围除以臀围来计算的，高腰臀比通常与更高的健康风险相关。

需要注意的是，BMI 只是一个简便的评估工具，它并不能完全反映个体的身体成分和健康状况。例如，肌肉发达的运动员可能会因为肌肉重量较大而导致 BMI 较高，但实际上他们并不属于肥胖。因此，在评估肥胖时，还需要结合其他指标如腰围、腰臀比及体脂率等进行综合判断。

第三节　肥胖的危害：深入解析这一全球性健康挑战

当今社会，肥胖已成为一个不容忽视的全球性健康问题。它不仅影响着个人的外貌形象，更深刻地威胁着人们的身心健康。随着生活方式的改变、饮食习惯的西化及体力活动的减少，肥胖的发病率在全球范围内持续攀升。以下将从多个维度深入探讨肥胖的危害，以期提高人们对肥胖问题的认识和了解，促进健康生活方式的普及。

一、对心血管系统的威胁

肥胖是心血管疾病的重要危险因素之一。过量的脂肪堆积所致体重增加不仅增加了心脏的负荷，还通过多种机制影响血压、血脂和血糖水平，从而加速动脉粥样硬化的进程。

1. 高血压

肥胖者由于体内脂肪组织增多，会分泌多种影响血压的激素和生物活性因子，如激活肾素 - 血管紧张素系统、增加胰岛素抵抗等，导致血压升高。持续的高血压状态可诱发心脏肥大、心力衰竭等严重并发症。

2. 血脂异常

肥胖者常伴有血清总胆固醇、甘油三酯、低密度脂蛋白升高，高密度脂蛋白降低。高水平的胆固醇、高水平的甘油三酯，过量的脂质在血管壁沉积，形成动脉粥样硬化斑块，导致血管狭窄或闭塞。动脉粥样硬化是冠心病、心肌梗死和卒中等心血管疾病的基础病变。

二、内分泌失调、代谢紊乱

肥胖常引起高胰岛素血症，脂肪、肌肉、肝细胞的胰岛素受体数目和亲和力降低，对胰岛素不敏感，导致胰岛素抵抗、葡萄糖利用障碍，糖尿病发生率明显高于非肥胖者。

代谢综合征是一组以肥胖、高血压、高血糖、高尿酸血症、血脂代谢异常等为主要表现的代谢性疾病群。肥胖作为其核心因素，不仅直接导致其他代谢异常的发生，还加剧了这些异常之间的相互作用，形成恶性循环。

1. 糖尿病

肥胖与 2 型糖尿病的发生密切相关。肥胖者体内脂肪细胞增多，导致胰岛素受体数目相对减少或功能下降，出现胰岛素抵抗。胰岛素抵抗是 2 型糖尿病和代谢综合征的重要病理生理基础。肥胖状态下，胰岛素分泌相对不足或胰岛素抵抗增加，导致血糖升高。长期高血糖可损害血管、神经等多个系统，引发多种并发症。

2. 脂肪肝

肥胖者肝内脂肪堆积过多，容易形成脂肪肝。脂肪肝不仅影响肝的正常功能，还与代谢综合征的其他组分密切相关，如高血压、高血糖和血脂代谢异常等。

3. 炎症反应

肥胖状态下，体内多种炎症因子水平升高，引发全身性炎症反应。这种炎症反应不仅促进了代谢综合征的发生和发展，还与心血管疾病、糖尿病等多种慢性疾病密切相关。

4. 高尿酸血症

高尿酸血症是肥胖引发代谢紊乱的一个重要表现。肥胖患者由于体内脂肪堆积，新陈代谢出现障碍，影响尿酸的代谢和排泄。当尿酸水平持续升高，超过肾脏的排泄能力时，便会在体内积聚，形成高尿酸血症。高尿酸血症与肥胖之间存在着恶性循环。肥胖患者往往摄入较多富含嘌呤的食物，如肉类、海鲜等，增加尿酸的生成。同时，肥胖引起的胰岛素抵抗也会影响尿酸的排泄。而高尿酸血症又会进一步加重肥胖患者的代谢负担，形成恶性循环。高尿酸血症不仅会导致痛风性关节炎，还可能增加高血压、糖尿病、心血管疾病等风险。

三、消化系统疾病

肥胖者胆石症、胆囊炎发病率高，消化不良、脂肪肝、轻度或中度肝功能异常也比较常见。

四、呼吸系统疾病

肥胖对呼吸系统的影响同样不容忽视。肥胖者因胸壁增厚、膈升高，限制了呼吸运动，导致肺活量下降、呼吸功能受限。严重者可导致缺氧、发绀和高碳酸血症，终末期呈肥胖低通气综合征（又称匹克威克综合征，Pick wickian syndrome），嗜睡，可发生肺动脉高压和心力衰竭。此外，还可能引起睡眠窒息（气道阻塞或中枢性窒息）。

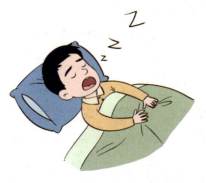

1. 阻塞性睡眠呼吸暂停低通气综合征

肥胖是阻塞性睡眠呼吸暂停低通气综

合征的重要危险因素之一。肥胖者睡眠时上气道塌陷，导致气道狭窄或闭塞，出现呼吸暂停和低通气现象。该综合征不仅影响睡眠质量，还可能导致白天嗜睡、注意力不集中等后果，严重时甚至可能导致夜间猝死。

2. 慢性肺病

肥胖者由于呼吸功能受限和全身性炎症反应等因素的影响，慢性肺病的风险也相应增加。如哮喘、慢性阻塞性肺疾病等呼吸系统疾病在肥胖人群中更为常见。

五、骨骼与关节的负担

肥胖者的体重增加对骨骼和关节造成了额外的负担，长期易导致多种骨骼与关节疾病。

1. 骨关节炎

肥胖是膝关节炎等骨关节炎的重要危险因素之一。肥胖者膝关节承受的压力增大，加速了关节软骨的磨损和退变过程，导致骨关节炎的发生和发展。

2. 骨折

肥胖者由于体重增加和骨骼结构改变等因素的影响，骨折的风险也相应增加。尤其是骨质疏松患者和老年人群体更易受到肥胖带来的骨折风险。

六、对心理健康的影响

肥胖不仅影响身体健康，还可能导致心理健康问题。肥胖者常因体型问题遭受歧视和嘲笑，导致自卑、焦虑、抑郁等心理问题。这些心理问题不仅影响患者的生活质量，还可能进一步加剧肥胖。

1. 自卑感

肥胖者常因体型问题感到自卑和不安，害怕社交场合和他人评价。这种自卑感可能导致患者不愿与他人交往和参与集体活动，进一步加剧孤独感和社交障碍。

2. 焦虑与抑郁

肥胖者由于身体形象不佳和健康状况下降等因素的影响，容易出现焦虑和抑郁等情绪问题。这些情绪问题不仅影响患者的心理健康，还可能对身体健康造成负面影响如失眠、食欲改变等。

综上所述，肥胖的危害是多方面的，不仅影响心血管系统、内分泌系统、消化系统、呼吸系统等重要器官的功能，还可能导致骨骼与关节疾病及心理健康问题。因此，我们应该高度重视肥胖问题，采取有效措施预防和控制肥胖的发生和发展，以维护个人和社会的健康与福祉。

第四节　减重的重要性：医学营养视角下的深度剖析

在医学营养学的广阔领域中，减重作为促进健康、预防疾病的重要手段，其重要性日益凸显。随着全球肥胖率的不断攀升，与之相关的慢性疾病如心血管疾病、糖尿病、代谢综合征等已成为威胁人类健康的主要杀手。因此，深入理解减重的重要性，不仅关乎个人体型的美观，更是维护生命质量、延长寿命的关键所在。以下将从医学营养的角度出发，全面阐述减重的重要性，以期提高公众对减重问题的认识，促进健康生活方式的普及。

一、减轻身体负担，提升生活质量

肥胖状态下，人体需要承受额外的重量负担，这不仅增加了骨骼、关节和肌肉的压力，还可能导致多种疼痛和不适。减重则能有效减轻这些负担，使身体更加轻盈灵活，提升日常生活和工作的质量。

1. 缓解关节疼痛

肥胖者由于体重过大，膝关节、髋关节等承重关节承受的压力显著增加，容易导致关节炎、关节磨损等问题。减重后，关节负担减轻，疼痛缓解，活动能力增强。

2. 改善睡眠质量

肥胖者常因呼吸困难、打鼾等问题影响睡眠质量。减重后，呼吸更加顺畅，睡眠质量提高，有助于恢复体力和精神状态。

3. 提升自信心

肥胖往往伴随着自卑、焦虑等心理问题。减重成功后，体型改善，自信心增强，个人魅力和社交能力得到提升。

二、预防慢性疾病，守护生命健康

肥胖是多种慢性疾病的重要危险因素。通过减重，可以有效降低这些疾病的发生风险，守护生命健康。

1. 降低心血管疾病风险

肥胖者常伴有高血压、高血脂等心血管危险因素。减重后，血压、血脂水平得到改善，心血管疾病的发病风险降低。

2. 预防糖尿病

肥胖是 2 型糖尿病的主要诱因之一。减重后，胰岛素抵抗减轻，血糖水平趋于稳定，糖尿病的发病风险显著降低。

3. 改善代谢综合征

代谢综合征是一组以肥胖、高血压、高血糖、血脂代谢异常等为主要表现的代谢性疾病群。减重有助于改善这些代谢异常，降低代谢综合征的发病风险。

4. 减少癌症风险

肥胖与多种癌症的发生密切相关，如乳腺癌、结肠癌等。减重后，体内激素水平趋于平衡，癌症的发病风险降低。

三、优化身体机能，提高代谢效率

减重不仅意味着体重的下降，更意味着身体机能的优化和代谢效率的提高。

1. 增强心肺功能

肥胖者由于体重过大，心肺负担加重，心肺功能下降。减重后，心肺负担减轻，心肺功能得到恢复和提升。

2. 改善内分泌系统

肥胖状态下，体内多种激素分泌异常，如胰岛素、性激素等。减重后，内分泌系统趋于平衡，激素水平恢复正常。

3.提高基础代谢率

基础代谢率是指人体在静息状态下维持生命活动所需的能量消耗。减重后，由于肌肉量的增加和脂肪量的减少，基础代谢率得到提高，有助于维持健康的体重状态。

四、促进心理健康，提升幸福感

减重不仅对身体有益，还对心理健康产生积极影响。

1.缓解焦虑与抑郁

肥胖者常因体型问题感到焦虑、抑郁等负面情绪。减重成功后，体型改善，自信心增强，焦虑与抑郁情绪得到缓解。

2.提升自我价值感

减重过程中需要付出努力和坚持。成功减重后，个人成就感增强，自我价值感得到提升。

3.改善人际关系

肥胖者常因体型问题遭受歧视和排斥。减重后，体型改善，社交障碍减少，人际关系得到改善。

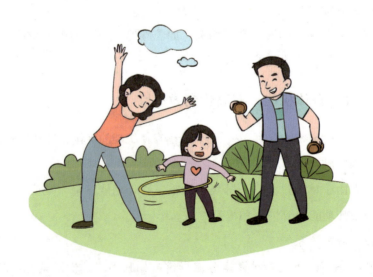

五、推动社会进步，构建健康环境

减重不仅是个体行为，更是社会进步的体现。通过普及减重知识、倡导健康生活方式，可以推动整个社会向更加健康、积极的方向发展。

1. 提高国民健康素质

减重作为预防慢性疾病的重要手段之一，对于提高国民健康素质具有重要意义。通过减重，可以降低医疗成本、减轻社会负担。

2. 促进经济发展

健康是经济发展的基础。减重成功后，个人工作效率提高、生活质量改善，有助于推动社会经济的持续发展。

3. 构建健康文化

减重需要全社会的共同努力和支持。通过宣传减重知识、倡导健康生活方式，可以形成积极向上的健康文化氛围，促进社会的和谐与进步。

综上所述，减重的重要性显而易见，它不仅是个人健康与高品质生活的基石，更是社会整体福祉与可持续发展的关键一环。超重与肥胖不仅侵蚀个体的身心健康，加剧慢性病负担，还对社会经济造成了严重影响。因此，我们亟须全社会共同努力，通过科学饮食、规律运动、心理健康支持等多维度策略，积极倡导并实践健康减重，共筑健康中国，共享幸福未来。

第三章

医学减重方法

　　我国的肥胖控制工作已经取得了一定的成果，尤其是一直坚持"预防为主"的卫生与健康工作方针，以及当前大力推动的"健康中国"建设，这些都为肥胖的预防控制提供了良好的支持。与此同时，我国在预防和控制肥胖方面尚有很多科研和实际工作迫切需要进一步推进。这包括完整的肥胖干预项目的设计、实施、指导和评价。对于成年人，肥胖干预项目的相关目标应包括：①保持健康的体重和身体成分；②孕期的合理体重、增重，以及产后的合理减重。对于儿童及青少年，肥胖干预项目的相关目标应包括：①健康的性别–年龄别体重；②健康的性别–年龄别发育预测；③达到生长发育要求与目标。对全人群而言，肥胖干预项目的相关目标应该包括：①健康的身体形象；②健康的饮食习惯；③合理的运动量及运动方式。总体目标应为：预防超重与肥胖新发病例的产生，降低现有流行率，提高全人群的总体健康水平。

　　科学减重需要遵循循序渐进的原则，使大脑思维、体脂肪、肌肉和各个器官适应新的能量状态，逐步达到新平衡。减重速度并非越快越好，过快的减重速度易对机体器官和组织造成损伤，甚至危及生命。短期内快速减重，体重的降低主要是由于机体水分的丢失而非脂肪组织的减少，一旦恢复正常饮食，身体为了维持正常运作，将重新补充水分，体重会快速反弹。孕妇、乳母、老年人及患有慢性代谢性疾病的人群，应在医生或营养指导人员等专业人员的指导下科学减重，避免不合理的减重对健康造成损害。

　　较为理想的减重目标应该是 6 个月内减少当前体重的 5% ～ 10%，合理的减重速度为每个月减 2 ～ 4kg。减重速度因人而异，一般分为 3 种情况：第一种是体重平稳下降，每周减 0.5 ～ 1kg；第二种是减重初期的 1 ～ 2 个月体重无明显变化，之后体重才开始下降，而且下降速度较快；第三种是体重最初下降较快，可达每周下降 1 ～ 2kg，随后体重停止下降，进入为期数周甚至数月的平台期，突破平台期后体重继续下降。为避免减重速度过快对机体造成损害，同时也增强减重者的信心，建议在减重初始时设立体重减轻约每周 0.5kg 的目标。但随着机体非脂肪组织的减少，机体对能量变化的反应减弱，需要增加能量消耗或进一步限制能量摄入来继续减轻体重。

在减重过程中应注意自我监测，不仅包括对体重变化的监测，还应包括对食物摄入量及身体活动情况的监测。自我监测可以提高减重者对减重行为的自我意识，从而有助于减重计划的维持和成功。同时，减重过程中不只要关注体重的变化，更要关注体脂率和肌肉量的变化，尽量减少肌肉的流失，以维持机体的肌肉量和基础代谢率。减重者应清楚地了解减重的过程和机体正常的生理变化，循序渐进，逐步减至正常体重。

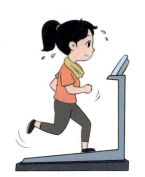

第一节　医学营养减重

一、饮食因素与肥胖

肥胖发生的根本原因是机体的能量摄入大于机体的能量消耗，从而导致多余的能量以脂肪的形式贮存。因此，膳食营养因素在肥胖发生的过程中发挥了非常重要的作用。与肥胖相关的膳食因素主要包括营养素摄入和食物摄入两个方面。

（一）营养与肥胖的关系

1. 生命早期营养对成年后肥胖发生的影响

生命早期是指胎儿期、哺乳期和断乳后的一段时间（一般指 3 岁以内，亦称为"窗口期"）。此时机体处于旺盛的细胞分裂、增殖、分化和组织器官形成阶段,对外界各种刺激非常敏感,并且会产生记忆(又称为代谢程序化),这种记忆会持续到成年,对成年后的肥胖及相关慢性病的发生、发展有重要影响。其中,膳食营养因素是生命早期机体接触最早、刺激频率最高、刺激时间最长的外界因素。生命早期不良的膳食营养因素,包括妊娠期孕妇营养缺乏或过剩、完全人工喂养、过早断乳、过早添加辅食及婴幼儿期营养过剩等,不仅可直接影响婴幼儿体重及健康,还会增加成年后肥胖及相关慢性病的发病风险。相反,母乳喂养(完全母乳喂养或喂养时间相对较长)则有利于预防成年后肥胖的发生。

2. 膳食能量过剩对肥胖的影响

机体的能量主要通过摄入食物获得。机体摄食量过大、能量摄入过多,就会导致能量摄入过剩,大于机体能量的消耗,进而引发肥胖。导致摄食量过大、能量摄入过多的因素很多,主要包括以下几个方面。

(1)遗传因素:一些人由于遗传因素的作用,摄食量较大。

(2)社会、环境及心理因素:经济发展水平、宗教信仰、受教育程度、文化习俗、社会及个人心理因素等均能够影响食量及能量摄入。例如,经济发展水平高,食品极大丰富,食物的可及性及可供选择种类的多样化,每餐食物分量的增加,快餐食品、预包装食品、含能量饮料等,均有可能导致能量摄入过多。另外,宗教信仰、受教育程度及文化习俗等均影响人们对食物的选择。

(3)个人饮食习惯:包括进食速度过快,咀嚼次数过少,暴饮暴食;进食时间过长(如边看电视边吃饭,饭店就餐);吃零食、有吃夜宵等习惯;三餐分配不合理,晚餐过饱等。这些饮食习惯均是肥胖的高危因素。

3. 宏量营养素摄入对肥胖的影响

肥胖是能量摄入大于能量消耗的结果,因此任何产能营养素摄入过多导致的总能量摄入增加,都可能导致肥胖。食物中的能量来源主要是宏量营养素,包括脂肪、碳水化合物和蛋白质。

(1)碳水化合物摄入与肥胖:碳水化合物是机体重要的供能物质。传统理论认为,膳食结构中碳水化合物的含量对肥胖只起到次要作用。但是近年来研究发现,伴随脂肪供能比的降低、碳水化合物供能比的上升,肥胖的发生率也在增加。根据碳水化合物－胰岛素理论，碳水化合物的摄入增加能够快速升高血糖水平并刺激机体产生胰岛素，促使机体发生腹型肥胖。但是如何分析膳食碳水化合物含量对肥胖的影响，目前学术界还存在较大的争议。普遍认为碳水化合物的类型及质量对肥胖起着更加重要的决定性作用，如淀粉、糖类、精制谷物更能导致机体肥胖，因此应该区分不同类型的碳水化合物与肥胖的关系，才能有针对性地提出预防肥胖发生的每种类型碳水化合物的摄入量。

（2）脂肪摄入与肥胖：膳食中脂肪（尤其是动物脂肪）摄入增加是导致近年来世界各国肥胖率不断升高的重要原因，这主要是由于脂肪能够提高食物的能量密度，导致能量摄入过多。此外，膳食脂肪有更高的利用效率，摄入机体的脂肪更容易储存在脂肪细胞中，增加机体体重。因此，低脂膳食可以有效预防肥胖。但是单纯强调降低膳食中脂肪的含量而忽略了脂肪来源的多样性，这种做法对机体体重与健康的影响是不合理的。研究表明，饱和脂肪酸、单不饱和脂肪酸、多不饱和脂肪酸含量和比例，以及长链脂肪酸、中链脂肪酸含量对肥胖发生的影响是不同的。

（3）蛋白质摄入与肥胖：在控制总能量的情况下，高蛋白膳食能够增加饱腹感，降低能量摄入，短期内对肥胖者有减轻体重的作用，但长期摄入高蛋白膳食可能对机体产生危害。目前尚未有流行病学数据确切地表明高蛋白膳食与肥胖发生率的关系，主要有以下两个原因：一是相对于碳水化合物和脂肪，蛋白质提供机体较少的能量供应，对肥胖的影响相对较小；二是蛋白质摄入在人群中保持着恒定的比例，并未随着时间变化而有较大的波动，蛋白质提供能量变化不大，对肥胖的贡献率不大。

4. 维生素和矿物质摄入对肥胖的影响

目前关于维生素和矿物质与肥胖的关系研究比较多。很多研究发现，肥胖人群中普遍存在着多种维生素与矿物质的缺乏，如肥胖人群钙、镁、铁、锌、铬、维生素 D、维生素 C 摄入不足，但其与肥胖的因果关系还不明确。目前还没有确切的证据证明某种维生素或矿物质的营养状况能够影响肥胖的发生。钙与肥胖的研究比较多，大多数研究认为低钙与肥胖有关，因为低钙能够增加脂肪贮存和减少脂肪分解,而补钙能够达到减重的目的。大量研究证实,维生素 D 缺乏与肥胖密切相关,而补充维生素 D 能够抑制前脂肪细胞分化过程,影响脂肪形成,从而预防肥胖的发生。另有研究认为,肥胖人群常伴随着甲状腺激素和 1,25(OH)$_2$-D$_3$ 水平的改变,而钙与维生素 D 都能影响这类激素的代谢状态。

5. 膳食纤维摄入对肥胖的影响

膳食纤维包括纤维素、木质素、抗性低聚糖、果胶、抗性淀粉等多种成分。膳食纤维具有高膨胀性和持水性,使各种营养成分吸收减慢,具有防止肥胖的作用。膳食纤维还具有吸附胆酸、胆固醇的作用,可降低血浆胆固醇,防止肥胖。大多数富含膳食纤维的食物只含有少量的脂肪,能量密度小,可控制膳食能量的摄入;体积较大,可替代性地减少其他食物的摄入;能延缓糖类的吸收并降低食物的消化率,也能起到控制体重的作用。

(二)食物与肥胖的关系

1. 全谷物

全谷物是指未经精细化加工或虽经碾磨、粉碎、压片等处理,但仍保留了完整谷粒所具备的谷皮、糊粉层、胚乳、胚芽及其天然营养成分的谷物。摄入全谷物有助于维持正常体重,控制体重增长,这可能与膳食纤维摄入增加、总脂肪和饱和脂肪摄入下降有关。但是对于超重 / 肥胖人群,目前的随机对照试验并未证明全谷物干预能够减轻体重。

2. 薯类作物

薯类作物包括马铃薯、甘薯、木薯等。其除了提供丰富的碳水化合物、膳食纤维外,还含有较多的矿物质、B 族维生素和维生素 C。薯类作物与肥胖的关系和其烹调方式密切相关。如炸薯片和炸薯条的摄入可增加超重和肥胖的发生风险,可能与其油炸方式导致的油脂含量较高有关。但是采取普通烹调方式的薯类作物对肥胖的作用研究较少,研究结果也不一致。

3. 蔬菜和水果

蔬菜是膳食纤维、有机酸、部分矿物质和维生素、多种植物化学物和生物酶的重要来源,对维持健康具有重要的意义。目前蔬菜摄入干预对减重作用的人群研究结论不一致，尚需要进行进一步的研究。水果与蔬菜的营养价值相似，研究发现，水果摄入可减缓超重和肥胖成年人的体重增长，但在儿童青少年中没有发现水果与体重有关联。

4. 畜肉

畜肉又称为红肉，是人体蛋白质、矿物质和维生素的重要来源之一。畜肉中脂类含量相对稳定，占 1.5%～6.2%，以饱和脂肪酸为主。过多摄入畜肉可能增加肥胖的发生风险。

5. 大豆及其制品

大豆及其制品的蛋白质含量丰富，是膳食中优质蛋白质的重要来源。同时大豆中富含不饱和脂肪酸、钙、铁、B 族维生素和维生素 E，是营养价值非常高的一类食品。摄入大豆及其制品可以改善肥胖和超重人群的体重。另外也有研究表明，摄入大豆异黄酮和大豆纤维能够减轻体重。

6. 含糖饮料

含糖饮料是指在饮料中人工添加糖（包括单糖和双糖，但不包括多糖），乙醇含量不超过质量分数 0.5% 的饮料，如果汁饮料、运动饮料、碳酸饮料等。过多摄入含糖饮料可增加超重或肥胖的发生风险。

7. 膳食结构

合理的膳食结构是根据膳食营养素参考摄入量而确定的食物摄入种类、数量和比例，能够为机体提供所需的能量和各种营养素。合理的膳食结构不仅可维持机体正常营养和健康状态，而且还有助于预防和控制肥胖及相关慢性病的发生与发展。目前大多数国家普遍存在着膳食结构不合理的问题，表现为成年人谷类和根茎类等植物性食品消费下降，而动物性食品如畜肉和蛋类，以及油脂类消费呈明显增长趋势。动物性食物及油脂类摄入的增加，导致了脂肪摄入的增加、脂肪供能比的升高，有些地区居民的脂肪供能比超过了 30%，甚至达到了 35%。高脂肪膳食可诱导肥胖发生，或增加肥胖对健康的危险性。

近十几年来，全球超重／肥胖的患病率以惊人的速度增长，并呈现快速蔓延趋势。随着人们生活水平的提高和膳食结构的不断改变，超重／肥胖人

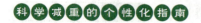

口占比不断提高，并且逐渐向年轻化发展，现阶段超重／肥胖已成为严重影响国人身心健康的主要公共卫生问题。医学营养治疗是肥胖症治疗的基础，是在肥胖症自然病程中任何阶段预防和控制必不可缺的措施。

二、医学营养减重

医学营养减重是减重综合管理的基础。对于超重、轻中度肥胖患者，合理的营养治疗可取得一定疗效；对于重度并伴有严重并发疾病的肥胖患者，则常需要配合药物治疗和手术治疗。

（一）营养治疗的核心原则

肥胖症营养治疗的核心原则是使患者的能量代谢处于负平衡状态，即一方面降低能量摄入，另一方面增加能量消耗。在制订和实施营养治疗方案时，应遵循平衡膳食原则，保证蛋白质、必需脂肪酸、矿物质、维生素和膳食纤维等的合理摄入量与适宜的分配比例，同时兼顾个体化原则，纠正患者的不良饮食习惯。营养治疗的基本原则是采用合适的膳食模式，维持肥胖患者的身心健康，降低减重对机体造成的不良影响，减少机体的脂肪含量。故在实施营养治疗时，应遵循以下 3 点：

（1）决定合适的能量摄入量。

（2）适当的营养素分配比例和供给。

（3）纠正不良的膳食习惯，建立合理的膳食习惯。

（二）平衡膳食方案制定

1. 控制总能量摄入

一般可根据理想体重确定每日能量摄入量。理想体重的计算公式为：男性理想体重（kg）=[身高（cm）－100]×0.9；女性理想体重＝[身高（cm）－100]×0.85。每日所需总能量＝理想体重（kg）× 每千克理想体重所需能量。每千克理想体重所需要的能量根据患者的活动量有所不同，一般卧床患者为 15 ～ 20kcal/kg，轻体力活动者 20 ～ 25kcal/kg，中体力活动者 30kcal/kg，重体力活动者 35kcal/kg。1kg 人体脂肪约含 29 260kJ（6990 kcal）能量，故若 1 周内减重（脂肪）0.25 ～ 0.50kg，需要每日减少能量摄入 1045 ～ 2090kJ

（250～500kcal）。对能量摄入的控制程度因人而异，但一般总体需要控制在1000～1500kcal，同时患者需要坚持体育锻炼，增加能量消耗。

减重是一个动态过程，需要不断调整能量摄入。当机体适应当前的低能量摄入，基础能耗也相应降低，因此如果仍采取同样的能量摄入，往往在治疗开始后1～2个月出现体重停滞不降的适应性现象。此时，除采用运动方式来促进体重进一步下降外，还需要再次调整能量摄入。一般减少能量摄入的程度应控制在每次418kJ（100kcal）以内，每2个月调整1次，直至降至目标体重。之后维持该能量摄入以维持目标体重。

2. 培养营养均衡的膳食习惯

很多人认为，肥胖就是营养过剩，减重应当减少营养摄入。其实这是一个误区，不能把肥胖简单地归结为营养过剩，盲目节食减重往往越减越肥。肥胖是代谢紊乱的结果，有营养过剩的胖子，也有营养不良的胖子，而大多是营养不均衡造成的，即营养过剩与营养缺乏并存，换言之，可能某些营养素摄入过多，某些营养素又摄入不足。有研究结果显示，肥胖人群矿物质和维生素的摄入处于一种相对缺乏状态。肥胖者应该减少饱和脂肪酸、糖类及大量淀粉类食物的摄取，保证足量的高质量蛋白质的摄入，适当补充多种矿物质与维生素，有助于明显降低体重、体脂含量、血压和血脂水平，改善脂代谢和提高机体的代谢水平。"高饱腹慢消化减重法"是一种值得提倡的健康减重理念，食物可以丰富多样，选择高营养素密度、高膳食纤维、高饱腹感、低血糖反应的天然食材，如粗杂粮、薯类、豆类、新鲜蔬菜和水果等。同时改变烹调方式，以生食、水煮、白灼、清蒸为主，少油、少盐。这样的减重餐营养供应充足，不降低机体代谢率，有助于改善代谢紊乱，减重效果平缓、不易反弹。

3. 控制脂肪供能比

多项研究证实，减重膳食中脂肪供能比例应与普通膳食（20%～30%）一致，过低或过高都会导致膳食模式不平衡。应限制饱和脂肪酸与反式脂肪酸的摄入量，增加植物脂肪占总脂肪摄入的比例，每日胆固醇摄入量不宜超过300mg。研究报道，ω-3多不饱和脂肪酸对肥胖者的动脉弹性、收缩压、心率、甘油三酯及炎症指标等均有明显改善，可增强减重效果。因此，膳食中宜增加富含 ω-3 多不饱和脂肪酸的植物油。

4.适当提高蛋白质的供给比例

由于降低了饮食摄入的总能量，必然导致产生能量的宏量营养素摄入降低，应适当提高蛋白质的供给比例（达到 1.2 ～ 1.5g/kg，或占总能量的 15％～ 20％），保证减重过程中的正氮平衡，以降低心血管疾病风险、增加骨矿物质含量等。不同来源的蛋白质减重效果不同，有研究发现，大豆蛋白的减脂作用优于酪蛋白，且其降低血液中总胆固醇和低密度脂蛋白的作用也更明显。但不建议超重或肥胖人群长期食用高蛋白质膳食。合并糖尿病的患者推荐适量食用乳清蛋白粉，有助于促进胰岛素分泌、改善糖代谢和短期内减轻体重。

5.合理确定碳水化合物的供给量

碳水化合物是人体的主要能量来源之一，应根据蛋白质、脂肪的摄入量来确定碳水化合物的供给量（占总能量的 40％～ 55％），过低或过高都将导致膳食模式不平衡。碳水化合物的来源应参照《中国居民膳食指南（2022）》，以淀粉类复杂碳水化合物为主，保证膳食纤维的摄入量达到 25 ～ 30g/d。严格限制简单碳水化合物（单糖、双糖）食物或饮料的摄入。对于合并糖尿病的患者，碳水化合物要注重食物品种的选择，不能单纯降低主食量，推荐增加低血糖生成指数（glycemic index，GI）食物的比例，以避免低血糖或酮症的发生。

6.补充维生素、矿物质和水分

肥胖与某些微量营养素的代谢异常相关，尤其是钙、铁、锌、维生素 A、维生素 D 及叶酸的缺乏。肥胖和膳食减重也可引起骨量丢失。一项 Meta 分析显示，肥胖群体患维生素 D 缺乏症的风险比正常人群高 35％，比超重人群高 24％。在减重干预的同时补充维生素 D 和钙可以改善减重效果。肥胖症患者往往伴随高血压、冠心病、糖尿病、高脂血症等并发症，因此需要适当补充脂溶性维生素和水溶性维生素，尤其要注意膳食中 B 族维生素和维生素 C 的正常供给，饭后食用各种新鲜蔬菜和水果，补充矿物质。为了维持机体的正常能量代谢，每日水的摄入量不得低于 1000ml，尤其是重度肥胖症患者，体内脂肪、能量的代谢都需要水的参与，因此尤其要注意水分摄入的充足。

（三）膳食营养治疗的模式

除上述根据个体的实际评估情况制订个性化体重管理的营养方案外，还有一些固定的营养模式，在实际操作中相对简便，也具有适当的减重作用。饮食模式与营养配方对体重控制的效果比较见表 3-1。后续章节中有详细的介绍。

表 3-1　常见体重控制膳食方法的特点与评价

膳食名称	特　点	评　价
限能量平衡膳食（CRD）	控制在成年男性 1000～1800kcal/d，成年女性 1200～1500kcal/d；或在现有能量摄入基础上减 500～750kcal/d。三大营养素供能比为碳水化合物：脂肪：蛋白质＝（50%～60%）：（20%～30%）：（15%～20%）	有效减轻体重，降低体脂率，改善代谢，易长期坚持达到减重目标，无健康风险。适于所有年龄阶段及不同程度的超重及肥胖人群
低能量平衡膳食（LCD）	控制在 800～1200kcal/d，比正常能量摄入减少 50% 左右。三大营养素供能比为碳水化合物：脂肪：蛋白质＝（50%～60%）：（20%～30%）：（15%～20%）	可有效降低体重和体脂率，易出现营养代谢紊乱，需要适量补充微量营养素。需要在营养师/医生指导和监护下使用
极低能量膳食（VLCD）	限制饮食在 400～800kcal/d。能量主要来自蛋白质，脂肪和碳水化合物受到严格限制	明显减少瘦体重，易发生电解质紊乱，出现痛风。一般为医院管理用膳食，需要适量补充微量营养素。必须在医生和营养师严格指导和监护下使用
轻断食/间歇式断食膳食	1 周 5 天正常进食，其他 2～3 天（非连续）摄取平常膳食 1/4 的能量（成年男性 600kcal/d，成年女性 500kcal/d），即 5:2 膳食模式	有益于体重控制和代谢改善，但易出现营养代谢紊乱。不适用于孕妇和儿童减重。患者依从性较好，长期坚持较易。长时间（如超过 2 个月）应用需要在营养师指导下进行
高蛋白膳食	基于低能量膳食，蛋白质摄入量占总能量的 20% 以上，以肉类和蛋类等高蛋白食物为主或添加蛋白粉	减脂，保留瘦体重；更适于伴有高甘油三酯和高总胆固醇的成年肥胖者。可增加全因死亡风险。使用时间不宜超过半年。不适用于孕妇、儿童、青少年和老年人，以及肾功能异常者

注：限能量平衡膳食：calorie restrict diet，CRD，低能量平衡膳食：low calorie diet，LCD，极低能量膳食：very low calorie diet，VLCD。

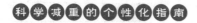

（续表）

膳食名称	特 点	评 价
代餐	以多维营养素粉或能量棒等非正常的餐饮形式代替一餐或多餐的膳食，或是代替一餐中的部分食物	作为低能量的一餐或多餐的替代，可有效降低体重和体脂率。是营养素补充和减少能量摄入的一种较好方式。高蛋白低脂肪低碳水化合物配方有利于维持瘦体重。改善胰岛素敏感性。不适于孕妇和儿童减重
低碳水化合物、极低碳水化合物膳食	每天膳食中碳水化合物摄入量为在 20～90g。基于低能量，碳水化合物占总能量 <40%，脂肪占 30%～60%。碳水化合物≤总能量的 20% 为极低无碳水化合物膳食，常指碳水化合物在 20g 以下，仅从蔬菜、水果中获得	短期快速减体重，瘦体重丢失增多。低碳水化合物不能长期使用，通常不可超过 1 个月。重度肥胖（BMI>35.0）可以在营养师或医生指导和监护下使用。不适于儿童、青少年及老年人。增加全因死亡率风险；短期内低密度脂蛋白↑、游离脂肪酸↑；血管壁受损；便秘等胃肠功能障碍，肾功能障碍；增加结肠疾病风险因子；维生素、矿物质等营养素缺乏、骨质流失；易导致抑郁、愤怒等精神症状

第二节 药物减重法

大多数肥胖患者在认识到肥胖对健康的危害后，通过改变生活方式，在专业人员的指导下，采用饮食控制与适当运动的方式，可以使体重得到有效控制。但有些患者通过上述方式仍不能达到预期减重目标，则需要给予减重药物进行辅助治疗。随着药物研发的进步，减重药物的应用已成为长期体重管理领域中一种重要的治疗手段，特别是新型减重药物明显的疗效和较好的安全性，以及减重以外的代谢和心肾获益，为临床带来新的突破。

一、药物减重治疗的适应证

减重药物的使用应在临床医生对肥胖患者进行临床评估的基础上进行，评估内容包括肥胖的严重程度及相关并发症。国外指南认为，当 BMI ≥ 30.0 kg/m^2，或 BMI ≥27.0kg/m^2 且至少伴有一种与体重相关的疾病（如 2 型糖尿病、心血管疾病和骨关节炎），建议在生活方式干预的同时进行药物治疗；而对于 BMI ≥ 25.0kg/m² 且有并发症的患者，应在生活方式干预失败后再考虑使用药物治疗（作为行为方式干预治疗的辅助疗法）。药物可以增强患者对行为改变的依赖，使那些最开始不愿意运动的患者愿意运动，从而改善他们的生理功能。

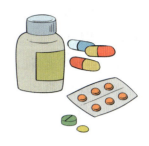

中国人群的肥胖程度较国外低，因此国内学者建议有以下情况可以采取药物治疗：

（1）食欲旺盛、餐前饥饿难忍、每餐进食量较多。

（2）合并糖尿病、高血压、血脂异常和脂肪肝。

（3）合并负重关节疼痛。

（4）肥胖会引起呼吸困难或有阻塞性呼吸睡眠暂停综合征。

（5）BMI ≥ 24.0kg/m² 且有上述合并症情况。

（6）BMI ≥ 28.0kg/m²，不论有无合并症，经过 3 个月的单纯饮食控制和增加运动量处理治疗仍不能减重 5%，甚至体重有上升趋势者，可以考虑药物辅助治疗。

综上所述，药物治疗的适宜人群包括有减重及维持体重不成功病史的患者和满足适应证的所有肥胖患者。

二、减重药物

获得美国食品药品监督管理局（Food and Drug Administration，FDA）批准的减重药物共有 7 种，包括奥利司他（orlistat）、氯卡色林（lorcasen），芬特明 / 托吡酯复方制剂（phentermine/topiramate ER）、纳曲酮 / 安非他酮复方制剂（naltrexone bupropion ER）、利拉鲁肽 3mg（liraglutide 3mg），司美格鲁肽 2.4mg（semaglutide）和替尔泊肽（tirzepatide）。

目前，在国内，减重药物主要在成年人中应用，获批的减重药物仅有奥利司他（已上市）、利拉鲁肽（利鲁平，已上市）、减重版司美格鲁肽注射液（诺和盈，未上市）及替尔泊肽注射液（zepbound™ tirzepatide，未上市）。肥胖

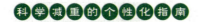

合并 2 型糖尿病患者可在医生指导下选择更有利于体重控制的二甲双胍、胰高血糖素样肽 −1（glucagon-like peptide-1，GLP-1）受体激动剂类药物、钠−葡萄糖协同转运蛋白 2（sodium−glucose linked transporter-2，SGLT-2）抑制剂等降糖药物。另外中医药减重近年也在辨证论治上有所进展。

1. 奥利司他

奥利司他于 1999 年正式上市，是第一个被美国 FDA 批准的减重药物，并被允许长期使用；2007 年，60mg 剂型又被批准为减重非处方药（over the count，OTC）。2001 年，经过国家市场监督管理总局（原中国食品药品监督管理总局）批准，奥利司他在中国上市。

奥利司他是一种胃肠道胰脂酶抑制药，可以特异性地与胃肠道胰脂酶甘油三酯（triglyceride，TG）结合位点发生不可逆的结合，使饮食中 30% ～ 35% 的 TG 不被分解和吸收，随粪便排出体外；同时，TG 的分解产物甘油、游离脂肪酸及甘油单脂的产生也相应减少；由于甘油、脂肪酸的存在对胆固醇的吸收有促进作用，故胆固醇在小肠的吸收亦相应减少，促进了能量负平衡，从而达到减重效果。与单纯生活方式干预相比，使体重额外下降 3.06%。1 年减重幅度约 2.9 ～ 4.4kg，减重效果与服药剂量相关。除了减重以外，奥利司他还可以降低与肥胖相关的危险因素和与肥胖相关的其他疾病的发病率或者改善其他疾病，包括 2 型糖尿病、胰岛素抵抗、高胆固醇血症、高血压、非酒精性脂肪肝，并可减少脏器中的脂肪含量等。

奥利司他推荐使用剂量为 120mg，每日 3 次，用餐时服用。可以从 60mg 每日 3 次起始，最大量不超过 120mg。由于服用奥利司他后吸收入血液的药物不到 1%，代谢主要集中在胃肠道壁，所服用剂量的约 97% 从粪便排出，其中 83% 是原形药物，彻底排出需要 3 ～ 5 天。

奥利司他的主要不良反应以胃肠道症状为主，包括带便性胃肠排气、大便紧急感、脂肪泻、脂肪（油）性大便、油性斑点、大便次数增多及大便失禁。因此不推荐进行过胃肠道手术的患者服用奥利司他。由于奥利司他在肠道抑制脂肪的吸收，因此对脂溶性维生素 A、D、E、K 的吸收有所影响，但不影响钙、磷代谢。服用奥利司他超过 3 ～ 6 个月时，建议患者可以适当补充复合维生素（在服用奥利司他后至少间隔 2 小时）。在我国，奥利司他禁用于 18 岁以下儿童、妊娠及哺乳期妇女，对奥利司他或药物制剂中任何成分过敏的患者，胃肠道慢性吸收不良、胆汁淤积症、器质性肥胖患者（如甲状腺功能减退），器官移植及服用环孢素患者。另外，奥利司他与华法林或其他抗凝血药合用，需要监测国际标准化比值（international normalized ratio，INR）水平；其会使环孢素的血药浓度降低，需要加强监测环孢素浓度；奥利司他会使胺碘酮疗效受影响，需要监测胺碘酮的治疗效果；其还可能影响抗癫痫药物疗效，注意监测惊厥症状。

2.GLP-1 受体激动剂类药物

2023 年 7 月，国家药品监督管理总局批准了贝那鲁肽注射液和利拉鲁肽注射液（利鲁平）肥胖或超重适应证的上市许可。2024 年 6 月，国家药品监督管理局批准了减重版司美格鲁肽注射液（诺和盈，wegovy）在中国的上市申请，这是全球首个且目前唯一用于长期体重管理的 GLP-1 受体激动剂类周制剂。GLP-1 受体激动剂类减重药物适用于在控制饮食和增加体力活动的基础上对成人患者的长期体重管理，初始身体质量指数（BMI）符合以下条件：≥30.0kg/m2（肥胖），或 27.0kg/m2 ～ 30.0kg/m2（超重）且存在至少一种体重相关合并症，如高血糖、高血压、血脂异常、阻塞性睡眠呼吸暂停或心血管疾病等。早在 2021 年 4 月，另外一种司美格鲁肽注射液（诺和泰，ozempic）已在中国获批，用于成人 2 型糖尿病治疗。需要注意的是，两者的成分虽然都是司美格鲁肽，但是剂量不同，不可相互替代。

GLP-1 受体激动剂类药物是一种肠促胰岛素，在生理状态下，受胃肠道中营养物质（如糖类、脂质等）刺激，由小肠 L 细胞分泌。GLP-1 受体广泛分布于中枢系统及外周的多个部位，包括下丘脑、胃肠道，胰岛细胞等。GLP-1 受体的激活会产生降低下丘脑食欲调控、调节奖赏系统控制进食行为、延缓胃排空等效应，从而发挥减重作用。GLP-1 受体激动剂则是模拟了天然的 GLP-1 效应而发挥减重作用。有多个研究显示，GLP-1 受体激动剂类药物还有改善动脉粥样硬化，降低心血管不良事件及心血管死亡风险的作用。

贝那鲁肽注射液为 GLP-1 短效制剂，用于减重治疗的滴定方法为第 1 周起始剂量每次 0.06mg，每日 3 次皮下注射，第 2 周剂量增加至每次 0.1mg，第 3 周剂量增加至每次 0.14mg，第 4 周剂量增加至每次 0.2mg，并维持用于减重治疗。推荐维持剂量为 0.2mg，每日 3 次或最大耐受剂量。其在超重 / 肥胖（非糖尿病）的中国人群的 3 期临床试验中显示，贝那鲁肽 0.2mg 每日 3 次治疗组 16 周受试者平均减重 6.0%（显著高于安慰剂对照组的 2.4%）。

利拉鲁肽为 GLP-1 受体激动剂日制剂，用于长期体重管理时，初始剂量为每日 0.6mg，持续 1 周，然后以每周将日剂量增加 0.6mg 的幅度予以递增，推荐的剂量为每日 3mg 或最大耐受剂量并维持。有研究显示，利拉鲁肽 3.0mg 每日 1 次治疗组 56 周受试者平均减重 8.0%（显著高于对照组的 2.0%）。

减重版的司美格鲁肽为 GLP-1 受体激动剂周制剂，用于减重治疗的使用方法为第 1 ～ 4 周起始剂量 0.25mg 每周 1 次皮下注射，第 5 ～ 8 周的周剂量增至 0.5mg，第 9 ～ 12 周的周剂量增至 1.0mg，第 13 ～ 16 周的周剂量增至 1.7mg，第 17 周后的周剂量增至 2.4mg 并维持用于减重治疗。推荐维持剂量为 2.4mg，每周 1 次或最大耐受剂量。研究显示，司美格鲁肽 2.4mg 每周 1 次皮下注射 68 周后，平均可减重 10.6% ～ 16.9%（显著高于安慰剂对照组的 3.0%）。

由于 GLP-1 受体激动剂类药物有延缓胃排空和抑制下丘脑的作用，有些人可能发生胃肠道不适、头晕、乏力、恶心、腹泻、呕吐、便秘、腹痛、消化不良、厌食等不良反应。不过，这些不良反应通常较轻微，且随着持续用药身体逐渐耐受。GLP-1 受体激动剂类药物也有一些使用禁忌：用药出现过敏反应、有甲状腺髓样癌个人既往病史或家族史、患有 2 型多发性内分泌肿瘤综合征的人，以及孕妇禁用。用药后出现胰腺炎需要及时就诊并立即停用药物。国内尚未批准用于 18 岁以下儿童。因此对于此药物，使用者需要严格把握使用指征，应当到医院做相关检查评估，并在专业医生指导下合理调整剂量。

3. 替尔泊肽

2024 年 7 月，国家药品监督管理局批准了替尔泊肽注射液新适应证上市申请：用于在低热量饮食和增加运动基础上改善成人肥胖或伴有至少一种体重相关合并症的超重患者长期体重管理。

替尔泊肽是一款葡萄糖依赖性促胰岛素多肽（glucose-dependent insulinotropic polypeptide，GIP）/GLP-1 受体激动剂，GIP 和 GLP-1 同属于肠促胰岛素，在生理状态下，受肠道中营养物质刺激，由小肠 K 细胞分泌。GIP 受体的激活不仅能产生部分与 GLP-1 受体激活类似的生物学效应（如中枢食欲抑制、增加外周胰岛素敏感性等），还能作用于脂肪组织，调节脂质储存和脂肪分解。而 GLP-1 受体和 GIP 受体的联合激动则可能通过复杂的协同互补作用，对体重调控产生独特的协同效应。

替尔泊肽的使用方法为第 1～4 周起始剂量 2.5mg，每周 1 次注射，之后以每 4 周增加 2.5mg 的幅度递增，逐渐滴定到 15mg 或最大耐受剂量并长期维持。平均可减重 13.4%～22.5%。

替尔泊肽组最常报告的治疗期间不良事件为胃肠道不良事件，其严重程度大多为轻度至中度，主要发生在剂量递增期间（见表 3-2）。

表 3-2　现已获批的减重药物

减重药物	作用机制	给药方式和推荐剂量	减重效果	安全性	上市状态及适应证
奥利司他	脂肪酶抑制剂	120mg，口服，每日 3 次，餐时或餐后 1 小时内服用	全球（超重/肥胖）：与单纯生活方式干预相比，使体重额外下降 3.16%。1 年减重幅度 2.9～4.4kg，大部分的体重减轻发生在治疗的前 6 个月	主要引起胃肠道不良反应，如油性斑点、胃肠排气增多、大便紧急感、脂肪（油）性大便、脂肪泻、大便次数增多和大便失禁	2001 年在中国上市，为 OTC
贝那鲁肽	GLP-1RA	0.2mg 或最大耐受皮下注射，每天 3 次	中国人群（超重/肥胖，非糖尿病）：0.2mg，每日 3 次治疗 16 周，平均减重 6.0%	主要为胃肠道不良反应，包括恶心、腹泻、便秘、呕吐、消化不良、上腹痛、食欲下降等，这些不良反应一般为轻度到中度，多见于	2016 年中国上市，获 2 型糖尿病适应证，2023 年 7 月获批体重管理适应证

减重 药物	作用 机制	给药方式 和推荐剂量	减重 效果	安全性	上市状态 及适应证
利拉鲁肽	GLP-1RA	3.0mg 或最大耐受剂量，皮下注射，每天1次	中国人群：暂无数据；全球（超重/肥胖，非糖病）：3.0mg 每日1次治疗56周，平均减重8.0%；全球（超重/肥胖2型糖尿病）：3.0mg 和 1.8mg 每日1次治疗56周，平均减重分别为6.0%和4.7%	治疗初期和剂量递增期，可随治疗时间的延长而逐渐减轻，其他可能的不良反应还包括与磺脲类降糖药或胰岛素合用时低血糖风险增加，淀粉酶、脂肪酶升高，胆石症，心率升高，过敏反应，注射部位反应，急性胰腺炎等，但发生率均较低。此外，GLP-1RA 会导致啮齿类动物中甲状腺 C 细胞肿瘤的发生。尽管目前尚无充分临床证据显示 GLP-1RA 会导致人类甲状腺 C 细胞肿瘤，但有甲状腺髓样癌或2型多发性内分泌肿瘤综合征的个人或家族史是该类药物的禁忌证	2011年中国上市，获批2型糖尿病适应证，2023年7月获批体重管理适应证
司美格鲁肽	GLP-1RA	2.4mg 或最大耐受剂量，皮下注射，每周1次	中国人群（超重/肥胖，合并或不合并2型糖尿病）：2.4mg 每周1次皮下注射治疗44周后，平均减重12.8%；全球（超重/肥胖，非糖尿病）：2.4mg 每周1次皮下注射治疗68周后，平均减重16.9%；全球（超重/肥胖，2型糖尿病）：2.4mg 每周1次皮下注射治疗68周后，平均减重10.6%		2021年4月在中国上市，获批2型糖尿病适应证，2024年6月获批体重管理适应证
替尔泊肽	GIP/GLP-1双受体激动剂	15mg 或最大耐受剂量，皮下注射，每周1次	中国人群（超重/肥胖，非糖尿病）：10，15mg 每周1次治疗52周后，平均减重14.4%和19.9%。全球（超重/肥胖，非糖尿病）：5，10，15mg 每周1次治疗72周后，平均减重分别为16.0%、21.4%、22.5%；全球（超重/肥胖，2型糖尿病）：10，15mg 每周1次治疗72周后，平均减重分别为13.4%和15.7%		2024年5月在中国上市，获批2型糖尿病适应证，2024年7月获批体重管理适应证

资料来源：中华医学会内分泌学分会. 肥胖患者的长期体重管理及药物临床应用指南（2024版）[J]. 中华内分泌代谢杂志，2024，40（7）：556.

4. 中医药治疗

（1）复方：降糖调脂方可降低肥胖患者体重，改善血糖、血脂和胰腺 β 细胞功能。消膏方可降低肥胖患者体重并改善胰岛素抵抗。泄热化浊方在生活方式干预的基础上可降低胃热滞脾证肥胖患者 BMI、体脂量、腰围及血清瘦素水平和炎症因子。

（2）中成药：防风通圣丸可减轻体重、降低体脂量，影响白色脂肪、棕色脂肪、脂肪沉积，调节瘦素、脂联素、肿瘤坏死因子 -α（tumor necrosis factor-α，TNF-α）等多种物质，改善代谢紊乱。

（3）常用药物及单味中药：常用药物包括以白术、黄芪、甘草、陈皮为核心的益气健脾药；以茯苓、泽泻为核心的祛湿药；以大黄、山楂、荷叶、决明子为主的通腑消食化积药。决明子可降低肥胖患者的体重、减少体内脂肪的含量、促进脂肪代谢。怀牛膝可改善去卵巢肥胖大鼠的体重，抑制摄食，改善体内脂肪代谢。

（4）中药组分：绿茶提取物干预 6 周后可使肥胖患者低密度脂蛋白胆固醇水平降低 4.8%，增加瘦素水平 25.7%；高剂量绿茶提取物干预 12 周后可显著减轻肥胖患者体重，降小腰围，并持续降低血浆总胆固醇和低密度脂蛋白胆固醇水平。

第三节　中医减重法

中医学对肥胖的分类最早见于《黄帝内经》之《灵枢·卫气失常》篇，根据皮肉气血的多少将肥胖之人分为"肥人、膏人、肉人"3 类，"膏者多气……肉者多血……脂者，其血清，气滑少"，从体型表现方面对肥胖有了认识。王琦教授团队从体质角度入手，通过大样本流行病学调查将肥胖分为气虚型、痰湿型和痰湿夹瘀型 3 种类型。肥胖多与年龄、体质、饮食、情志、劳逸等因素有关，年老体弱、过食肥甘、缺乏运动、先天禀赋等均可导致湿浊痰瘀内聚，留着不行，形成肥胖。其基本病机是总属阳气虚衰，痰湿偏盛，病理因素以痰湿为主，与气滞、血瘀、郁热有关，故肥胖多从胃热火郁、痰湿内盛、气郁血瘀、脾虚不运、脾肾阳虚等方面来辨证论治。中医治疗肥胖方式多种多样，包括传统汤剂、茶饮、体针、穴位埋线、推拿、拔罐、功法等。

一、中药

（一）传统汤剂

中医认为，肥胖属本虚标实证，辨证涉及痰、湿、热等病理因素，其病位在脾与肌肉，与肾关系密切。常见辨证分型及治法如下。

1. 胃热火郁证

（1）表现：肥胖多食，消谷善饥，大便不爽，甚或干结，尿黄，或有口干口苦，喜饮水，舌质红，苔黄，脉数。

（2）治法：清胃泻火，佐以消导。

（3）方药：白虎汤（石膏、知母、甘草、粳米）合小承气汤（大黄、厚朴、枳实）加减。若消谷善饥、口苦、嘈杂较甚，加黄连苦寒泻火；口干多饮较甚，加天花粉、葛根清热生津；疲乏无力者，加太子参或西洋参补气。

2. 痰湿内盛证

（1）表现：形体肥胖，身体沉重，肢体困倦，脘痞胸满，可伴头晕，口干而不欲饮，大便黏滞不爽，嗜食肥甘醇酒，喜卧懒动，舌质淡胖或大，苔白腻或白滑，脉滑。

（2）治法：化痰利湿，理气消脂。

（3）方药：导痰汤（半夏、橘红、茯苓、枳实、天南星、甘草）合四苓散（白术、猪苓、茯苓、泽泻）加减。若胸闷甚者，加薤白、瓜蒌皮化痰通阳，

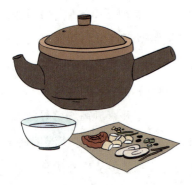

理气宽胸；脘痞甚者，加砂仁、豆蔻芳香化湿；舌质胖大明显者，加桂枝温化水气；湿邪偏盛，加苍术、薏苡仁、赤小豆、防己、车前子健脾祛湿；痰湿化热，症见心烦少寐，纳少便秘，舌红苔黄，脉滑数者，加竹茹、浙贝、黄芩、黄连、瓜蒌子清热除烦；痰湿郁久，壅阻气机，以致痰瘀交阻，伴见舌暗或有瘀斑者，加当归、

赤芍、川芎、桃仁、红花、丹参、泽兰等活血化瘀。

3. 气郁血瘀证

（1）表现：肥胖懒动，喜太息，胸闷胁满，面晦唇暗，肢端色泽不鲜，甚或青紫，可伴便干，失眠，男子性欲下降甚至阳痿，女子月经不调、量少甚或闭经，经血色暗或有血块，舌质暗或有瘀斑瘀点，舌苔薄，脉弦或涩。

（2）治法：理气解郁，活血化瘀。

（3）方药：血府逐瘀汤（桃仁、红花、当归、生地黄、牛膝、川芎、桔梗、赤芍、枳壳、甘草、柴胡）加减。若舌苔偏黄者，加栀子、知母清热泻火；兼见便干难排者，加三棱、莪术、大黄破瘀降浊通便；失眠者，加首乌藤、合欢皮宁心安神；阳痿者，加水蛭、蜈蚣破瘀通脉；月经稀少者，加月季花、泽兰、益母草活血通经。

4. 脾虚不运证

（1）表现：肥胖臃肿，神疲乏力，身体困重，脘腹痞闷，或有四肢轻度浮肿，晨轻暮重，劳则尤甚，饮食如常或偏少，既往多有暴饮暴食史，小便不利，大便溏或便秘，舌质淡胖，边有齿印，苔薄白或白腻，脉濡细。

（2）治法：健脾益气，渗利水湿。

（3）方药：参苓白术散（白扁豆、白术、茯苓、甘草、桔梗、莲子、人参、砂仁、山药、薏苡仁）合防己黄芪汤（防己、黄芪、甘草、白术）加减。若身体困重甚者，加佩兰、藿香芳香醒脾；浮肿者，加泽泻、猪苓淡渗利湿；脘腹痞闷者，加半夏消痞，或合用平胃散（苍术、厚朴、陈橘皮、甘草）宽中消痞。

5. 脾肾阳虚证

（1）表现：形体肥胖，易于疲劳，四肢不温，甚或四肢厥冷，喜食热饮，小便清长，舌淡胖，舌苔薄白，脉沉细。

（2）治法：补益脾肾，温阳化气。

（3）方药：真武汤（茯苓、芍药、生姜、附子、白术）合苓桂术甘汤（茯苓、桂枝、白术、甘草）加减。若气虚明显，乏力困倦者，加太子参、黄芪；表里俱寒，肢冷加重，畏寒喜热，厚衣多被，舌质淡胖，脉沉缓者，用金匮肾气丸（地黄、山药、山茱萸、茯苓、牡丹皮、泽泻、桂枝、附子）合理中汤（人参、白术、炙甘草、干姜）或济生肾气丸（茯苓、泽泻、山茱萸、山药、车前子、牡丹皮、附子、肉桂、川牛膝、熟地黄）加减。

汤药减重，千人千方，以上仅是常见分型的基础用方举例，实际应用并不局限于此，还需要专业的中医师四诊合参，辨证论治后进行，切不可自行"对号入座"，私自使用，以免造成不良后果。

（二）茶饮

中国是茶的故乡，中国饮茶，据说始于神农时代。《神农本草经》记载，神农尝百草，日遇七十二毒，得茶而解。茶最早的功用就是药用。明·高濂的养生经典《遵生八笺》中写道："人饮真茶，能止渴消食，除痰少睡，利水道，明目益思，除烦去腻，人固不可一日无茶。"饮茶好处多多，其中之一便是具有良好的减重作用。中药代茶饮，指用中草药与茶叶配用，或以中草药（单味或复方）代茶冲泡、煎煮，然后像茶一样饮用。中药代茶饮为我国的传统剂型，是在中医理、法、方、药理论原则指导下，为防治疾病、病后调理或仅为养生保健而服务。

1. 茶叶

现代研究表明，茶叶富含多酚、咖啡碱、有机酸、多糖、B 族维生素、洛伐他汀及 γ- 氨基丁酸等多种有效成分，是一种良好的天然减重食物。

（1）绿茶：可通过调节脂肪的摄入与吸收、提高葡萄糖的利用率、减少脂质新生，能显著降低 BMI 和减小腰围。成年人每天喝 3 ～ 4 杯绿茶，相当于摄入 600 ～ 900mg 儿茶素，有助于控制体重，改善代谢综合征及肠道微生态，抵抗糖尿病或心血管疾病。

（2）普洱茶：男性饮用普洱熟茶 3 个月，体重可减轻 2.05kg，BMI 降低 0.73。普洱茶还可减少皮下脂肪的增加，下调炎症因子的表达，上调内脏脂肪组织中葡萄糖转运体的表达，刺激前脂肪生成受体基因的表达，通过抑制脂肪合成来预防脂肪肝和系统性胰岛素抵抗。

（3）白茶：可减轻体重，减少脂肪重量和缩小脂肪细胞，调节脂代谢相关基因的表达，增强脂肪酸氧化能力，抑制脂肪酸合成，预防肥胖和脂肪肝的形成。

（4）乌龙茶：可促进白色脂肪组织的褐化，增加能量消耗，减少内脏脂肪含量，抑制胰脂肪酶活性，刺激去甲肾上腺素诱导的脂肪分解，从而有效缓解肥胖。

（5）茯砖茶：可减轻小肠炎症，增强肠道屏障功能，改善胰岛素抵抗及肝内质网应激反应，缓解因高饱和脂肪饮食造成的脂肪肝症状，同时显著减轻肝和脂肪组织炎症，下调血浆瘦素水平近2倍。

（6）红茶：能够促进单核白细胞渗透和血小板聚集，还具有抗炎、抗凝血、抑制血小板活化、降血压等功能，可通过维持肠道微生物稳态来抑制肥胖。

饮茶可通过降低食欲，减少能量摄入，促进脂肪代谢和产热、抑制脂肪生成和积累，调节肠道微生物，介导炎症和免疫反应等多种途径参与调控肥胖的发生及改善其并存症状。

2. 单味药茶

（1）荷叶：具有止血降压、清热利湿的功效。《本草纲目》中记载"荷叶服之，令人瘦劣"。荷叶水提取物中主要成分有荷叶黄酮和荷叶生物碱，能有效分解体内的脂肪，并且强劲排出体外。荷叶碱还能强悍地密布在人体肠壁上，形成一层脂肪隔离膜，阻止脂肪吸收，防止脂肪堆积，改善油腻饮食习惯，有效降低血清胆固醇和甘油三酯水平，改善血液的黏稠度，具有很好的减重降脂功能。

（2）山楂：具有消食积、化瘀滞的功效。现代研究证实山楂中的有机酸、黄酮类等成分，能够降低胆固醇合成的限速酶的活力、增强胆固醇的清除，以达到降血脂的目的，并能够促进胃肠蠕动。山楂中还发现含有类似抑制胰脂肪酶活性的有效成分，对肥胖患者常易并发的高血压、冠心病、高脂血症等有一定的改善作用。

（3）决明子：具有清热明目、润肠通便之功效。现代药理证明其含有大黄素葡萄糖苷、大黄素蒽醌、大黄素甲醚等，这些成分能使肠蠕动增加，促进甘油三酯、胆固醇的排泄，减少脂肪吸收。这些成分还能促进胆汁分泌，有助于体内脂肪代谢，同时还具有增强细胞免疫和抗衰老的作用。

（4）大黄：具有泻下导滞、泻火凉血、行瘀破积和清热解毒的功效。其有效成分不仅使肠内容物移动速度加快，减少吸收，并有抑制食欲的作用，对血脂代谢有良性的调节作用，具有很好的减重作用。

（5）绞股蓝：具有清热解毒、益气健脾、生津止渴和化浊降脂的功效。其有效成分绞股蓝皂苷可通过改变胆固醇胶束结构降低肠道对胆固醇的吸收，减少脂肪酶与脂质底物的亲和力，促进脂质代谢；绞股蓝黄酮可通过抑制脂肪前体细胞和肝细胞等的成脂过程，调节慢性炎症引起的脂肪代谢紊乱，促进胆固醇的外排及胆固醇向胆汁酸转化；绞股蓝多糖可调节脂肪代谢相关基因表达，降低胰岛素抵抗作用等达到调节脂肪代谢的目的。

3. 复方药茶

（1）健脾祛湿茶[9]：党参 3g，茯苓 5g，炙甘草 2g，白术 2g，泽泻 3g，荷叶 2g，陈皮 2g。每日 1 剂，开水浸泡 15 分钟后，小火煎煮 10 分钟，之后反复多次加入开水冲泡，饮用量 > 1000ml/d。服用期间忌食辛辣油腻食物、戒烟戒酒。能够有效降低脾虚痰湿型 2 型糖尿病前期合并肥胖患者的体重、BMI，减小腰围，并使血糖、血脂等指标趋于正常。

（2）茯苓山楂饮：山楂 3g，茯苓 3g，陈皮 3g。每袋 9g，上午、下午各冲泡 1 袋，连续 2 周，可显著降低腰围、BMI、身体围度、腰臀比、内脏脂肪含量等指标，且不影响全身肌肉量及骨矿物质含量。

（3）青砖茶特色中药茶饮：将青砖茶、决明子、荷叶、绞股蓝和茯苓用研磨打粉机磨成粉末，按照青砖茶、决明子、荷叶、绞股蓝、茯苓的质量比 3 : 2 : 2 : 1 : 2 混匀制作成茶包代茶饮，可达到很好的减重效果，且陈茶疗效优于新茶。

（4）芪术茶：黄芪 15g，炒白术 10g，茯苓 10g，山楂 10g，荷叶 10g，每日 1 剂，可开水反复冲泡，每日可多次服用，共服用 12 周。其间避免进食油炸食品、巧克力等高热量食物，可适当增加膳食纤维，并规律作息，餐后 20 分钟不坐或躺，保证充足睡眠，能够显著降低单纯性肥胖患者的 BMI、体脂率，减小腰围，改善胰岛素抵抗程度及中医症状。

二、中医外治法

（一）针灸

针灸是肥胖的各类外治方法中最常用的，也是最有效的，且安全性好，无任何毒副作用的方法。针刺机体特定穴位可改善和调整异常的糖脂代谢，提高血清胰岛素受体的敏感性，调节下丘脑饱觉中枢，抑制饥饿感，降低食欲，并促进胃肠蠕动，促进肠道有益菌群的构成，从而调控能量代谢，最终实现减重的目的。针灸治疗单纯性肥胖多选用天枢、中脘、足三里、丰隆、大横、气海、关元、三阴交、带脉、水分等特定穴，经脉以胃经、任脉和脾经为主，先后天并补，注重腹部腧穴的运用，最常用的干预手法是体针和穴位埋线。

1. 体针

体针是最传统的针灸方法。针对痰湿型单纯性肥胖者，取合谷、天枢、中脘、中极、足三里、丰隆、阴陵泉进行针刺，进针得气后施以泻法，以酸麻胀重为度，留针 30 分钟，并于合谷、天枢、中脘、足三里针柄上放置长约 2cm 的艾灸段，每穴灸 2～3 壮，隔日治疗 1 次，共 8 周。可有效降低 BMI 及体脂率，且在调节血脂水平方面具有优势。

2. 穴位埋线

穴位埋线是一种以"深纳而久留之，以治顽疾"为基本理论的特殊针灸方法。针对产后单纯性肥胖，取天枢、大横、带脉、下脘、太乙、石门、关元、大巨、血海、足三里、脾俞、胃俞等穴。患者取仰卧位，充分暴露穴区皮肤，医者用碘伏棉签消毒穴区，再将医用蛋白线置于埋线针针头内，使线头不超出针头，快速进针刺入穴位，当针下感觉较为滞涩时，将埋线针退出 2～3mm，推动针芯，将蛋白线埋在皮肤与肌肉之间，匀速出针。用无菌纱布按压针孔以防出血；若仍有血液渗出，可用无菌敷贴覆盖；若出现皮下血肿，则延长按压时间。每两周治疗 1 次，两次为 1 个疗程，连续治疗 3 个疗程，可有效降低患者体重、BMI、腰臀比及体脂率。

（二）推拿

推拿手法主要通过加速局部血液循环，带动全身气血运行，以协调各组

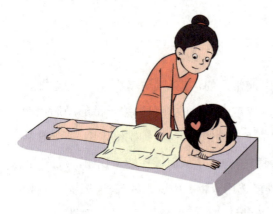

织、各器官的功能，提高机体基础代谢，加速代谢产物的清除。针对单纯性肥胖，最常用的是腹部推拿，即以手法作用于腹部，刺激局部组织，带动腹腔内脏神经，使腹部储存的脂肪燃烧或转化为其他能量，消除异常饥饿感，还可抑制食欲，使进食减少，加快减重速度。腹部推拿手法直接作用于腹部皮肤，还可增强皮肤的修复再生能力，有利于皮肤收紧，从而降低腰围，具有瘦身塑形作用。

1. 环摩脐周

两手对搓，趁热以一掌贴脐，顺时针、逆时针方向摩腹，各操作 2～3 分钟。

2. 叠揉中脘

双手呈拱状，掌面相叠，扣于中脘，以穴为心，逆时针方向旋转，缓缓揉动。每分钟 20～30 次，治疗时间约 5 分钟。

3. 提拿腹肌

双手同施，拇、四指相对用力，提捏任脉循行处筋肉，着力点在上腹中脘穴与下腹气海穴处。反复操作 20～30 次。

4. 推摩腹部

双掌相对，协调搓擦，自上往下，斜行操作，从季胁向腹部，透热为度。

5. 运腹法

右手呈拱状放于神阙穴，左手叠加于右手，横向推向右腹部，再往回拉至左腹部。如此反复 5 次，治疗时间约 2 分钟。

6. 层按气海

左手中指放于气海穴，右手小鱼际叠按其上，余四指自然放置于腹壁。配合医患双方呼吸，呼气时下压，向脊柱徐徐着力，层层下按，当手下应指感觉到腹主动脉搏动最强后稍减弱时，按而留之并维持，患者有酸、麻或热感得气后，右手随患者吸气，徐徐上提。治疗时间约 5 分钟。

7. 分腹阴阳

两手拇指指腹轻贴腹壁，稍加用力，起于剑突下部，止于季肋下缘，从内上斜行外下，外弧形操作，分推 20～30 次。

以上手法序贯应用，每日 1 次，每周 5 次，20 次为 1 个疗程，可明显缩小患者腰围，改善腹型肥胖情况。

（三）拔罐

拔罐是以罐为工具，利用燃火、抽气等方法产生负压，使罐体吸附于体表，起到疏通经络、祛风散寒、行气活血、调整机体水液代谢的作用，从而达到减重的目的。

1. 留罐法

采用闪火法将罐吸拔于穴位皮肤处，静置 15 分钟后起罐。

2. 振颤罐法

该法是将罐吸拔于体表一定部位后，用双手重叠握牢罐体，掌心置于罐底，上臂带动前臂和手掌做小幅度的连续性快速振颤样动作带动罐口甚至深层组织震动的操作法。连续振动 5～10 秒左右。

3. 按揉罐法

该法是将罐吸拔于施术部位后，双手重叠紧压罐体，腕关节稍微屈曲，前臂主动垂直向下施力，通过腕关节节律性向下按压并带动罐口下深层组织做环转揉动。

4. 拿罐法

该法是将两个罐在一定的部位或穴位做相对吸拔后，用双手大拇指和其余四指分别握牢罐体后做相对用力，进行节律性罐底下压上推使罐口相向运动并呈相对挤压上拨的一种操作方法。

取穴：中脘、神阙、天枢、关元和带脉。单独使用留罐法简便易行，序贯使用其他罐法效果更佳。使用 2 号或 4 号玻璃罐施术于受试者脐周，绕脐闪罐 3～5 周至脐周皮肤温度微温或颜色潮红为度，接着依次以闪火法将罐吸拔于中脘穴、神阙穴及关元穴做振颤罐法，然后将罐吸拔于双侧天枢穴做按揉罐法、双侧带脉穴做拿罐法、中脘穴及关元穴做按揉罐法，每组穴位平均操作 3 分钟。以上治疗每周 2 次，共 8 次；若女性受试者处于生理期，则暂停 1 周并延后治疗。

（四）功法

中国传统健身功法以强身健体、祛病延年为目的，通常包括太极、八段锦、五禽戏、易筋经等健身气功。注重天人合一、整体辨证、三调（调神、调息、调身）为先，可应用于疾病的防治。

1. 太极

（1）太极拳：该运动属于有氧运动的一种，结合阴阳五行学说和中医经络学理念，讲究内外兼修，柔和轻灵，刚柔并济。长期坚持太极拳运动能明显改善心肺功能，增强机体免疫能力，并可达到预防肥胖，减重降脂的目的。太极拳训练心率控制在 130 次 / 分钟以内为佳，每周 5 次，为期 12 周。运动开始之前，需要进行必要的热身运动，以慢跑及四肢伸展运动为主。

（2）陈氏太极养生功：源于陈式太极拳，同时又舍去了陈式太极拳套路中的高难度动作，具有得气快、气感强的特点。陈式太极养生功分为卧、坐、站、行四步功法，在这四步功法中，分动功和静功共计十八式动作。练习者每天早、晚各锻炼 1 次，每次锻炼 45 分钟左右，共计锻炼 12 周。太极养生功是一种动静结合、内外兼修，讲究气血运行的有氧健身活动，非常适宜于老年人尤其高龄及肢体运动能力相对较差的肥胖老年人操练，能起到消脂减重的效果，可改善血液流变学指标。

（3）太极柔力球：为一种全身性中低强度有氧训练，有统一的运动技巧和套路，熟练掌握后配以相应的音乐，每天集中练习 1 小时，共计 18 周。在"迎、纳、引、抛"动作连接中配合充分、规律地呼吸，长期坚持锻炼，练习者体内脂肪分解能力加强，骨骼肌不断摄取由脂肪分解而成的脂肪酸，为运动提供源源不断的动力，使机体脂肪得到消耗，储存量减少，身体质量指数、腰围、臀围和腹部皮褶厚度等均可随之下降。

2. 八段锦

由国家体育总局健身气功中心颁布的新编健身气功八段锦功法，包括八式：两手托天理三焦、左右弯弓似射雕、调理脾胃须单举、五劳七伤往后瞧、摇头摆尾去心火、两手攀足固肾腰、攒拳怒目增气力、脊后七颠百病消。该功法非常适合中老年人练习，建议至少持续 24 周，每周锻炼 6 天，每天 90 分钟，可明显降低肥胖中年女性糖尿病患者的腰围和腰臀比，并可降低其血糖水平，提高胰岛素敏感性。

3. 五禽戏

五禽戏是华佗以前人导引养生术、中医理论与自身的养疗实践相结合，创编的以中医经络腧穴理论为基础，强调"天人合一"，讲求"调身""调心""调息"的成套导引养生术，该导引术被称为全世界最早的医疗体育锻炼。每周 3 次、每次 45 分钟、心率控制于 120 ～ 160 次 / 分的五禽戏，可减少机体脂肪总量，显著控制体重。坚持有规律的五禽戏养生锻炼能提高机体供氧能力，提高脂肪供能比，从而达到降脂和控制体重的目的，并可改善心肺功能和血液循环，为脂肪的氧化提供充足的氧气，促进脂肪分解。

4. 易筋经

易筋经是一种源于中国传统文化的静力性功法，能够提高局部肌肉的收缩力量，提升有氧耐力和最大摄氧量。易筋经除预备势、收势外，共十二势：依次为韦驮献杵第一势、韦驮献杵第二势、摘星换斗势、出爪亮翅势、倒拽九牛尾势、九鬼拔马刀势、三盘落地势、青龙探爪势、卧虎扑食势、打躬势、工尾势。每势练习时间约 20 ～ 30 秒，每组动作重复训练 7 次，练习后以微汗出且感觉不到劳累为度；建议每周练习 5 次，3 个月为 1 个周期。这种静力性功法中下肢动作较多，如韦驮献杵第一势、三盘落地势、倒拽九牛尾势，动作过程中下肢静力性锻炼时间较长，有利于肌力增长，可达到减重的目的。

第四节　手术减重

一、背景

肥胖人数在全球范围内迅速增长，是全球可预防死亡的主要原因之一。肥胖与心血管疾病、2 型糖尿病、血脂异常、阻塞性睡眠呼吸暂停和一些癌症及许多其他疾病的发展有关。

身体质量指数（BMI）历来被用来对肥胖进行分类。BMI 是使用体重（公斤）除以身高（米）的平方公式计算的。建议将 BMI 与腰围和合并症（脑血管疾病、高血压）一起使用，以对患者进行风险分层。然而，对于肌肉质量较高或较低的患者，应谨慎使用 BMI。

必须强调的是，肥胖的发展往往是多因素的，需要全面的病史来探索任何可改变的促成因素，如生活方式、药物、合并症和心理健康。《2022 年 ADA 糖尿病指南：2 型糖尿病的预防和治疗中肥胖与体重管理》旨在帮助患者实现具有临床意义的体重减轻，即体重减轻≥初始体重的 5%。多种饮食方式已被证明具有减重的潜力，建议选择最有可能让患者依从的饮食。为了取得并维持显著的效果，该指南鼓励在尝试减重的前 6 个月内进行 14 次针对肥胖行为方面的咨询，并在之后定期随访。另外增加体育活动也有助于减重。然而，指导方针和对肥胖的生理和心理的更好理解有时还不够。近年来肥胖的药物治疗也取得了新的进展。然而与奥利司他等药物治疗相比，减重手术仍然是肥胖患者的有效临床干预措施之一。

近年来减重手术已成为帮助患者，特别是极度或病态肥胖的患者（BMI ≥ 40.0kg/m^2）实现显著且可持续减重的另一种选择。减重手术后的平均体重减轻指数（excess weight loss，EWL）为 61.23%，同时肥胖相关并发症如糖尿病、高血压、高血脂和睡眠呼吸暂停综合征等也得到显著改善，故减重手术又称为"代谢手术"或"减重代谢手术"。随着外科技术的进步和对减重手术机制的深入了解，严重肥胖和代谢紊乱的外科治疗为肥胖患者提供了显著的益处。

二、适应证

对于手术的选择应基于医患共同的决策。主要参考内容包括 BMI、腰围、代谢综合征的指标及控制情况（如果以控制血糖为主要目的，则必须评估胰岛素分泌功能）、合并症的合并情况及控制情况、年龄、依从性、认知情况、心理状况等。《中国肥胖及 2 型糖尿病外科治疗指南（2024 版）》发布的减肥手术指征包括：（1）对于 BMI ≥ 32.5 的病人，强烈推荐行减重代谢手术。（2）27.5 ≤ BMI < 32.5，合并代谢综合征、2 型糖尿病（type 2 diabetes mellitus，T2DM）、高血压、血脂异常、脂肪性肝病、哮喘、阻塞性睡眠呼吸暂停（obstructive sleep apnea，OSA）、心血管疾病、非酒精性脂肪性肝炎、慢性肾病、多囊卵巢综合征、胃食管反流病（gastroesophageal reflux disease，GERD）、高尿酸血症、骨关节疾病等肥胖相关合并症的肥胖病人推荐行减重代谢手术治疗。（3）25 ≤ BMI < 27.5，且合并 T2DM 的病人，经改变生活方式和药物治疗难以控制血糖且合并肥胖相关合并症，需评估病人的胰岛素分泌功能，经多学科综合治疗协作组评估及伦理审批后慎重开展手术。（4）男性腰围 ≥ 90cm、女性腰围 ≥ 85cm，影像学检查提示中心型肥胖，经多学科综合治疗协作组评估及伦理审批后可酌情提高手术推荐等级。年龄 ≥ 70 岁病人应考虑健康状况、虚弱情况、是否合并疾病及治疗情况，充分评估重要器官功能及手术耐受力，签署知情同意书后谨慎实施手术。低于年龄 < 18 岁，BMI ≥ 32.5 且伴有至少 2 种肥胖相关合并症，或 BMI ≥ 37.5 且伴有至少 1 种肥胖相关合并症，通过饮食调整、坚持运动及正规药物治疗等未能达到显著减重目的的病人，经多学科综合治疗协作组评估后可以开展手术，但术前应进行心理评估并确定病人或家属有能力严格完成术后饮食管理。

另外，减重手术可作为其他手术的先行手术。①关节置换术：术前施行减重手术可以缩短关节置换术的手术时间、住院时间并减少术后早期并发症。严重肥胖时手术有技术挑战，可能增加伤口感染和深静脉血栓形成风险。②腹壁疝修补术：严重肥胖需要行腹壁疝修补术患者，首先应行减重手术减轻体重，从而降低与疝修补术相关的并发症发生率并增加修补的持久性。③器官移植：有肥胖症和终末期肺病的患者在减重手术后可能会因减重达标从而被列入移植名单。

三、禁忌证

手术禁忌证包括：①明确诊断为非肥胖 1 型糖尿病。②妊娠糖尿病及某些特殊类型糖尿病病人。③滥用药物、酒精成瘾或患有精神心理疾病未获良好控制者。④智力障碍或智力不成熟，行为不能自控者。⑤对手术减重的预期不符合实际者。⑥不愿承担手术潜在并发症风险者。⑦不能配合术后饮食及生活习惯的改变，依从性差者。⑧全身状况差，难以耐受全身麻醉或手术者。

通过身体状况分类系统评估围术期合并症以评估手术风险，符合Ⅳ级或Ⅴ级标准的患者术中死亡风险很高，不建议进行减重手术。无法理解手术，或其未来影响的患者也不适合进行减重手术。患有控制不良的精神疾病、饮食失调、酒精使用障碍或任何损害其理解生活方式改变作为减重手术辅助手段的重要性的患者也不适合进行减重手术（可能在术前需要去相关专科接受正式的心理评估和治疗。这种转诊和治疗的好处在饮食失调患者中尤其明显）。所有考虑进行减重手术的患者在术前评估期间都必须接受酒精和药物调查。一些患者术后还需要有康复机构接受并进行后续治疗。此外，需要社会支持来遵循指导方针，参加术后随访，并在手术后保持健康的生活方式。

四、手术方式

减重手术分为两类：限制性手术和吸收不良手术。限制性手术是通过减小胃的大小和减少食物摄入来产生早期饱腹感的。吸收不良手术包括有或没有十二指肠开关的胆胰改道，其目标是通过缩短肠道长度来诱导类似于短肠综合征的吸收不良状态。

1. 腹腔镜袖状胃切除术

该手术是以限制胃容积为主的手术类型（限制性手术）。术中顺着胃大弯的走行方向保留 2～6cm 幽门以上胃窦，沿胃长轴切除胃的大部，切除全部胃底，保留胃小弯侧管型胃，使残留的胃呈"香蕉状"，容积 100～200ml。该术式保持了原胃肠道解剖关系，可改变部分胃肠激素水平，目前已被广泛认可作为初次减重手术的首选术式。

2. 腹腔镜下 Roux-en-Y 胃旁路术

该手术是一种限制性和吸收不良的复合性手术。术中一方面通过在胃的上部建一个小胃囊，限制食物摄入量；另一方面通过远端空肠和小胃囊吻合，使食物绕过胃大部、十二指肠和第一段空肠，从而极大地控制食物的摄入和吸收。该术式除减重效果显著外，对糖代谢及其他代谢指标改善程度也较大，可作为减重代谢外科首选术式之一，为目前国内第二常见的术式。

3. 胆胰分流并十二指肠转位术

该手术是以减少营养物质在肠道中的吸收为主的术式，在减重和代谢指标控制方面均优于以上 2 种术式。但其缺点也较明显，包括手术操作难度较大，以及由于肠道长度缩短，营养缺乏风险相应增加，术后营养相关并发症的发病率及病死率均有所增高（图 3-1）。除 LSG、LRYGB 和 BPD-DS 外，单吻合口胃旁路术（one anastomosis gastric bypass，OAGB）及胃袖状切除联合单吻合口十二指肠-回肠旁路术（single-anastomosis duodeno-ileal bypass with sleeve gastrectomy，SADI-S）也已被有关国际减重组织认定为减重代谢外科标准化术式。

目前我国每年减重手术例数超过 1 万台，主要术式包括：腹腔镜袖状胃切除术（laparoscopic sleeve gastrectomy，LSG），腹腔镜胃旁路术（laparoscopic Roux-en-Y gastric bypass，LRYGB）和胆胰转流十二指肠转位术（biliopancreatic diversion with duodenal switch，BPD-DS）。另外，还有一些以袖状胃切除术为基础的复合手术，如袖状胃 + 空肠旷置术、袖状胃 + 十二指肠空肠旁路术、袖状胃 + 十二指肠回肠转流术等。另外，对于合并食管裂孔疝或胃食管反流病的患者，通常需要同期进行食管裂孔疝修补。

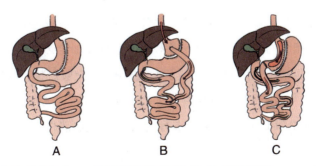

图 3-1　常用的减重术式：A. 腹腔镜袖状胃切除术；B. 腹腔镜 Roux-en-Y 胃旁路术；C. 胆胰分流并十二指肠转位术。

五、手术的安全性和有效性

对于适合手术治疗的肥胖患者，减重手术在实现持久显著减重和改善肥胖相关代谢异常和合并症方面优于饮食、运动和其他生活方式干预。多项术后10年和20年的研究结果证实了减重手术后体重减轻可维持至术后5～20年，这些研究的中长期结果也证实了手术的安全性、有效性和效果的持久性。减重手术后体重减轻指数可超过60%，具体术式不同，可能会存在一些差异。减重手术显著改善了2型糖尿病、高血压等合并症，还改善了糖尿病的微血管并发症和肾病风险，也降低了心力衰竭、心肌梗死和卒中风险。减重手术有助于早期病例实现非酒精性脂肪性肝炎组织学改善和纤维化逆转，使非酒精性脂肪性肝炎进展为肝硬化的风险降低88%，从而降低肝细胞癌风险。

六、术前评估、准备和术后医疗服务

1. 术前评估和准备

减重手术的一个重要步骤是术前评估和准备。术前评估需要采用深入的多学科方法，以确定有资格进行减重手术的患者，并可能从公认的减重手术中受益。减重手术不能轻易进行。接受减重手术的患者需要在术前接受广泛的教育，以促进对减重手术的理解并改善术后结果。所有患者都必须接受减重计划，才有资格接受手术。患者通常必须足够健康，才能接受全身麻醉和手术。

术前必须获得全面的病史，并对患者进行彻底的体格检查。患者必须接受完整的代谢评估，以识别和评估合并症。对患者及其病史的全面了解有助于识别影响其肥胖的因素，并为确保术后体重减轻制定必要的计划。

代谢评估包括全血细胞计数、代谢指标组合、空腹血糖、糖化血红蛋白、血脂指标组合、尿常规和凝血检查。患者的整体营养状况可通过血清维生素 B_{12}、叶酸、维生素 D 和铁等检查进行客观评估。血清白蛋白和前白蛋白是整体营养状况的重要指标。

有胃食管反流病病史的患者应在术前进行胃镜检查，评估是否存在食管裂孔疝、反流性食管炎、巴雷特（Barrett）食管和幽门螺杆菌感染等，因为 Roux-en-Y 胃旁路术较腹腔镜袖状胃切除术在减轻胃食管反流病症状方面更成功。另外，Barrett 食管是由胃食管反流病管理不善引起的食管腺癌的癌前病变，其存在是袖状胃切除术的相对禁忌证，而袖状胃切除术可能会加重胃食管反流病，并导致 Barrett 食管的进展。因此，合并胃食管反流病可能影响手术方式的选择。

进行减重手术的患者应在术前评估潜在的内分泌疾病和未充分管理的内分泌疾病，如 2 型糖尿病、甲状腺疾病和多囊卵巢综合征，否则会对减重手术后的结果产生负面影响。建议评估糖化血红蛋白、促甲状腺激素和雄性激素水平。特别是肥胖患者的常见合并症是 2 型糖尿病，在进行减重手术之前需要得到很好的控制，以降低伤口愈合不良等围术期风险。为了降低术中和术后风险，糖尿病患者的糖化血红蛋白应控制在 6.5% ～ 7.0%，空腹血糖＜ 110mg/dl，餐后 2 小时血糖＜ 140 mg/dl。

建议考虑减重手术的患者进行术前心理社会和行为评估。肥胖患者经常有潜在的情绪、饮食和行为障碍，如果不加以识别和管理，会对术后结果和整体体重减轻产生负面影响。心理社会评估还可以识别此类缺陷，并提供改善人际关系、支持系统和生活方式行为的策略，以实现和维持减重效果。

肥胖患者应告知减重后可能会出现多余的皮肤和组织。极度减重后的身体变化会影响患者的心理和情绪健康及生活质量。极端减重后改善整体身体形象的医疗和手术策略还需要整形外科医生的参与。

肥胖患者的麻醉相关风险显著增加。考虑进行重度肥胖减重手术的患者经常出现已知或未确诊的呼吸系统疾病，如阻塞性睡眠呼吸暂停或肥胖低通气综合征。阻塞性睡眠呼吸暂停患者通常需要在术前进行治疗，以降低围术期风险。肥胖低通气综合征的推荐治疗方法是术前减重。术前减重还可以减轻胸壁和腹壁的重量，改善术中通气，方便手术进入腹膜腔，降低麻醉和手术相关风险。尽管风险降低了，但接受减重手术的患者术后仍经常需要重症监护室的支持。术前减重应与所有考虑减重手术的患者讨论，即使没有与肥胖相关的肺部疾病。术前减重的益处包括改善呼吸功能和减小肝体积，两者均有助于降低手术难度。

肥胖是静脉血栓栓塞性疾病的一个危险因素，所有考虑减重手术的患者都需要对这一疾病进行风险评估。除了获得全面的病史外，还需要知悉患者的药物使用情况及凝血功能。静脉血栓栓塞性疾病风险增加的患者可以在围术期进行抗凝治疗。强烈建议术后使用序贯加压装置。除非另有说明，否则不建议常规使用下腔静脉滤器，其风险往往大于收益。

接受减重手术的患者应避免在术前和术后 12 ～ 18 个月内怀孕。减重手术引起的营养吸收变化会对患者和胎儿有潜在的伤害。如果患者在减重手术后选择维持妊娠，则鼓励在医学监督下增加体重。

所有考虑减重手术的患者都必须戒烟；戒烟应在手术前至少 6 周进行，并在术后保持。吸烟会增加许多术中和术后风险，包括伤口愈合不良、血栓栓塞和心血管事件及边缘溃疡等。

在行减重手术之前，必须通过知情同意程序对手术的风险、益处和替代方案进行彻底讨论。虽然所有的外科手术都有一些固有的风险，但在肥胖及其合并症的情况下，这些风险往往会显著增加。

2. 术后医疗服务

提供明确的术后饮食指导和随访至关重要，应由多学科团队提供，包括但不限于外科医生、营养师、家庭医生和心理医生等。应就手术的风险、益处和潜在并发症向患者提供咨询，以便作出明智的决定。患者应该知道，随访将至少持续 2 年，包括饮食监测、药物审查及身心支持。并需要定期进行血液检查，包括甲状旁腺激素、维生素 D、钙、全血细胞计数、维生素 B12 和叶酸、铁、镁和磷酸盐等，术后常规随访项目如下：

（1）监测体重变化。

（2）监测有无术后并发症。

（3）调整术后用药。

（4）避免使用非甾体类抗炎药。

（5）评估对运动和饮食建议的依从性。

（6）对特定患者预防痛风和胆结石。

（7）监测血压、血糖，6～12个月监测一次血脂。

（8）营养状况检查如血红蛋白、B族维生素的检测，Roux-en-Y胃旁路术、胆胰转流十二指肠转位术需要监测叶酸、铁、维生素D、甲状旁腺激素。

（9）6个月及此后每年查一次24小时尿钙。

（10）术后2年查骨密度。

患者必须终身补充维生素，补充剂可以包括维生素A、维生素B_{12}、维生素C、维生素D、钙、镁、磷酸盐、铁、叶酸、锌、铜、硒和硫胺素等。手术后维生素B12和铁缺乏最常见，月经期女性应特别注意。

实施修正手术可能的原因包括体重反弹、减重不足、2型糖尿病、高血压等合并症改善不足和因为严重并发症需要再次手术。修正手术可从一种减重手术转换为另一种减重手术，可以增强特定手术效果，处理初次手术的严重并发症，或在可能时恢复正常的解剖结构。由于初次手术中已经发生了不可逆的解剖变化和粘连的发展，翻修手术的风险高于初次手术。手术后体重回升需要进一步研究以了解相关机制，并制订相应的应对方案。袖状胃切除术后体重回升尤为明显，进一步强调了术后持续管理的重要性。

抑郁症、暴饮暴食和不受控制的零食摄入与较差的减重结果有关。为此，大多数美国减重计划都需要进行术前心理评估，以确定任何潜在的有害因素。术后心理干预最有效，针对饮食行为的认知行为疗法是最有效的干预措施。

七、减重手术的常见问题

1.最常见的减重手术是什么？

在国内外，手术方式在过去几年中发生了变化，主要术式为袖状胃切除术，其次是Roux-en-Y胃旁路术，另外有少量胆胰分流术等。

2.哪种减重方法对减重更有效？

减重手术的减重效果因手术方式而异，减重的最佳手术方式仍不确定。比较手术的随机对照试验表明，接受Roux-en-Y胃旁路术和袖状胃切除术的患者体重减轻相似，而观察性研究表明，Roux-en-Y胃旁路术患者的体重减轻幅度大于袖状胃切除术。

3. 有些患者在减重手术后体重会反弹吗？

随着时间的推移，患者通常从术后第二年开始可能会出现体重回升，但体重回升到术前体重的 5% 或更低的情况相对罕见（在 5 年随访中，3.3% 的 Roux-en-Y 胃旁路术患者和 12.5% 的袖状胃切除术患者出现这种情况）。

4. 减重手术比标准糖尿病治疗更有效吗？

已发表的 11 项随机试验表明，在至少 5 年的随访中，减重手术在促进血糖控制和 2 型糖尿病缓解方面优于药物治疗。这些数据也得到了长期观察性研究的支持。这些研究表明，与糖尿病的常规治疗相比，减重手术患者的微血管和大血管并发症的发生率和死亡率相对较低。

5. 哪种减重手术对糖尿病治疗更有效？

手术方式的随机对照试验表明，接受 Roux-en-Y 胃旁路术和袖状胃切除术的患者在血糖控制方面有相似的改善。而观察性研究通常表明，Roux-en-Y 胃旁路术在血糖调控方面比袖状胃切除术有更大的改善，糖尿病缓解更持久。

6. 减重手术对其他与肥胖相关共患病有何疗效？

随机对照试验和观察性研究普遍表明，与非手术治疗相比，减重手术可以更好地改善高血压和血脂异常，减少药物使用。观察性研究表明，与非手术治疗相比，减重手术的癌症风险更低，睡眠呼吸暂停、骨关节炎和尿失禁改善更明显，但需要随机对照试验进一步证实。

7. 哪种减重手术方式最安全？

目前，Roux-en-Y 胃旁路术的术后短期和长期重大不良事件的风险，包括额外的手术、干预和住院，似乎比袖状胃切除术更大。然而，需要更多的研究进一步证实。

8. 哪种减重手术方式对患者来说是"最好的"？

鉴于减重手术的风险、益处和长期影响的不确定性之间存在相当大的权衡，目前还没有针对所有患者最佳的治疗方法。因此，对手术的选择应基于医患共同的决策过程，该过程应优先考虑患者自己的价值观和偏好。

第五节 运动干预

目前，我国成年人超重和肥胖率达 50.7%，需要进行体重管理的人逐年增多。在医学减重过程中，运动干预是非常重要的一环，与饮食控制相辅相成，缺一不可。运动干预，主要是指在日常生活中，有计划、有规律地安排运动，并达到一定的运动量和运动强度，保证一定的能量消耗，从而帮助实现体重管理和促进健康的目的。但对于运动干预体重方面，专业性相对较强，知识盲点和误区也较多，本节就详细解答运动干预的常见问题。

一、减重过程中为什么要进行运动干预？

1. 消耗能量

人体运动时，主要通过分解糖类和脂肪供能。糖类和脂肪供能的比例依不同运动强度而变化，在低、中等强度运动时，糖类和脂肪是主要消耗的能源物质，当运动强度继

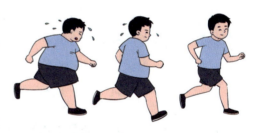

续增加时，糖类供能比例增加而脂肪供能比例下降。

长期坚持运动，脂肪组织更新率加快，运动时脂肪充分分解，可使肌内脂肪氧化利用率提高。因此，适当强度的运动是消耗脂肪最好的途径，长期坚持有助于减重。

2. 有益身心

研究证实：运动可以改善身体素质，发展肌肉力量，提高身体柔韧性、灵敏性和协调性，使骨关节韧带强壮，生活质量得到改善，还能增强身体抵抗力，对于老年人还可以防跌倒、减少骨折等意外的发生。运动还可以促进心理健康，有助于调节心理平衡，缓解抑郁和焦虑，改善认知、睡眠和生活质量。长期运动可以提升愉悦感和幸福感，减少心理疾病发生的同时，获得良好的人际关系和社会适应能力。

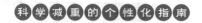

3. 防止反弹

适宜运动＋合理膳食是控制体重的有效方法，两者同时进行，可以保持或增加瘦体重，提高基础代谢率，减少体内脂肪蓄积，达到理想的减重效果，并可防止体重反弹。

二、运动干预就是简单地进行运动吗？

科学的运动干预有规范的流程，包括体重管理目标和运动计划的制订、运动前风险评估和运动计划的实施、运动监控和科学管理、运动健康效果评价等，其中任何一个环节薄弱或缺失，都会影响运动干预的减重效果。

三、体重管理目标是不是指达到理想体重？

体重的管理目标和医学减重目标一致，多数都是达到理想体重。但在设定目标时要综合考量减重者的年龄、性别、个体的体脂率、一般健康状况（如血压、血脂、血糖、肝肾功能、运动系统功能状况等），以及个人意愿、膳食能量摄入情况等。通过汇总上述信息，设定体重管理的目标值。

四、达到目标体重所需的时间是不是越少越好？

科学的运动干预应根据所设定的体重管理目标值计算达到目标体重所需的时间周期，制定每周、每月、每半年体重改善目标和运动能量消耗方案，一般每周体重减少不超过 0.5kg，3 ～ 6 个月内至少减轻体重的 5% ～ 10%。

五、如何了解日常体力活动量是否达标？

体力活动评估从运动强度和时长两方面进行：

1. 体力活动缺乏

几乎没有任何体力活动或运动。

2. 体力活动不足

每周中等强度有氧运动时间少于 150 分钟或高强度有氧运动时间少于 75 分钟，或者等量的中、高强度相结合的有氧运动。

3. 体力活动适宜

每周中等强度有氧运动时间 150 ～ 300 分钟或高强度有氧运动 75 ～ 150 分钟，或者等量的中、高强度相结合的有氧运动。

4. 体力活动充足

每周中等强度有氧运动时间大于 300 分钟或高强度有氧运动时间大于 150 分钟，或者等量的中、高强度相结合的有氧运动。

六、体力活动是不是运动？

体力活动和运动并不是同义词。体力活动是由骨骼肌收缩产生的，使能量消耗增加到基础代谢水平以上，能够改善健康的身体活动。体力活动包括职业活动、交通活动、家务活动和休闲时间进行的身体活动四大类。

运动是一种有计划的、有组织的、可重复的、以增进健康或体适能为目的的体力活动。

所以，虽然所有的运动都是体力活动，但并不是所有的体力活动都是运动。

七、是不是只要是运动，什么方式都可以？

运动减重，既要消耗能量，又要兼顾提高体能和身体素质。完整的运动计划应包括有氧运动、力量训练、热身和放松、运动技能学习等。要考虑运动方式、运动强度、运动时间、运动频率、运动计划持续时间等内容。

八、除了运动，是不是其他的体力活动对身体健康无益处？

强度较低的体力活动虽然在减重方面作用不大，但可以避免久坐、增加热量消耗、预防超重及肥胖。所以说：动则有益，不论是工作、交通出行或健身锻炼中的各种活动，还是爬几层楼梯、走十分钟路，累积起来对健康均有益。

九、什么是运动量？

运动量是指人体在运动中所承受的生理、心理负荷量及消耗的热量，由

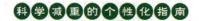

完成运动的强度、持续时间和运动频率决定。

十、什么是运动时间？

有氧运动的时间是指一天中进行运动的总时间。推荐的运动时间可以是连续完成的，也可以是分数次累计完成的。

十一、什么是运动频率？

每周进行运动的天数，即运动频率。

十二、什么是运动强度？

运动强度是指机体在运动过程中的用力程度。有氧运动强度取决于走、跑速度，蹬车的功率，爬山时的速度与坡度等。在力量和柔韧性运动中，运动强度取决于给予的阻力、关节活动的范围等。

十三、如何评估运动强度？

运动强度评估方法有多种,常用的包括相当于最大心率百分比（HRmax%）、相当于最大摄氧量百分比（VO₂max%）、代谢当量和主观用力感觉得分。

1.最大摄氧量

最大摄氧量是心肺耐力的客观测量指标。心肺耐力是指持续身体活动中呼吸系统、循环系统供氧及骨骼肌利用氧气的能力。VO₂max是指人体在进行有大量肌肉群参加的长时间剧烈运动中，当心、肺功能和肌肉利用氧的能力达到本人极限水平时,单位时间内（通常以每分钟为计算单位）所能摄取（利用）的氧量。

2.最大心率（maximal heart rate，HRmax）

运动中心率随运动强度的增加而升高，当运动强度增加到一定水平，心率不再随运动强度增加，达到稳定状态，称之为最大心率。可使用公式（HRmax=207−0.7×年龄或220−年龄）推测HRmax，适用于所有年龄段和体适能水平的成年男女。

3. 代谢当量（metabolic equivalent，MET）

代谢当量用来描述有氧运动的运动强度。1 个 MET 指坐位休息时的能量消耗率，相当于每小时每千克体重消耗 1kcal 能量。其他活动的能量消耗用 MET 的倍数表示。

4. 主观感受（subjective assessment）

例如，中等强度运动时心跳、呼吸加快，主观感觉有点费力，能说话不能唱歌；高强度运动时心跳更快，呼吸急促，主观感觉费力，不能说出完整的句子（表 3-3）。

表 3-3 判断运动强度的常用方法

强度分级	相当于最大心率百分比 /%（HRmax%）	相当于最大摄氧量百分比 /%（VO$_{2max}$%）	主观用力感觉（RPE）	代谢当量（MET）	谈话试验
低	＜ 57	＜ 37	很轻松	＜ 2	能说话也能唱歌
较低	57 ～ 63	37 ～ 45	轻松	2 ～ 2.9	
中	64 ～ 76	46 ～ 63	有点费力	3 ～ 5.9	能说话不能唱歌
高	77 ～ 95	64 ～ 90	费力	6 ～ 8.7	不能说出完整句子
极高	≥96	≥ 91	很费力	≥ 8.8	

资料来源：中国居民膳食指南（2022）；运动处方中国专家共识（2023）

十四、多大的运动强度对身体有益？

对于以体重管理为目的的运动者，较低强度的运动就可以提供有效的刺激；为获得更多的健康益处，一般推荐大多数成年人进行中等强度（40% ～ 60% VO$_{2max}$）或较大强度（60% ～ 90%VO$_{2max}$）的运动；对健康状况不良者进行低强度（30% ～ 40%VO$_{2max}$）或中等强度的有氧运动。

十五、是不是运动强度越大、运动时间越长，减重效果越好？

运动减重存在显著的剂量-效应关系。超重和肥胖个体每周至少进行 150 分钟中等强度运动以达到适度减重的效果；如要达到减重 ≥ 5% 的效果，每周运动时间应达到 300 分钟，运动强度应为中 - 高强度运动量或运动能量消耗达 2000kcal/ 周及以上。

十六、什么是有氧运动？

有氧运动也称为耐力运动，是一种身体大肌肉群参与的、持续性有节奏的运动。运动中的能量来源主要由有氧代谢供给。有氧运动可有效地增强心肺耐力，减脂、控体重。常见的有氧运动方式包括快走、慢跑、跳广场舞、骑车和游泳等。

十七、每次有氧运动应进行多长时间？

成年人的推荐运动量为：累计每天进行 30 ～ 60 分钟、每周至少 150 分钟的中等强度运动，或每天至少 20 ～ 60 分钟（每周至少 75 分钟）的较大强度运动，或中等和较大强度运动相结合的运动。

以减重为目的的运动训练可能需要更长时间（每天至少 60 ～ 90 分钟）。

每天不足 20 分钟的运动对健康也是有益的，尤其是以前经常处于静坐少动状态的人或没有锻炼基础的人。

十八、什么是无氧运动？

无氧运动是指持续时间短（10 ～ 30 秒）、强度高的全速运动。无氧运动在无氧阈强度之上进行，在运动中，运动肌肉的能量需求主要由三磷酸腺苷-磷酸肌酸（adenosine triphosphate-creatine phosphate，ATP-CP）系统和糖酵解提供，如 100 米、200 米跑，短道速滑等。

十九、什么是抗阻运动？

抗阻运动也称为力量运动，是指人体调动身体的骨骼肌收缩来对抗外部阻力的运动方式，包括增加骨骼肌的力量、耐力、爆发力和体积的身体活动或运动。抗阻运动可以利用自身重量或特定的训练器械实施，如弹力带、杠铃、哑铃或固定器械等。

二十、为什么要进行抗阻运动？

肌肉力量的增加可以提高基础代谢率，使身体在静息和运动状态下消耗更多的能量，还可以有效提高骨骼的承重能力，缓解骨质疏松，减少心血管危险因素，降低全因死亡率、心血管疾病事件的发生风险。对于老年人（≥65岁），抗阻运动可以对抗肌肉流失、减少意外摔倒的风险等。

二十一、什么是柔韧性运动？

柔韧性运动是指提高人体关节在其整个运动范围内活动幅度的运动。关节活动幅度与韧带、肌腱、肌肉、皮肤和其他组织的弹性与伸展能力，以及关节周围组织的量有密切关系。

二十二、每天都要进行运动吗？

推荐给大多数成年人的有氧运动频率是每周进行 5 ~ 7 天中等强度的有氧运动，或 3 ~ 5 天中等和更大强度的运动。运动强度越大，运动次数越少，发生骨骼肌肉损伤和心血管意外的风险也越高，要谨慎采用。

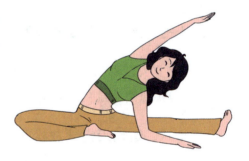

推荐以体重管理为目的的成年人，抗阻运动的运动频率为：每周对每一部位大肌群（胸部、肩臂部、上背部、下背部、腹部、臀部和下肢）训练 2 ~ 3 天，每一肌群的练习时间应至少间隔 48 小时。

柔韧性运动频率最好每天都进行。

二十三、抗阻运动的强度如何设定？

抗阻运动的强度和选择的负荷量需要依据运动者能够完成的最大重复次数来确定。对于体重管理者来说，抗阻运动的主要目的是提高肌肉力量和耐力，每组动作的重复次数推荐为 8 ~ 12 次。

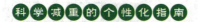
二十四、抗阻运动时有哪些注意事项？

为使抗阻运动效果最大化和避免受伤，要求按照动作规范完成，包括采取正确的姿势、缓慢而有控制的动作，集中注意力，在全关节活动范围内活动肢体，采用正确的呼吸方法。因此，在进行器械抗阻运动时，应该由有资质的体能训练专业人士对每一个动作进行指导。

二十五、采用何种类型的运动方式减重效果最好？

建议以有氧运动联合抗阻训练作为减重的运动方式。

二十六、一次持续性运动和累积性运动的减重效果是否相同？

对于运动依从性较差的个体，可利用零碎时间累积多次短时运动，在运动量相同的情况下，减重效果甚至优于一次连续长时间运动。

二十七、运动前需要热身吗？

热身可以充分动员心、肺、肌肉等身体系统，为正式的运动做好准备。不仅可以增加肌肉的温度和关节活动度，还可以降低发生损伤的风险。

二十八、运动后需要放松吗？

放松在正式运动后进行，目的是使运动时升高的心率和血压逐渐恢复到正常水平，同时消除机体在较大强度运动时肌肉产生的代谢产物，使紧张的肌肉得到整理和放松，并提高柔韧性。

二十九、运动前需要进行风险评估吗？

1. 运动前风险评估包括心肺功能的评估和运动损伤风险的评估。根据有无心血管疾病危险因素、症状和体征，和（或）确诊的心血管、肺、肾或代谢疾病，可以将运动参与者分为低危、中危或高危人群。心血管疾病高危人群包括：男性 ≥45 岁、女性 ≥55 岁，具有两个或两个以上心血管疾病危险因素,有心血管疾病症状和体征,确诊的心脏、肺或代谢性疾病。对于高危人群,推荐在进行中等强度或较大强度运动前必须进行运动测试。对于中、低危人群,运动测试信息也有助于制定安全有效的运动计划。

2.运动损伤风险筛查包括运动系统病史及检查,如既往关节、韧带、肌肉有无损伤史和手术史,有无慢性运动系统疾病和疼痛,并通过功能检查和测试身体各主要关节活动度及力量情况进行评估。

三十、长期服药对运动有影响吗?

运动和药物单独或联合作用于人体,均可对运动能力和疾病疗效产生多方面影响,如抗凝药会增加运动损伤的出血风险、抑制心率的药物会影响安静时和运动中的心率、运动与降糖药物作用时间重叠可增加低血糖的风险、有些药物会抑制或兴奋中枢神经影响运动能力等。运动与药物相互作用具有两面性,既有协同作用,增加疗效减少不良反应,也可能相反,运动会影响某些药物的吸收和排泄,从而影响药物的作用时间。长期服药人群运动前要咨询相关医生和运动指导人员,了解常用药物与运动的相互影响,加强运动前后及运动中血压、血糖等指标的监测。

三十一、运动时需要选择运动环境吗?

应尽可能选择专业的运动场所和运动地面进行锻炼,如田径场或田径馆的塑胶跑道、专业球场等。如果条件不允许,也要尽可能选择缓冲性好一些的地面,可以减少关节撞击,减少损伤机会。室内环境相对于公园、公路等户外环境更为安全。

三十二、需要购买运动装备吗?

需要购买舒适轻便的运动服装和运动鞋、护具等。适合的运动鞋能够吸收地面缓冲,保持蹬地力和合理的作用方向,便于移动;必要的运动护具也可以在一定程度上帮助缓解关节压力。

三十三、只运动不控制饮食能否减重?

减重依赖于能量的变化,受能量摄入与能量消耗的共同影响。超重或肥胖人群要减重,其能量消耗必须超过能量摄入,通过运动和其他活动增加能量消耗减重,可以顺利减少初始体重的 9% ~ 10%,但与减少能量摄入相比,运动在减重方面影响较小。一些研究证实:在不限制能量摄入的情况下,每周 150 分钟的中 - 高强度运动仅会轻度和适度地减轻体重,很难达到临床减重(体重减少 ≥ 5%)。因此,应把适当减少能量摄入和足够强度的运动结合起来,这对减重人群是很必要的。"少吃多动"是体重干预的基本原则。

三十四、如何逐渐增加运动量?

在身体逐渐适应某一阶段运动负荷后,是否增加运动强度及运动量取决于个体的健康状况、身体能力、运动反应及个人目标等因素。在运动的开始阶段,建议逐渐增加运动的时间及持续时间。如果平常体力活动很少,开始运动时,可以设定一个较低水平的目标,选择感觉轻松或有点用力的强度,以及习惯或方便的运动方式,待适应活动量变化后,再逐渐增加运动强度及时间。推荐给一般运动者的合理进度为:在运动开始的最初 4 ~ 6 周中,每 1 ~ 2 周将运动时间延长 5 ~ 10 分钟。等规律运动至少 4 周以后,逐渐增加频率、强度和时间达到推荐的标准。在增加运动负荷时应遵循循序渐进原则,把肌肉反应、损伤、疲劳等可能性风险降到最低。

三十五、在运动过程中进行心肺功能等监测有无必要?

对运动过程实施监测的目的在于保证运动负荷达到预定的水平,使身体保持适应良好,避免运动过度和损伤等问题。因此条件允许时,最好进行监测。

三十六、如何保证运动安全?

要寻找适合自己的运动方式,同时在运动中要注意:

1. 根据天气和身体情况调整当天的运动量。

2. 每次运动前应充分热身，运动开始后应逐渐增加强度。

3. 运动后不要立即停止活动，应逐渐放松。

4. 肌肉力量锻炼避免阻力负荷过重，并隔天进行。

5. 运动量大、日照强烈、出汗多时，要适当补充水和盐，或饮用运动饮料。

6. 快走、跑步时应选择安全平整的道路，穿合适的鞋袜。

7. 运动中出现持续加重的不适感觉，应停止运动，及时就医。

三十七、如何做到长期的科学运动？

运动干预减重是一个长期的过程，需要参与者持之以恒。

1. 根据个人情况和习惯，培养运动兴趣，选择在个人指导下运动或团队运动的方式，达到更好的运动效果，提高锻炼的依从性，愉悦的运动体验可以帮助参与者坚持运动。

2. 利用多媒体手段，如手机运动 APP、模拟环境训练等，可以帮助运动者和指导者之间建立紧密的联系，实现更为快捷的实时运动指导、监控和反馈。

3. 把运动生活化，不受时间、场地、环境、气候等客观条件的影响，可以在日常生活中随时随地开展，把运动变为"经常性"。

三十八、如何进行运动效果评价？

阶段性评价和反馈可以帮助运动者将运动计划调整到最优状态，收到更好的减重效果。阶段性评价内容包括体重、体成分、体脂率、健康改善情况（常规体检指标、睡眠、心理、疲劳程度、骨密度等）、体质提升情况（心肺耐力、肌肉力量、身体协调、运动能力）等。

阶段性评价可以以周、月或更长时间为周期进行。测评结果由医生或运动健康指导人员进行解释，并据此对运动计划进行必要的调整。

三十九、如何根据体重变化调节运动计划？

1. 当体重下降过快、身体出现疲劳和机能下降时，适当减少运动负荷，放缓减重速度。

2. 体重变化不明显、身体功能显示良好时，适当增加运动负荷，配合膳食方案，适当加快减重的进度。

3. 当体重、身体成分和身体机能都达到较为理想的状态时，可以进入运动保持阶段，用较少的时间和成本维持减重效果。

四十、什么是运动处方？

运动处方是由运动处方师依据运动处方需求者的健康信息、运动风险筛查、体质测试结果，以规定的运动频率、强度、时间、方式、运动总量及进阶，形成目的明确、系统性、个体化健康促进及疾病防治的运动指导方案。运动处方技术能够有效防治慢病和运动损伤，具有目的性强、计划性强、科学性强、针对性强、普及面广等优点。

运动处方的 6 个核心要素（FITT-VP）：运动频率（F）、运动强度（I）、运动时间（T）、运动方式（T）、运动总量（V）及运动进阶（P）。

第六节　行为方式干预

行为方式是指个体或群体在特定条件下表现出来的行为模式或习惯。决定个体行为方式的因素有很多，包括遗传、环境、认知等。体重的增加与不良的行为方式有不可分割的关系。因此，有效的体重管理，最终其实是行为方式的纠正。减重的行为方式干预就是帮助个体或群体改变不健康的行为生活方式和生活习惯，自觉采纳健康行为，养成有利于减重的健康生活方式，包括在专业人士的指导下，学会识别食物的特性、选择健康的食物、了解如何进行科学的饮食搭配等。

一、了解健康食物种类及科学搭配

平衡膳食模式是最大限度保障人体营养需要和健康的基础。食物多样是平衡膳食模式的基本原则，只有摄入多种富含不同营养素的食物才能满足人体的营养需要。多样的食物应包括谷薯类、蔬菜水果类、禽畜肉蛋奶类、大豆坚果类等。建议每天摄入 12 种以上食物，每周 25 种以上。

（一）谷类为主是平衡膳食模式的重要特征

我国传统饮食文化将谷类食品（包括小麦、稻米、玉米、小米、高粱等及其制品）称之为主食，因其为人体提供的碳水化合物是人体能量的主要来源（占总能量的 50%～65%），也是多种维生素和膳食纤维的良好来源。薯类通常包括马铃薯、红薯、芋头、山药等。杂豆是指除了大豆以外的红豆、绿豆、芸豆、豌豆、鹰嘴豆、蚕豆等。因两者也能提供较丰富的碳水化合物，因此也被作为主食看待。《中国居民膳食指南（2022）》建议成年人每天摄入谷类 200～300g，其中全谷物和杂豆 50～150g、薯类 50～100g。全谷物是指未经精细化加工或虽经碾磨（粉碎或压片等）处理仍保留了完整谷粒所具备的胚乳、胚芽、谷皮和糊粉层组分的谷物，其保留了谷物全部的天然营养成分，具有膳食纤维含量高、升糖指数低、营养素含量高等优点，是减重人群的重要选择，也是健康膳食模式的重要组成部分。

（二）蔬菜是减重人群鼓励多摄入的食物

新鲜蔬菜是营养宝库，富含维生素、矿物质、膳食纤维和植物化学物，且含水量较高，能量低，是减重人群的最佳选择。在 1600～2400kcal 能量需要水平下，推荐每人每天蔬菜摄入量为 300～500g。蔬菜的种类有很多，每类蔬菜提供的营养素各有不同，其中深色蔬菜一般维生素、植物化学物、芳香物质等含量更多，建议尽可能多摄入，占

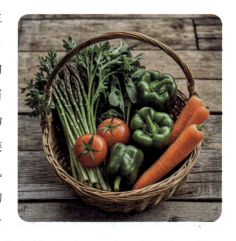

每天蔬菜总摄入量的一半以上。深色蔬菜是指深绿色、红色、橘红色、紫红色等颜色较深的蔬菜。特别要注意的是：土豆、芋头、山药、南瓜、百合、藕、菱角、荸荠等虽然也是蔬菜，但淀粉等碳水化合物含量很高，能量高，减重期间如食用，要特别注意减少主食摄入量。

（三）减重人群水果摄入要科学

多数新鲜水果含水量较高，富含维生素 C、钾、镁、膳食纤维及植物化学物，能量相对较低，也是减重人群的较好选择。但随着水果栽培技术的发展及迎合大众口感等因素的存在，目前很多水果的含糖量（包括果糖、葡萄糖、蔗糖）较高，能量也就较高，摄入过多或选择含糖量高的水果不利于体重管理。推荐天天吃水果，每人每天摄入新鲜水果 200 ~ 350g。建议吃新鲜应季的水果，果汁、水果罐头、果脯等水果加工制品不能替代水果。

（四）适量吃鱼、禽、蛋、瘦肉

鱼、禽、蛋、瘦肉均属于动物性食物，富含优质蛋白质、脂类、脂溶性维生素、B 族维生素和矿物质等，是平衡膳食的重要组成部分。这类食物中蛋白质含量高，且蛋白质中氨基酸的组成更适合人体利用，但这类食物中脂肪、饱和脂肪酸和胆固醇含量也相对较多，能量高，减重人群应有选择地适量食用（优先选择鱼虾等水产类，因其脂肪含量相对较低，且含有较多的不饱和脂肪酸）。建议成年人平均每天摄入鱼、禽、蛋、瘦肉总量 120 ~ 200g，其中水产类 40 ~ 75g（每周最好吃鱼 2 次或每周 300 ~ 500g），畜禽肉类 40 ~ 75g（每周 300 ~ 500g），蛋类 40 ~ 50g（每周 300 ~ 350g）。很多人纠结吃鸡蛋吃不吃鸡蛋黄的问题，鸡蛋营养价值很高，多种维生素、矿物质、卵磷脂等营养素均存在于蛋黄中，因此，一般健康人群推荐每天 1 个鸡蛋，而且吃鸡蛋不要弃蛋黄。

（五）鼓励多吃奶类、大豆及其制品；适量吃坚果

奶类是一种营养成分丰富且组成比例适宜、易消化吸收的高营养价值食品，是优质蛋白质、维生素 B_2 和钙的良好来源，而且奶中的乳糖能促进钙、铁、锌等矿物质吸收。推荐每天应摄入 300ml 以上的液态奶，或相当量的酸奶 300g，或奶粉 40g，或奶酪 30g。要注意：减重人群应选择饮用脱脂奶或低脂奶；乳饮料不是奶制品，购买时要仔细阅读食品标签进行鉴别。

大豆包括黄豆、黑豆和青豆，其常见的制品包括豆腐、豆浆、豆腐干、香干、豆芽等，含有丰富的优质蛋白质、不饱和脂肪酸、钾、钙、维生素 E 及大豆异黄酮、植物甾醇、大豆低聚糖等有益于健康的物质。

坚果包括富含淀粉类的栗子、莲子等,富含油脂类的腰果、核桃、开心果、松子、杏仁、榛子等,坚果类还富含多种不饱和脂肪酸、矿物质、维生素 E 和 B 族维生素,适量摄入有益健康。但坚果属于高能量食物,摄入过多会导致能量过剩,不利于减重。建议坚果类每人每周摄入 50 ～ 70g(每天 10g 左右,只计算果仁部分)。建议大豆及坚果类摄入量为每天 25 ～ 35g。

(六)油、盐作为烹饪调料,是建议尽量少用的食物

俗话说"盐为百味之首",食盐是食物烹饪或食品加工的主要调味品,但过多盐的摄入与高血压、脑卒中、胃癌、骨质疏松等疾病相关,而且因重口味更能刺激人的食欲,因此过量盐的摄入也不利于减重。推荐成年人每天食盐摄入量不超过 5g。日常生活中更要小心"隐形盐"的陷阱,它们隐藏在各种调味品(如味精、鸡精、酱油等)及加工食品(如挂面、方便面、虾皮、话梅、薯片等)中。

烹调油包括植物油(如大豆油、花生油、菜籽油、芝麻油、橄榄油、亚麻籽油等)和动物油(如猪油、牛油、羊油、奶油等),是人体必需脂肪酸和维生素 E 的重要来源。但不论是哪种油,主要成分均为脂肪,是毋庸置疑的高热量食物,过多摄入会导致能量过剩。我国居民烹调用油量大,且选择的烹调油种类单一,导致摄入的脂肪酸种类不均衡,加之动物脂肪摄入增多,日积月累可导致体重超标。因此减重人群更要严格控油。推荐成年人每天烹调油摄入量为 25 ～ 30g。

(七)控制添加糖和乙醇的摄入量

在生产和加工过程中被添加到食品中的糖被称为添加糖,包括白砂糖、绵白糖、红糖、果葡糖浆、玉米糖浆等,它们的主要成分是蔗糖、葡萄糖、果糖。添加糖是纯能量物质,我国居民糖的摄入主要来源于加工食品(如糕点、饼干、甜品、糖果、冷饮等),部分来源于烹调用糖(如糖醋排骨、红烧肉、冰糖银耳羹等)。含糖饮料是添加糖的重要来源,长期过多摄入不但增加肥胖风险,也会导致各种慢性疾病。因此要控制添加糖的摄入量,每天不超过 50g,最好控制在 25g 以下。

过量饮酒可导致多种疾病,如肝损伤、痛风、心血管疾病、癌症等,不良的饮酒习惯也导致了体重的增加，如饮用能量高的高度白酒、饮酒时搭配高热量的"下酒菜"、晚间大吃大喝等。体重管理期间要避免饮酒，成年人如饮酒，一天饮酒的乙醇含量不超过 15g。

（八）水是膳食的重要组成部分

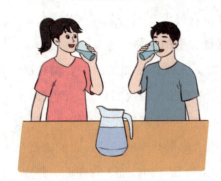

水是一切生命必需的物质，也是人体输送营养、促进食物消化吸收代谢的重要载体。水在体内参与许多化学反应，有助于提高机体的新陈代谢，还可增加饱腹感，因此多饮水虽不能直接减重，但有助于减重。水的需要量主要受年龄、身体活动水平、环境温度等因素的影响。建议在温和气候条件下生活的低身体活动水平的成年人每天饮水 1500～1700ml（7～8 杯水）。在高温或身体活动水平增加的条件下，应适当增加。每天主动、足量饮水，推荐喝白开水或茶水，不喝或少喝含糖饮料（平衡膳食模式中提及的所有食物推荐量都是以原料的生重可食部计算的）。

综上，减重人群的膳食指导建议：在控制总热量的基础上，坚持谷类为主的平衡膳食模式有利于减重；每日膳食应包括谷薯类、蔬菜水果、畜禽鱼蛋奶和豆类食物，减少油、盐、糖摄入。一般情况下，建议能量摄入每天减少 300～500kcal，严格控制食用油和脂肪的摄入，适量控制精白米面和肉类。

二、学习一些营养和膳食知识

通过营养知识的学习可以认识人体必需的营养素，每类食物的营养特点，如何搭配食物、如何"量化"食物，如何烹调食物，如何设计食谱等。对于减重人群，哪些食物鼓励"多吃"，哪些食物建议"少吃"甚至"不吃"，只有了解，才能服从，这对于减重可起到事半功倍的效果。

三、读懂食品标签

食品标签是预包装食品容器上的文字、图形、符号及一切说明物，用于向消费者传递食品的特征和性能信息。预包装食品是指预先包装于容器中，以备交付给消费者的食品。会看食品标签才能购买到能量低、营养素密度高、利于减重的食品，也可以规避一些购买误区，如根据产品名称购买、根据广告购买、根据商家的功能声称购买等。预包装食品外包装上的食品标签通常标注了食品的生产日期、保质期、配料、质量（品质）等级等，购买时要注意读懂食品标签，特别是以下几个方面的信息。

（一）日期

包装食品上的日期包括生产日期和保质期。购买时尽量选择生产日期较近的食品，不购买临近保质期甚至超过保质期的食品。

（二）储存条件

在保质期内的食品，还要看是否在标示的储存条件下存放，如标示要求冷藏的，卖家却放在常温下，这种食品最好不要购买。购买后的食品，严格按照食品标签所示的储存条件进行储存，避免营养素的流失及因储存不当导致食物变质。

（三）配料表

《预包装食品标签通则》（BG 7718—2011）规定：食品企业必须在配料表中如实标注生产这种产品都用到了哪些原材料，同时按照"食物用料量递减"的标示原则，食品配料表按含量由高到低的排列顺序标示食品的原料、辅料、食品添加剂等信息。因此，配料表是了解食品主要原料、鉴别食品属性的重要途径。减重人群在购买食品时要仔细看配料表中的具体物质，如是否有可能引起过敏或不良反应的配料，是否有不利于减重的"氢化植物油""植物奶油""人造黄油""果葡糖浆""起酥油"等物质。

（四）食品添加剂

食品添加剂是为改善食品品质和色、香、味，以及为防腐、保鲜和加工工艺的需要而加入食品中的人工合成或者天然物质。从 2011 年 6 月开始，国家规定食品企业必须在配料表中清楚标注出所有的食品添加剂，而且要放在"食品添加剂"一词的后面。虽然规定剂量的食品添加剂对人体健康几乎无影响，但减重人群仍建议尽量选择不含添加剂的天然食品。

（五）营养成分表

标签上的"营养成分表"必标"4+1"，即标注一定量（一般是100g）的该食物中能量、蛋白质、脂肪、碳水化合物、钠的含量，有助于了解食品的营养组分和特征。在选择预包装食品时，建议尽量选择"三低一高"的食物，即低脂、低糖、低钠、高蛋白的食物，这对于减重人群非常重要。

1. 低脂食物

若标注为0脂肪，不是指不含脂肪，而是其脂肪含量应≤0.5g/100g（ml）；若是低脂食品，脂肪含量为固体≤3g/100g、液体≤1.5g/100ml；若是脱脂食品，脂肪含量为液态奶和酸奶≤0.5%，乳粉≤1.5%。

2. 低糖食物

每100g或100ml食品中糖含量≤5g。

3. 低钠食物

每100g或100ml食品中钠≤120mg（1g食盐中含有钠约400mg）。

4. 高蛋白食物

当食品营养成分表中的蛋白质含量≥12g/100g，或≥6g/100ml，或≥6g/420kcal时，称为"高蛋白"或"富含蛋白质"。

（六）要分清"有机""绿色""无公害"

有机、绿色和无公害三者都是经过国家权威机构认证的一类安全食品，其安全性较普通食品要高。安全性从高到低依次为有机食品、绿色食品、无公害食品。

1. 有机食品

种植原料的土地经过至少3年的转换才能成为有机种植土地，作物种子不使用转基因品种，在纯自然状态下生长，在种植、生产、加工过程中禁止使用农药、化肥，采用生物、物理方法和人工捕捉等综合防治病虫害，确保从原料到产品的有机完整性和可追溯性。

2. 绿色食品

在其生产加工过程中可限量使用农药、化肥等合成物质。

3. 无公害食品

指农药残留、重金属和有害微生物等卫生质量指标控制在国家规定的范围内。

四、巧烹饪，更营养健康

不当的烹调方法，如炸、煎、烤等烹调方式虽然更能增加食物的美味，促进食欲，但会带来很多的健康风险，如高温油炸时，食物中的营养素会遭到破坏；食物中的蛋白质、脂肪在高温油炸或烧烤时，会产生一些致癌物质；油炸会增加食物的脂肪及反式脂肪酸含量，热量升高，不利于减重。日常生活中，最好选用凉拌、蒸、煮、炖、煨、炒的方法烹调食物。

但是，如果饮食习惯或饮食结构更改得太多、太快，依从性就会降低，很难坚持，因此饮食调整要从简单开始（比如先将饮食结构中的吃煎蛋改为吃水煮蛋），逐渐过渡到复杂。

五、食欲管理很重要

（一）减慢进餐速度

降低进食速度有利于恢复和保持健康体重。研究显示，进食速度过快与肥胖有关，特别是腹型和内脏型肥胖。降低进食速度有利于减重的可能机制：减少热量摄入，降低饥饿素分泌，减轻饥饿感；升高饱食激素（如神经肽 Y 和胰高糖素样肽 -1）的分泌，增加饱腹感。建议成年人每餐进食时间 > 20 分钟。减慢进餐速度的方法有很多，比如在餐间加一个停顿，减小每一口食物的体积或上述方法联用。同样，在吞咽之前增加咀嚼的次数也会降低进餐量。同时，增加咀嚼次数还会延长进餐时间、降低进餐速度。所以，吞咽之前增加咀嚼次数可能是减少进餐量非常好的行为干预方法，对控制体重有帮助。当然，增加咀嚼次数并不是要求食物加工得太碎，蔬菜切得太碎、谷类研磨成粉、肉类切成肉泥，这样做既损失营养素，又无法长时间咀嚼，自然也就很难减慢进食速度。

（二）每顿少吃一两口

坚持每顿少吃一两口，适当限制进食量，不要完全吃饱，更不能吃撑，最好在感觉还欠几口的时候结束进餐，长此以往，可以有效预防能量摄入过多引起的超重或肥胖。

（三）餐前吃少量坚果

在餐前摄入少量的健康脂肪（如 12 颗大杏仁或 20 粒花生）能够刺激胆囊收缩素的分泌。胆囊收缩素通过影响来自胃、腹腔和肠道分支的迷走神经感觉传入纤维调控食物的摄入量，还可以通过一些非迷走神经依赖的信号通路降低食欲。

（四）合理安排进餐顺序

先吃体积大的，后吃体积小的；先吃液体的，再吃固体的；先吃低热量的，再吃高热量的。汤类容易产生饱腹感，放在餐前喝；蔬菜、水果属于体积大、热量低的食物，进餐时应该放在前面吃；肉类的热量相对偏高，放在后面吃。通过调整进餐顺序，可以在摄入较少能量的前提下获得较强的饱腹感。

（五）增加富含膳食纤维的食物摄入

膳食纤维容易产生饱腹感，同时能够减慢食物在胃的排空速度而保持更长久的饱腹感。富含膳食纤维的食物有燕麦、全麦面包，绿叶蔬菜，低糖水果等。例如，可以选用燕麦替代精米白面、全麦面包替代普通面包。

（六）增加蛋白质的摄入量

高蛋白食物比富含碳水化合物或脂肪的食物让人感觉更饱，从而抑制食欲，有助于减少总体能量摄入。

六、控制诱发进食的环境因素

1. 避免无意识进食

不要一边看电视、玩手机，一边吃东西，这会导致不知不觉摄入的食物量增多。

2. 不存多余食物

不储存高热量、高脂肪、高碳水化合物的食品或饮料，如蛋糕、饼干、冰淇淋、薯片、含糖饮料等。

3. 以低热量食物替代

可以准备一些低热量的食物，如酸奶、水果、黄瓜等，并将其放置在显眼、顺手的位置，便于饥饿时拿取。

4. 不在饥饿或情绪低落时逛超市。

5. 下了餐桌就不吃东西

控制用餐环境，尽量在餐桌上吃东西，不要在开车时或床上吃东西。

6. 分餐

打破传统，与家人一起吃饭或者集体用餐时，采用分餐制，将食物盛到自己的大小适中的盛器中，方便计量食物的分量，避免吃得太多。

七、合理规划进餐时间

进餐时间在导致肥胖和影响减重效果中的作用日益受到重视。

（一）必须吃早餐

有研究发现，不吃早餐引起的低血糖状态会刺激生长激素分泌，导致脂肪组织增加，造成超重或肥胖。不吃早餐会增加饥饿感，增加午餐与晚餐的进食量，并加重胰岛素抵抗。吃早餐有利于维持血糖稳定，增加机体胰岛素敏感性，避免了由于禁食时间过长所导致的胃饥饿素浓度增大所引起的食欲亢进。

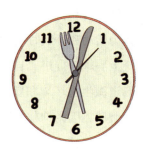

（二）晚餐时间尽量提前

夜间摄入食物的质量和营养特征可能会对最佳健康所需的代谢和昼夜节律产生负面影响。晚餐时间不要太晚，做好在睡前 4 小时进食，且不宜过于丰盛、油腻，避免能量过剩，脂肪囤积。尽量不要睡前喝牛奶，尤其是全脂牛奶。

八、其他影响减重的行为方式

我们都知道，减重不能一蹴而就，必须持之以恒，而日常生活中往往有一些客观原因影响减重计划的实施，如工作忙碌、出差等无法按计划进食；

一个人生活，常"随意"解决三餐；因各种缘由的聚会，而"任性"地大吃大喝；喜欢某几种食物就几乎天天食用，而放弃其他的食物等，这些都是减重路上的"拦路虎"。为保证减重计划能顺利进行，要先学会"量化"食物和膳食搭配，从而在各种吃饭的场合和环境下，可以从中选择营养价值高、能量低的食物来设计一餐、一天的各种膳食组合。同时，要学会对诱惑性的环境和食物说"不"。

行为的改变是一个漫长而艰难的过程。胖子虽然不是一口吃出来的，但绝对是一口接一口吃出来的。只有长期坚持良好的行为方式，才能有效减重，避免反弹，维护健康，终身获益。

第七节　心理干预

根据《健康体重管理专家共识（科普版）》介绍，长期持续的心理压力会干扰认知功能，如执行功能和自我调控能力。而慢性压力不仅可通过诱导暴饮暴食和摄入高脂肪或高糖等高热量食物，增加额外热量摄入，同时减少体力活动和睡眠时间，使体内脂肪积聚，还可能通过影响人体"下丘脑-垂体-肾上腺轴"促进"自我奖励"性高热量食物（油脂类、甜食）的摄入，影响肠道微生态环境和肽类激素的分泌（瘦素、食欲刺激素和神经肽 Y 等），导致肥胖。因为抑郁或者焦虑情绪而进食（即情绪化进食）是相当常见的行为，既可以被认为是一种情绪缓解，也是一种功能失调的应对形式。经常因负面情绪而进食或暴饮暴食的人更有可能超重或肥胖。减少情绪化饮食的肥胖患者更有可能成功减轻体重。由此可见，通过心理干预帮助肥胖患者保持良好的心理和情绪有助于减轻体重。目前已知的心理干预减重方法有认知行为疗法、正念饮食觉察训练法、应用放松疗法、催眠等。本节介绍的是运用较为广泛的认知行为疗法和正念饮食觉察训练法。

一、认知行为疗法

认知行为疗法（cognitive behavioral therapy，CBT）的核心在于认知、情

感和行为三者之间是相互作用、相互影响的。CBT 的目标就是通过帮助患者修正不切实际的信念、假设和负性自动思维，进而使其采取更实际的想法和行为来调节情绪。CBT 理论目前主要包括艾利斯（Ellis）的理性情绪行为疗法；梅钦鲍姆（Meichenbaum）的自我指导训练法；贝克（Beck）的认知治疗等。在此基础上 Fairburn 于 1981 年进一步提出了强化 CBT（cognitive behavioral therapy）的概念，他认为出现在不同进食障碍中的临床症状可能均直接或间接地来源于患者对食物、体形、体重的错误估计这一核心观念。已有多项研究表明，认知行为疗法能够通过认知重建，利用暴露、社会技能训练和结构化问题解决等技术来帮助肥胖患者解决问题，且同药物治疗相比，CBT 效果明显优于后者。其具体方法如下：

在开始治疗之前，应进行评估访谈，即评估患者精神问题的性质和程度，排除禁忌证。

（一）第一阶段

第一阶段的目标是鼓励患者积极参与治疗、共同制订个性化治疗方案、建立实时自我觉知记录和纠正减重误区，并引入和实施两个重要机制：建立合作性的"每周称重"机制和建立"规律的饮食"机制。有证据表明，在治疗早期实现的变化幅度是治疗结果的良好预测指标。

1. 鼓励患者积极参与治疗

通过对患者饮食现状进行系统化评估，引导患者深度介入治疗规划与实施过程，建立起对治疗的信心，增强患者对治疗方案的认同感和执行力度，激发其内在的康复动力。

2. 共同制定个性化治疗方案

治疗师结合患者的经验和生活习惯，共同制订个性化治疗方案，通常从患者希望改变的事情开始（如暴饮暴食）。治疗策略的核心在于让患者深刻理解到自身行为背后的逻辑与合理性，同时揭示出这些行为实则是受一系列复杂且相互交织、自我强化的机制所支撑，而这种机制完全具备被调整和改变的可能性。这一认知的转变，将为患者开启一扇通往自我掌控与积极改变的大门。需要注意的是，治疗师应明确告知患者，这个方案是暂定性的，并

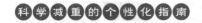

随着治疗的深入和患者对饮食问题理解的加深，可能需要进行相应的调整和修改。这样的说明有助于患者保持开放和灵活的心态，理解治疗是一个不断发展和变化的过程，需要双方共同努力和配合。同时，它也为后续的治疗工作预留了空间，确保治疗方案能够始终贴近患者的实际情况和需求。

3. 建立实时自我觉知记录

实时自我觉知是指对进食行为、相关行为、想法、感受及事件的即时记录（表3-4）。自我觉知在治疗开始时即被引入，并在整个治疗过程中占据核心且至关重要的地位。通过记录，患者可以更清晰地看到自己的行为模式、触发因素及它们之间的关联，这有助于治疗师和患者共同制订更有针对性的治疗计划。同时，即时记录帮助患者提高对当前时刻发生事情的觉知能力。很多时候，患者的某些行为可能看似自动发生或难以控制，但通过实时记录，患者可以开始意识到这些行为的前兆、触发点及可能的替代反应，从而逐渐掌握对行为的控制权。

表3-4 自我觉知记录表

日期_____   星期_____

时间	食物	地点	感受	备注
6：30	白开水	厨房	今早感觉很好	
7：10	巧克力 黑咖啡 麦片	咖啡馆	普通的早餐	
10：00	麦片棒	办公桌	不想吃但是按计划需要进食	
12：00	沙拉 水	咖啡馆	我决定提前吃3/4的沙拉，整个过程我都难以下咽，但我可以控制自己吃下去	
15：00	酸奶	办公桌	忍不住想吃	
18：30	三文鱼（小块） 米饭（1/2 碗）	厨房	感觉还行	
20：30	冰淇淋	和朋友一起吃冰淇淋	计划吃2勺，并且我执行了，感觉很好	

4. 纠正减重误区

许多患者对于减重和饮食存在着严重的认知误区，这些误解往往会加剧他们的饮食障碍。因此，通过教育宣讲和学习权威的饮食指南，帮助患者深入地了解饮食障碍的本质和治疗方法，从而更加积极地参与治疗过程，促进康复进程。

5. 建立合作性的"每周称重"机制

在治疗过程中，患者和治疗师共同进行每周一次的体重测量，并将结果记录在个性化的体重图表上。同时告诫患者尽量不要在除每周称重外的其他时间自行称重。这种每周一次的称重机制具有以下目的：

（1）为治疗师提供了科普机会。许多患者容易对体重数字产生误解或过度关注，导致不必要的焦虑和压力。通过治疗师的指导，患者可以学会更加理性地看待体重变化，减少对体重的过度担忧，建立健康的体重观念。

（2）每周称重为患者提供了在饮食习惯改变过程中的准确体重数据。这些数据对于评估治疗效果、调整治疗计划至关重要。患者可以通过观察体重的变化，更直观地感受到自己的进步和变化。

（3）有助于解决体重过度关注或回避的问题。许多患者因为对体重的过度担忧而频繁称重，或者因为害怕看到不理想的体重数字而避免称重。这种过度的体重关注或回避行为往往是维持不良饮食习惯和体重问题的关键因素之一。通过合作性的每周称重，治疗师可以引导患者以更加健康、理性的态度对待体重问题，从而逐步减少对体重的过度关注或回避行为。

6. 建立"规律的饮食"机制

在帮助患者坚持其规律的饮食计划，并有效抵制计划外进食的过程中，我们采取了两种既独立又相辅相成的策略。

（1）分散注意力与建立健康习惯。鼓励患者识别那些能够分散暴食冲动、促进健康行为的替代活动。例如，快走不仅有助于身体健康，还能在患者感到饥饿或冲动时提供有效的分心方式。同时，我们建议患者采取一些实际措施来减少暴食的可能性，如避免在厨房长时间逗留，以减少对食物的直接暴露和诱惑。通过这些方法，患者能够逐渐培养起更健康的生活习惯，减少对

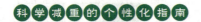

食物的过度依赖。

（2）情绪冲浪与自我控制。引入"情绪冲浪"的概念，帮助患者理解并应对暴食冲动。这一策略的核心在于教导患者接受并观察自己的冲动，而不是立即屈服于它。我们引导患者认识到，暴食冲动是一种暂时性的心理状态，它如同海浪般起伏不定，但终将过去。通过练习"冲浪"技巧，即观察而不立即反应，患者可以逐渐增强对自己情绪和行为的控制力，学会在冲动面前保持冷静和理智。

（二）第二阶段

第二阶段是一个过渡阶段，在这一阶段，治疗师和患者在继续执行第一阶段方案的同时，需要进行一次全面的评估和联合回顾，以此来明确尚未解决的问题、识别新出现的困难，并在必要时调整治疗方案，为接下来的第三阶段治疗做好规划。

（三）第三阶段

第三阶段是整个治疗过程的核心，旨在直接针对并解决维持患者饮食障碍的关键心理过程。这些心理机制的识别和处理顺序，取决于它们在患者病理心理维持中的具体作用和相对重要性。

例如，患者常对自身体重和体形有过度关注，可以采取以下方法。

1. 识别过度关注及其不良后果

首先向患者解释自我评价的概念，即个体如何评估自己的价值、能力和表现。这是一个主观的过程，涉及多个方面，包括外貌、工作表现、人际关系等。同时引导患者反思并识别自己是如何进行自我评价的，可以让患者将自己在意的方面用饼图表示出来，面积表示其重要性（图 3-2 对于大多数患者来说，饼图中占据主要位置的是体型和体重控制这一部分）。患者和治疗师随后会识别出这种自我评价体系中固有的问题：一是自我评价过于依赖生活中某一领域的表现，导致除体型和体重以外的其他方面都被边缘化；二是控制体型和体重是一个复杂且难以持久保持的目标。许多患者发现，尽管他们付出了巨大的努力，但体重的波动仍然难以预测和控制。这种挫败感会削弱他们的自尊心和自我价值感，导致对自我评价的进一步扭曲；三是过度重视体型和体重还会促使患者采取一系列不健康的饮食行为，如极端节食、暴饮暴食等。这些行为不仅无法长期有效地控制体重，反而可能加剧身体和心理上的问题，形成恶性循环。

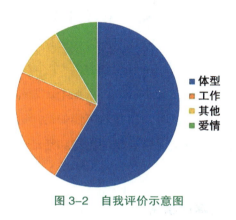

图 3-2　自我评价示意图

2. 提升其他领域在自我评价中的重要性

一是引导患者将注意力转移到自我评价中的其他重要领域。帮助患者识别他们真正感兴趣或希望参与的活动和领域，如艺术创作、体育运动、社交活动、学习新技能或志愿服务等。通过鼓励患者参与这些活动，帮助其发现自我价值并培养成就感。二是针对体型和体重过度关注的行为表现进行干预，包括扭曲的体型评价、逃避心理和错误的体验。

3. 探究过度关注的根源

通过历史回顾，我们可以更好地理解"过度关注"这一问题是如何产生并发展的，揭示其在早期阶段可能发挥的积极作用（尽管这些作用往往是适应性的或暂时的），并指出这些作用如今可能已不再适用，帮助患者从当前的视角重新评估这一事件。这种回顾不仅有助于患者更全面地理解自己的经历，还能促使他们逐渐从饮食障碍的思维框架或"心态"中抽离出来。

除此之外，导致饮食问题的心理因素往往还会有情绪调节障碍、人际关系问题、完美主义倾向、自我价值感缺失、应对技能缺乏等方面原因。在第三阶段，治疗师和患者将紧密合作，以患者为中心，根据患者的具体情况和需求量身定制治疗方案。通过深入探索和处理这些核心机制，患者将逐渐摆脱饮食障碍的束缚，重获健康与自由。

（四）第四阶段

第四阶段是治疗的最终阶段，主要关注于如何圆满结束治疗，重点在于维持已取得的进展并降低复发的风险。在这一阶段，作为治疗结束前的准备，患者将停止自我觉知记录，并开始在家中每周进行体重测量。为了最大限度地保持治疗进展，治疗师和患者将共同制订一个个性化的未来几个月的计划，直至治疗后的复诊（通常约 20 周后）。这个计划通常包括进一步巩固在身体检查、食物回避方面的成果，以及若可能的话，进一步练习解决问题的能力。此外，鼓励患者继续努力培养新的兴趣和活动，以促进全面的心理和身体康复。

二、正念饮食觉察训练法

"正念"这个概念最初源于佛教禅修，是从坐禅、冥想、参悟等发展而来，常被解释为"有意识地、不加评判地、关注当下发生的事而产生的觉知"。正念在调节饮食方面的运用被称为正念饮食，但目前对于正念饮食的概念还未统一。多位学者认为，正念饮食是基于正念的饮食疗法，指通过有意识地选择食物，对生理和心理的饥饿及饱腹感的提示产生意识，以及对这些提示作出健康的饮食反应，即在进食时或食物相关环境中产生的对身体和情感的非判断性意识。已有多项研究结果表明，正念干预对厌食症、贪食症、暴食症等饮食失调的疾病都有积极的作用。

正念饮食干预的方法经文献回顾，目前较为规范的方法以正念饮食察觉训练（min dfulness-based eating awareness training，MB-EAT）为主。MB-EAT 是由克里斯特勒（Kristeller）等开发，借鉴正念减压干预方法，结合与正念冥想、食物摄入调节、肥胖及进食障碍有关的理论和经验文献，形成的旨在利用正念及冥想价值解决饮食行为相关问题的正念干预方法。MB-EAT 是目前应用较成熟，且根据理论指导形成标准干预方法的一套正念饮食干预课程，具体干预形式为团体干预，它分为培养正念意识、培养正念进食、培养情感平衡和培养自我认同 4 个阶段，基本内容详见表 3-5。

表 3-5　正念饮食觉察训练法

阶段	主题	家庭作业	结局指标	测量工具
培养正念意识	正念冥想练习、微冥想、正念呼吸	正念练习	正念水平、正念冥想	正念五因素量表、正念注意觉知量表
培养正念进食	指导进食冥想、正念吃食（葡萄干练习、奶酪和饼干、巧克力）挑选零食	微冥想、正念吃食、自助餐作业	正念水平、体重、暴食及相关症状、饥饿意识、饱腹感	身体质量指数、正念饮食问卷、正念饮食量表
培养情感平衡	识别和容忍情绪诱因	享受食物、连锁反应练习	情绪性进食、外因性进食、压力性进食	饮食行为量表、暴食量表
培养自我认同	宽恕冥想、瑜伽、正念步行	自我触摸练习、身体扫描练习①	自我认同感	自我效能量表

①身体扫描，是指个体躺着或坐着关注身体的不同部位及当前的感觉，而无须对当下体验进行任何判断或批评

　　此训练法包括 10 周课程，主要干预内容包括以下几个方面。①正念冥想。每次进食前进行简单的小型引导冥想，以培养专注与察觉能力并摆脱无意识反应或自动反应。②正念饮食。包括正念吃葡萄干训练，饥饿感、饱腹感及满足感察觉训练，正念选择食物、正念进餐，以帮助个体察觉并区分生理性饥饿信号和不同类型的饱腹感如胃的饱满、感官特异性饱腹感，专注于从少量的食物中获得满足感。③情绪察觉。包括身体扫描、正念行走、正念瑜伽等，以帮助培养个体对情绪诱因的察觉，同时能够打断自动反应链，有助于情绪调节。④自我接纳。慈爱冥想或怜悯冥想，以培养自我接纳和自我认同感，改善与自我及他人的关系。值得注意的是，在整个干预过程中最主要的原则是正念冥想在饮食中的应用，以体验与进食、食物选择相关的经历、想法和感觉，但不制定具体的饮食管理目标。其实施方法如下。

（一）正念呼吸练习

　　患者坐在椅子上，将背部稍微挺直，离开椅背；腹部放松，手放在大腿上，双腿不交叠；闭上眼睛，若想睁着双眼，则需要望向前方 2m 左右的位置。接着，引导患者将意识导向身体的感觉，如感受与周遭的接触（脚底与地板、

臀部和椅子、手和大腿等），同时注意与呼吸有关的感觉（如通过鼻孔的空气；胸部及腹部的起伏、呼吸与呼吸之间的停顿、每一次呼吸的深度、吸气与吐气的空气温度差异等）。在这个呼吸的过程中，如果脑中浮现"杂念"，就将注意力放回至呼吸，把呼吸当成"意识的锚"。

（二）正念吃葡萄干训练

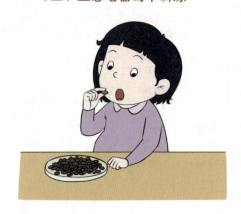

取一粒葡萄干。

第一步：观察。将葡萄干放在手掌心上，集中注意力去观察它，用一种探究的眼光去观察它，就如自己从未看过或吃过葡萄干一样。观察它在光线的照射下是什么样的色泽，观察它表面的阴影、突起或者褶皱，你也可以用拇指和食指将它拿起，然后从不同的角度来观察它。

第二步：触摸。闭上眼睛，将注意力集中在它的触摸和感受上，感觉它的黏性、温度、湿度，它的表面是光滑的还是粗糙的。你也可以用拇指和食指轻轻地滚动它，并且体会它给你带来的感觉。

第三步：闻味。将葡萄干靠近鼻子旁边停留一会儿，吸一口气，去闻一闻它的味道，它是什么样的味道呢？你也可以转动它一下，看看味道是否会有细微的变化。

第四步：入口。慢慢地把葡萄干放在嘴边，注意手和手臂如何准确地知道要把它放在什么位置，轻轻地把它放在嘴里，不要咀嚼，首先注意一下它是如何进入嘴里的。用几分钟体验一下它在嘴里的感觉，用舌头去探索它的质地、软硬、褶皱等。

第五步：品尝。当你准备好咀嚼它时，注意应该如何咀嚼，甚至从哪里开始咀嚼，然后将葡萄干放在牙齿中间，咬一两口，看看会发生什么。体会由于咀嚼所释放出的味道的感受，以及随着你每一次的咀嚼它所产生的味道的变化。让这粒葡萄干在你的口腔中多停留一会儿，不要吞咽下去，一直到你已经萃取出全部的愉悦感，体会当时的感受。

第六步：吞咽。在准备好吞咽时，看看自己能否在第一时间留意到自己想吞咽的意图。当吞咽下葡萄干时，觉察葡萄干是如何经过喉咙进入胃的，最后觉察吞咽动作完成之后口腔里所留存的感觉。

（三）饥饿与饱足冥想练习

1. 饥饿冥想练习

将患者安排在一个安静、舒适的房间内进行冥想练习。嘱患者微闭双眼，沉下心，将注意力集中到感知身体变化上来；当患者存在饥饿感时，可让其就餐，但需要放慢速度，享受进餐时间，且不宜进食过多，维持七八分饱。

2. 饱足冥想练习

在患者进餐后，其可在心理咨询师的引导下，微闭双眼，进入冥想状态，想象自己已经吃撑了，并想象自己肠胃已经开始蠕动，对食物进行消化吸收。

（四）正念运动练习

选择安静、舒适的环境，告知患者正念运动练习重点及注意事项后，引导其进行正念呼吸，感受自己胸腔的变化，然后引导其进行正念步行训练，让患者想象自己刚学会步行时的感觉，感受自己脚掌踩在地面，与地面接触的感受及抬脚及摆臂时的感受，并不加以评判。

（五）正念饮食

通过上述练习和训练，以正念冥想作为主要内容，以体验与进食、食物选择相关的经历、想法和感觉为目的，干预身心两个方面，既可从生理方面帮助个体进行有效的体重管理和血糖控制，也可从心理方面缓解个体的消极情绪，促进饮食相关的精神自我调节。

第八节 祛魅网络流行减重法

一、哈佛减重法

哈佛减重法是近来网传比较火热的一套减重方式（见表3-6至表3-10）。

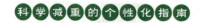

它是基于哈佛大学营养学、运动学等多领域研究成果而设计的一套综合减重的方案，这套方案还并适合于糖尿病患者。虽然使用此方案在短期内有明显的减重效果，但其存在一系列的缺点和潜在风险。第一，该方案是极端限制碳水化合物的饮食结构，在短期内体重会下降明显，因为肌肉会减少较多，在日常称重时我们只会注意到"我瘦了"，但不知道减掉的是肌肉，忽略了脂肪没掉甚至上升的情况，并且使得身体基础代谢率越减越低。第二，这种极低碳水化合物的饮食结构还会有多种副作用，如初期的不适感、虚弱无力、头发脱落增多、心情低落、疯狂想吃甜品等，长期执行还会影响内分泌和皮肤的新陈代谢。第三，长期效果未知，可能会严重反弹。虽然哈佛减重法在短期内可能带来显著的体重下降效果，但其长期效果尚未明确，有人在停止此类方法后体重迅速反弹。减重后的体重维持和避免反弹是减重患者最关心的问题，这需要长期坚持相对健康的饮食理念和科学饮食结构及生活习惯才能完成。

表 3-6　哈佛减重说明

哈佛教授 28 天食谱使用说明

1. 尽量严格按照此食谱执行。
2. 暂停一天以上的，要从头开始。
3. 如感到非常饿（尽管很少有这个现象），你可以无限量地吃黄瓜、胡萝卜、番茄（一次仅限一种，需要在上一餐 2 小时后才可以吃）。
4. 多喝水；可以喝茶、黑咖啡（不放糖或牛奶）、无糖饮料。
5. 蔬菜可选绿叶菜、彩色蔬菜、菌菇、海藻，不能选玉米、紫薯等淀粉类蔬菜。
6. 全天烹饪用油建议不超过 10g。
7. 食谱中未指明数量的，可以自由吃到饱（不是吃到撑）。
8. 第 3 周不适应可以跳过不吃或改成第 1 周的食谱。
9. 28 天结束后，建议间隔半年再用。

不适宜人群：

孕妇、哺乳期妇女、青少年、肝 / 胆 / 肾功能不完全者不得使用，如有其他慢性疾病请向医生咨询后再确定是否使用。

★本食谱不构成医学建议，使用途中如遇任何不适，请立即终止！！！

表 3-7 哈佛减重第 1 周食谱

哈佛减重 28 天食谱		
第 1 周		
每天早餐都是半个大西柚或半个大橙子，加 1～2 个水煮蛋		
时间	餐别	食物
第一天	午餐	一种水果吃到饱
	晚餐	煎 / 烤肉吃到饱
第二天	午餐	去皮鸡肉吃到饱 + 西红柿不限量 +1 个橙子或西柚
	晚餐	2 个水煮蛋 +1 片全麦面包 +1 个橙子或西柚 + 蔬菜沙拉
第三天	午餐	全脂牛奶或无糖酸奶 +1 片全麦面包 + 西红柿
	晚餐	煎 / 烤肉吃到饱
第四天	午餐	一种水果吃到饱
	晚餐	煎 / 烤肉吃到饱 + 蔬菜沙拉
第五天	午餐	2 个水煮蛋 + 水煮蔬菜
	晚餐	清蒸海鱼 + 蔬菜沙拉 +1 个橙子
第六天	午餐	一种水果吃到饱
	晚餐	煎 / 烤肉吃到饱 + 蔬菜沙拉
第七天	午餐	去皮鸡肉吃到饱 + 水煮蔬菜 +1 个橙子 / 西柚
	晚餐	水煮蔬菜

表 3-8 哈佛减重第 2 周食谱

哈佛减重 28 天食谱		
第 2 周		
早餐：每天都是 150～200g 柑橘类水果，加 1～2 个鸡蛋		
时间	餐别	食物
第一天	午餐	2 个鸡蛋 + 蔬菜
	晚餐	2 个鸡蛋 + 蔬菜
第二天	午餐	瘦肉吃到饱 + 蔬菜
	晚餐	2 个鸡蛋 +1 个柑橘类水果
第三天	午餐	瘦肉吃到饱 + 黄瓜不限量
	晚餐	2 个鸡蛋 + 蔬菜
第四天	午餐	牛奶或无糖酸奶 +2 个鸡蛋 + 蔬菜
	晚餐	2 个鸡蛋 + 西红柿 + 混合蔬菜
第五天	午餐	鱼或虾（白煮或烤或蒸）
	晚餐	2 个鸡蛋 + 蔬菜
第六天	午餐	混合水果吃到饱
	晚餐	瘦肉吃到饱 + 西红柿不限量 +1 个橙子或西柚
第七天	午餐	鸡肉吃到饱 + 蔬菜 + 西红柿 +1 个柑橘类水果
	晚餐	鸡肉吃到饱 + 西红柿 +1 个柑橘类水果

表 3-9　哈佛减重第 3 周食谱

哈佛减重 28 天食谱	
第 3 周	
时间	食物
全天都吃一样的	
第一天	混合水果吃到饱
第二天	混合蔬菜吃到饱
第三天	混合水果 + 混合蔬菜吃到饱
第四天	鱼和虾 + 混合蔬菜吃到饱
第五天	瘦肉和鸡肉 + 混合蔬菜吃到饱
第六天	一种水果吃到饱（早、午、晚餐可各选一种）
第七天	一种水果吃到饱（早、午、晚餐可各选一种）

注：第三周如果不适应可跳过不吃，或改成第一周食谱。

表 3-10　哈佛减重第 4 周食谱

哈佛减重 28 天食谱	
第 4 周	
全天加起来吃下面这些	
第一天	250g 鸡肉，3 个西红柿，4 根黄瓜，1 片全麦面包，150g 海鱼，1 个柑橘类水果
第二天	200g 瘦肉，3 个西红柿，4 根黄瓜，1 片全麦面包，1 个柑橘类水果
第三天	200ml 无糖酸奶或牛奶，2 个西红柿，2 根黄瓜，1 片全麦面包，150 克海鱼，1 个柑橘类水果
第四天	250g 鸡肉，3 个西红柿，4 根黄瓜，1 片全麦面包，1 个柑橘类水果
第五天	250g 鸡肉，3 个西红柿，4 根黄瓜，2 个水煮蛋，1 个柑橘类水果
第六天	250g 鸡肉，400ml 无糖酸奶或牛奶，2 个西红柿，2 根黄瓜，1 片全麦面包，1 个柑橘类水果
第七天	200ml 无糖酸奶或牛奶，2 个西红柿，混合蔬菜，1 片全麦面包，150g 海鱼，1 个柑橘类水果

二、哥本哈根减重法

哥本哈根减重法是一种严格控制食物摄入的减重方法，其核心在于"低碳水化合物 + 低能量 + 高蛋白"的饮食原则。该方法通过大幅度地减少碳水化合物的摄入，同时增加蛋白质的摄取，并严格控制每日的总能量，使得身体在能量亏空的状态下燃烧脂肪以达到减重效果。该食谱一般为期 13 天，每天的食物种类和分量都有严格的规定，包括鸡蛋、蔬菜、肉类、黑咖啡等，同时也包含极少量的碳水化合物（见表 3-11）。这种极端的饮食模式在短期内能够迅速降低体重，但快速减重会干扰机体代谢，产生一系列不良反应。

表 3-11　哥本哈根 13 天减肥食谱

天数	第 1 天	第 2 天	第 3 天	第 4 天	第 5 天	第 6 天	第 7 天
早餐	黑咖啡 1 杯+方糖 1 块	黑咖啡 1 杯+方糖 1 块	黑咖啡 1 杯+方糖 1 块+烤面包片 1 片	黑咖啡 1 杯+方糖 1 块+烤面包片 1 片	一大根胡萝卜切碎，撒上柠檬汁生吃	黑咖啡 1 杯+方糖 1 块+烤面包片 1 片	一杯茶（不加糖）
午餐	煮鸡蛋 2 个+西红柿 1 个+水煮菠菜（不限量）	低脂火腿 200g+天然酸奶 200g	煮鸡蛋 2 个+火腿 1 片+生菜沙拉 1 份	橙汁 200ml+天然酸奶 200g	熟鳕鱼 200g（撒上柠檬汁和 1 勺黄油）	煮鸡蛋 2 个+一大根胡萝卜切碎	不吃，大量喝水
晚餐	牛排 200g+生菜加橄榄油和柠檬汁拌食（不限量）	牛排 200g+生菜加橄榄油和柠檬汁拌食（不限量）	水煮芹菜+西红柿 1 个+新鲜水果 1 个	煮鸡蛋 1 个+一大根胡萝卜切碎生吃+白干酪 200g	牛排 200g+新鲜生菜沙拉 1 份+西芹块	鸡肉 250g+生菜沙拉 1 份（拌橄榄油，撒上柠檬汁）	羊肉 200g+苹果 1 个
天数	第 8 天	第 9 天	第 10 天	第 11 天	第 12 天	第 13 天	
早餐	黑咖啡 1 杯+方糖 1 块	黑咖啡 1 杯+方糖 1 块	黑咖啡 1 杯+方糖 1 块+烤面包片 1 片	黑咖啡 1 杯+方糖 1 块+烤面包片 1 片	一大根胡萝卜切碎，撒上柠檬汁	黑咖啡 1 杯+方糖 1 块+烤面包片 1 片	
午餐	煮鸡蛋 2 个+西红柿 1 个+水煮菠菜 1 份	低脂火腿 200g+天然酸奶 200g	煮鸡蛋 2 个+低脂火腿 200g+生菜沙拉加柠檬	橙汁 200ml+天然酸奶 200g	熟鳕鱼 200g（撒上柠檬汁和 1 勺黄油）	煮鸡蛋 2 个+一大根胡萝卜切碎加柠檬汁	
晚餐	牛排 200g+生菜加橄榄油和柠檬汁拌食（不限量）	牛排 200g+生菜加橄榄油和柠檬汁拌食（不限量）	水煮芹菜+西红柿 1 个+新鲜水果 1 个	煮鸡蛋 1 个+一大根胡萝卜切碎生吃+白干酪 200g	牛排 200g+新鲜生菜沙拉 1 份+西芹块	鸡肉 250g+生菜沙拉拌橄榄油和柠檬汁	

有研究发现，减重速度过快会减少肥胖青少年的 CD4、CD3 细胞，CD4/CD8 比值；血清 IgA 和 IgG 水平，淋巴细胞及白细胞数量，降低机体免疫功能。免疫功能低下不仅增加机体感染风险，而且还是肿瘤发生的危险因素之一，对近期和远期健康都有损害。快速减重也会干扰机体内分泌系统和消化系统。极低能量膳食虽可以快速减重，但有研究表明，它与胆石症、酮症和血尿酸浓度升高的发生有关。身体脂

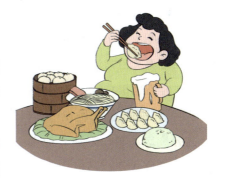

肪含量快速下降会造成瘦素生成减少，进而影响促性腺激素的分泌，致使女性生理周期发生紊乱，出现月经延迟甚至闭经的症状。快速减重还会影响心血管系统。除了脱水导致血容量减少、血压降低等因素外，过度节食会使心肌细胞减少、心脏脂肪含量增加；大量运动增加心脏负荷，这些均会损害心脏功能，导致心律失常甚至发生心力衰竭。在临床一些案例中发现快速减重会影响神经系统及精神健康，进行赛前快速减重的运动员存在不同程度的注意力、短期记忆力和活力下降的表现，以及出现困惑、愤怒、疲劳、抑郁和孤立等不良状态。此外，极度限制能量摄入还会增加神经性厌食症、暴食症等进食障碍的发病风险。

三、明星减重法

当今社会，明星作为公众人物，其生活方式，尤其是维持身材的减重方法，往往容易成为大众关注的焦点与模仿对象。有的明星会采用增加禁食时间和极端低能量来减重，这种方式对健康的影响也是最大的。人体处于短时间的饥饿状态时，机体会利用体内储备的能量物质来保证重要脏器的供能，首先被利用的是体内糖原分解的葡萄糖，随后利用的是氨基酸、甘油等物质，它们通过"糖异生"转变成的葡萄糖来供能。在蛋白质摄入不足时，人体骨骼肌等器官组织中的蛋白质等将会被分解产生氨基酸，造成肌肉的消耗。肌肉减少不但会降低机体代谢速率，脂肪更容易堆积，还会导致皮肤松弛，免疫力下降，肌肉耐力、身体核心力量减弱，更加容易疲劳。长期坚持极端的做法对降低体重及增加机体能量消耗的效果可能并不显著，反而会给人体带来更多疾病的状态。

我们从明星身上不难发现，他们绝大多数从小就保持有规律的且强度高的运动、跳舞等日常活动，饮食也相对节制，且一直保持着相同的习惯直到成年。成年后也很自律，所以他们能常年保持姣好的面容和消瘦的身材。我们评估明星减重法的关键在于其科学性。部分明星采用的方法如严格控制饮食、高强度运动等，若在专业人士的指导下进行，确实有效，但难以长期坚持，一旦停止便容易反弹。有一些明星的极端节食（导致新陈代谢减缓、肌肉流失)、服用未经验证的减重产品等方法, 这些是缺乏科学依据的, 甚至会对健康造成损害。因此, 减重方法的选择应基于个人的体质、健康状态、生活习惯、工作性质等多因素进行个体化精准地制定。没有一种减重方法是适用于所有人的, 建议减重前先在医院营养科或专业机构进行评估和筛查, 再进行干预, 最终实现健康的、可持续的体重管理目标。

要选择科学合理的膳食模式, 对健康减重至关重要。合理地选择主食不但能增加饱腹感, 减少食物摄入量, 还可以激活体内合成代谢的关键酶类, 增加膳食纤维, 提供多种矿物质、维生素, 维持机体营养均衡。

1. 限制总能量摄入, 增加自己能耐受的体力活动。

2. 主食多样化, 如粗粮饭 (小米饭、高粱米饭、荞麦米饭等); 二米饭 (大米和小米、大米和糙米等); 杂面煎饼; 杂面面条; 杂面馒头 / 发糕; 窝头。

3. 避免吃高油、高糖、高能量密度食物。

(1) 含糖食物: 甜饮料, 饼干, 巧克力, 蛋糕, 奶油面包, 糯米类黏食 (汤圆、甜粽子等)。

(2) 高油食物: 全脂奶, 超市包装小食品, 油炸油煎食物, 各种"酱"(蛋黄酱、沙拉酱、面酱、炸酱、芝麻酱等), 辣椒油等。

(3) 高脂食物: 动物内脏、荤油、肥肉、肉皮、浓肉汤、烧烤、麻辣烫、火腿、腌肉、香肠、薯片等。

(4) 坚果类食物: 花生、瓜子、开心果、腰果等。

(5) 其他: 戒烟、酒。

4. 尽量在家吃饭, 饮食清淡, 少盐少油, 植物油每天摄入 15g 为宜。

合理选择烹调方法: 生吃、拌菜、蒸、煮、涮为主; 煎炒点缀; 避免油炸。①生吃 / 榨果蔬汁: 生菜、青椒、彩椒、洋葱、西芹菜心、苦菊、黄瓜、西红柿、紫甘蓝等。②焯 / 拌: 菠菜、苦瓜、菇类、小白菜等。③白灼: 芥蓝、菜心等。④上汤: 娃娃菜、苋菜等。

5. 多吃绿叶蔬菜和菌类蔬菜。①叶菜类: 菠菜、芹菜、韭菜、茴香、生菜、木耳菜、苋菜等。②菇类: 木耳、金针菇、香菇、杏鲍菇、海鲜菇、牛肝菌、平菇、茶树菇等。③其他: 黄瓜、西红柿、西兰花、花菜、青椒、洋葱、冬瓜等。

6.适量吃低糖水果：优先选择苹果、梨、杏、桃、樱桃、草莓等低糖水果。芒果、榴莲、火龙果等热带水果能量比较高。西瓜适量食用，1斤西瓜约等于半碗米饭。

7.改变进餐次序，依次为汤/水、菜、肉、主食，有助于减少进食量；

8.细嚼慢咽，一口咀嚼40下；专心用餐。

四、液断、生酮饮食减重法

液断减重法也称为液体断食法。指的是只吃加工前是液体的食物。液断的时间只饮用清水、清汤、椰子水、果汁、豆浆等，不吃其他食物，连续3～7天为1周期。这些饮品往往可以抑制食欲、促进代谢、加速脂肪燃烧等，从而帮助人们减少体重。然而，这种减重方式缺乏科学证据、营养不均衡、反弹严重，并没有被临床认可，并且存在致病隐患。

生酮饮食，作为一种高脂肪、适量蛋白质、极低碳水化合物的饮食模式，近年来在健康与减重领域引起了广泛关注。其核心理念在于通过模拟身体在饥饿状态下的代谢途径——酮症，来促进体重减轻、改善某些健康状况。

人体的能量代谢均依赖于每天动态合成的糖原来完成，每克糖原代谢都能带走3～4g水分，而肥胖的人能储存多达350～500g肌糖原及100g肝糖原。小样本研究认为，长期低碳水化合物饮食能够通过动员脂肪供能；减少胰岛素分泌，抑制机体脂肪合成；或通过调控不同的饥饿相关激素抑制食欲、减少摄入量减轻体重。但事实上低碳水化合物饮食的减重效果并没有比限制能量和脂肪的减重效果更好，在对健康的影响上也不具有科学优势。而且，长期以高蛋白质、高脂肪饮食替代碳水化合物有着不可忽视的健康危害。

机体长期消耗脂肪供能，产生的大量酮体可以导致酮血症或酮尿症的发生，造成酮症酸中毒，轻者会出现恶心、呕吐等症状，严重者会发生脱水与休克，甚至可能危及生命；长期高蛋白摄入还会导致钙流失增加、嘌呤摄入增高、肝肾负担加重，增加痛风、骨质疏松、非酒精性脂肪肝、肾结石和肾功能紊乱等发生风险。从碳水化合物的角度来看，碳水化合物作为人体组织的重要组成部分，参与细胞的组成和多种功能活动，并且是血糖的主要来源。

机体组织长期缺少碳水化合物时血糖水平会下降，容易出现头晕，眼前发黑，出冷汗，乏力等低血糖、低血压反应；葡萄糖是大脑唯一能利用的能源物质，长期缺乏葡萄糖对大脑也会造成损伤，如记忆力减退等；低血糖情况严重时甚至会使脑细胞受损，造成不可逆的脑损伤。与此同时，由于食物种类单一，脂肪和蛋白质以外的一些营养物质如某些维生素、膳食纤维、微量元素等的摄入也会大大降低，容易引发便秘、肠道菌群失调、营养不良等问题。

五、辟谷减重

辟谷减重法源于古代道家养生理念，强调通过减少或禁食五谷杂粮等日常食物，结合调整呼吸、导引吐纳等方法，使身体进入一种"清理净化"的状态，从而达到减重、排毒、调理身体功能的目的。

其理论基础在于，当人体在不摄入或少量摄入食物的情况下，会转而消耗体内的脂肪储备，同时清理体内积累的毒素和废物，促进新陈代谢，提升自我修复能力。辟谷减重法适用于肥胖且没有疾病症状的人，并需要在医生指导下进行。具体做法如下：

（一）辟谷 3 天

不吃任何固体食物，每天只喝水，至少 800ml，并用小杯慢喝。

（二）第 4 天起

若身体状况允许，可逐渐增加水果和蔬菜的摄入量（如苹果、西红柿、黄瓜等），每次不超过 100g。亦可选择继续只喝水。

（三）正式辟谷阶段

根据个人情况，可选择完全辟谷或不完全辟谷。不完全辟谷可食用稀粥、菜汤、水果蔬菜等低热量食物。

（四）稀粥辟谷法

用 20 ～ 50g 大米（或玉米、小麦等）加适量蔬菜做成稀粥，每日三餐，每餐 1 碗。

（五）辟谷期间少食多餐

辟谷期间应控制食物摄入量，避免暴饮暴食。

（六）高营养低热量

选择富含维生素和矿物质的蔬菜和水果，避免高热量食物。

（七）多喝水

保持身体水分平衡，避免脱水。

（八）身体反应观察

1. 饥饿感

辟谷初期会有较强的饥饿感，这是正常现象，可通过喝水、冥想等方法缓解。

2. 排便次数减少

由于饮食摄入减少，排便次数也会相应减少。

3. 体重变化

辟谷期间体重会逐渐下降，但需要注意反弹问题。

4. 其他症状

如头晕、乏力等，应及时调整或停止辟谷。

（九）心理调适方法

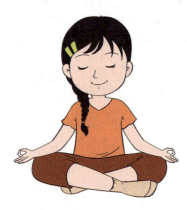

1. 保持积极心态

面对辟谷过程中的挑战，保持积极乐观的心态。

2. 冥想放松

通过冥想、瑜伽等方式放松身心，减轻焦虑和压力。

3. 记录感受

记录辟谷过程中的身体和心理变化，有助于更好地了解自己。

（十）复食计划安排

1. 逐步恢复饮食

辟谷结束后，不要立即恢复正常饮食，应逐步增加食物摄入量，让身体慢慢适应。

2. 选择清淡食物

初期应以清淡、易消化的食物为主，如粥、汤、蔬菜等。

3. 避免暴饮暴食

复食期间要避免暴饮暴食，以免对身体造成负担。

辟谷减重法缺乏科学证据、营养不均衡、反弹严重，并且存在致病隐患。在开始的 3 天中只喝水，对于肥胖的人来说根本坚持不住，更不要说他们中的大多数人还合并胰岛素抵抗、高尿酸血症、贫血等情况，没有任何热量的补充会让他们发生低血糖，感到极度疲劳、情绪崩溃、精力难以集中，继而影响学习和工作。

如果你是一个身体健康的胖子，也能喝水度过这 3 天，那会不会瘦呢？在正常进食的情况下，我们体内的肝和肌肉里会储存充足的葡萄糖（以下简称"糖"）。断食时，由于没有食物提供糖，身体就会优先消耗体内储存的糖类（糖原）。人体内储存糖的方式是把糖和水混合在一起，1g 糖需要混合 3g 水。同样，消耗时也是每消耗 1g 糖就要排出 3g 水。普通人的体内约存有 400g 糖。在断食的第一天，身体会把这部分糖全部消耗完，同时排出约 1200g 水，糖和水加起来一共约 1600g，这就是减少的体重数。所以，我们发现断食的第一天减重最多，最有效。这也是很多人认为不吃主食、不吃糖就会瘦得快的原因。断食第二天，人体内的糖已经消耗完，大部分人会认为应该开始消耗脂肪了。但事实上，消耗最多的不是脂肪，而是宝贵的蛋白质，蛋白质的消耗占第二天总消耗量的 80%。这是因为人体耗能最多的部分是大脑，而大脑只能依靠葡萄糖来供能。当第一天糖被全部消耗后，为了继续给大脑提供糖，人体只能从其他地方转化成糖。考虑到脂肪转化成糖的过程比较复杂，身体就优先选择了简单易行的方式——用蛋白质转化为糖为大脑供能。人体每消耗 1g 蛋白质，同时需要消耗约 0.7g 水，体重就会减少 1.7g。和消耗 1g 糖可减少 4g 体重比起来，数值减少了近一半。除去 80% 的蛋白质，另外 20% 的脂肪的消耗方式是：人体每消耗 1g 脂肪，同时会排出 0.3g 水。所以，断食第二天约消耗 160g 蛋白质、20g 脂肪和 120g 水，总计体重减少 300g 左右，体重减少的数值明显下降。之后的每一天，随着身体里的蛋白质越来越少，

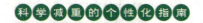

蛋白质的消耗量逐渐减少，脂肪的消耗量也越来越多。一般 4 ～ 7 天在做人体代谢分析时你会发现，断食减重，脂肪消耗不到 1000g，其他消耗主要是水和肌肉。长期还会导致免疫力和精力的下降，这种极端减重的方式确实没有几个人能坚持下去。

可见，断食瘦身的方法不可取。不能否认，最快的瘦身方法肯定是不吃饭加上高强度训练，先不说过程痛苦不痛苦，这种做法本身是有生命危险的。我们减重的初衷是为了更加健康和美丽，但减重方式不对时，不仅心身俱疲，而且体重没减下多少，却导致了毫无气色的贫血面容、低血压，肌肉下降引起四肢无力，月经周期紊乱，低血糖频发。所以，不仅要保证当下瘦，还要关注将来远期的健康状态。

本章小结：

减重本质是减少脂肪百分比。

热力学第一定律告诉我们，能量既不会凭空产生，也不会凭空消失，它只会从一种形式转化为另一种形式，而总能量保持不变。当摄入机体的能量大于消耗时，多余能量转化成脂肪囤积于体内。若要减脂，就要使能量消耗大于摄入，即通过控制饮食来减少能量摄入及通过运动增加能量消耗。

成功的减重包括两个不同的阶段：实现减重和保持体形。因此，减重是一项需要一生坚持的行为。科学的减重应是对健康生活习惯的重塑过程：合理膳食，改变膳食结构和食量以降低脂肪和热量；加强体力活动和锻炼，选择自己喜欢的运动并培养运动习惯；咨询也同样重要，因为营养师或健康管理师可以确保人们不会轻易放弃减重计划。这样的减重虽然进程缓慢，但因其不会损害健康，也无须节食，从而稳定持久。

第四章

不良减重方式的危害

第一节　脱发

　　努力几个月，减重取得了阶段性成果，还没来得及为体重下降高兴，却遇到了一件糟心的事——洗手间、枕头上、梳装台上等都是脱落的头发，每天早晨一梳头就会掉很多头发，心里感到无比恐慌，生怕自己变成秃子，不得不面临瘦了也秃了这样无奈的一幕。

　　头发的生长与毛囊健康息息相关，而在减重过程中，脱发无疑是最令人头痛的问题。为了确保头皮上毛囊组织的上皮细胞能够健康的更新，必须摄入足够的能量和高质量的蛋白质，这些是合成头发角质蛋白的重要原料。此外，微量营养素是维持毛囊生长周期的重要元素，其在毛囊中迅速分裂的基质细胞更新中发挥着重要的作用，科学研究发现，减重过程中多种微量营养素缺乏与脱发密切相关。微量营养素的缺乏，会导致头皮上毛囊组织的上皮细胞从生长期快速进入到休止期，细胞生长更新的速度减慢。一般来说，采取短期、快速减重和为了减重长期营养不良的人会容易脱发。特别是采取了不恰当的减重方式时，更容易导致脱发的发生，如不吃碳水化合物、生酮饮食、极低能量饮食、断食、液断等，往往会存在营养摄入不够的问题。一些人采用切胃手术的方式减重，会导致胃容量减少，能量的摄入和蛋白质的摄入会严重不足。一项纳入 2538 例病例的 meta 分析显示，减重术后合并脱发的发生率达到了 57%。这与减重术后饮食的快速改变息息相关。如果在减重过程中出现了脱发，很可能已经出现了营养不良问题，应该反思自己的减重方式是否合

理，饮食结构是否需要进行调整。那么减重过程中如何做到既瘦又不"秃"？

1. 科学减重

减重的速度不宜过快，目前各国专业学会普遍建议每周减重控制在 0.5～1.0kg。如采用均衡饮食、运动等生活干预方式减重，如果减重速度超过这个范围，就需要重新审视一下自己的饮食习惯：基础能量及蛋白摄入是否充足？食物种类是否丰富？饮食搭配是否合理？如选择通过减肥手术干预体重时，从初始阶段就应着手进行全面且精准的营养监测，并采取预防性营养补充措施，同时根据实际情况不断调整和优化营养方案。

2. 饮食多样化

不能采取一些极端饮食方式，如低碳水化合物饮食或极低能量、纯素食、液断等，这些都会导致能量摄入和蛋白质摄入不够，导致脱发的加重。脱发其实还和许多微量营养素有关系，包括铁、维生素 D、叶酸等，都要通过从丰富的食物中摄取。如铁缺乏会引起贫血，而贫血也会导致脱发。

3. 合理补充营养素

在排除了贫血、快速减重等因素后，则需要进一步检测多种维生素及微量元素水平。如发现维生素缺乏，如存在维生素 D、叶酸及生物素水平偏低，可考虑相应补充。另外其他一些维生素和微量元素过量也会导致脱发，如维生素 A、维生素 E 及硒过量，因此需要进一步审视日常营养补充剂、用药及食物因素，排除可能因素。

4. 做好营养监测和管理

定期到找专业人士咨询或随访，做一些膳食调查、营养素监测及身体成分检查，看是不是存在一些营养素的缺乏，做到有的放矢，缺什么补什么。若整体饮食结构比较均衡、营养成分摄入充足，也无需额外补充。

第二节　贫　血

贫血是不良减重方式带来的第二个隐患。有些减重者虽然如愿达到体重下降的目的，但在减重过程中忽视了身体对营养的需求，体重减轻后身体状态大不如前，做事情提不起劲儿，没有食欲，吃饭没味道，稍微一活动就气喘吁吁，偶尔还会出现头晕眼花、记忆力下降等一系列症状，不知不觉还患上了贫血。

与减重相关的最常见的贫血是缺铁性贫血和巨幼红细胞性贫血，这两种贫血均是由于身体所需要的维生素和微量元素摄入不足导致的。过度节食减重容易导致铁元素摄入不足，长时间吃素食减重、进食过多的植酸（粗粮、豆制品中含量较高）影响铁吸收是引起缺铁性贫血最常见的原因。而巨幼红细胞性贫血则与维生素 B_{12}、叶酸缺乏有关，动物性食物吃的不够容易导致维生素 B_{12} 缺乏，主食太单一，豆类和绿叶蔬菜摄入不足会导致叶酸缺乏。有些减重食品或药品会破坏胃肠功能，导致胃肠道功能紊乱，影响营养吸收，导致贫血。

一、贫血常见的表现

1. 皮肤、眼睑内黏膜变白，口唇、指甲和耳垂等部位明显变白。

2. 出现食欲减退、乏力、嗜睡、易疲劳、呼吸急促、心跳加速等不适症状。

3. 头晕眼花、耳鸣、思考反应能力下降、健忘等。

4. 影响消化功能：贫血时消化腺分泌减少甚至腺体萎缩，进而导致消化功能减退、消化不良，出现腹部胀满、食欲减退、大便规律和性状的改变等。缺铁性贫血可有吞咽异物感或异嗜症。

5. 引起激素水平变化：长期贫血影响睾酮的分泌，减弱男性特征；对女性，因影响女性激素的分泌而导致月经异常，如闭经或月经过多。在男女两性中性欲减退均多见。长期贫血会影响各内分泌腺体的功能和红细胞生成素的分泌。

二、预防和改善因减重引起的贫血的措施

预防和改善因减重引起的贫血，最重要的是要保证充足的营养素供应，做到食物多样化，提高各种营养素的利用率。

1. 制订科学饮食计划，合理安排一日三餐，确保每日饮食中含有适量的主食、肉类、蛋类、奶类、蔬菜水果类等各类食物。各类食物间应多种食材

交替食用，做到食物多样化，以保证各种营养素的均衡供给。

2.增加易吸收的含铁丰富的食物，如红色肉类、动物肝脏、动物血液、禽类等。

3.增加富含维生素 C 的蔬菜和水果，如柑橘类水果、瓜类及叶菜类蔬菜等，促进铁元素的吸收。因维生素 C 容易在烹饪过程遭到破坏，可以多选用生吃或简单烹饪的蔬菜。

4.增加饮食中蛋白质的摄入量，如多种肉类、蛋类、奶类及豆制品类，保证足够多的蛋白质参与血红蛋白的生成。

5.避免将影响铁吸收的饮品与含铁丰富的饭菜一起进食，如大量浓茶或咖啡，要与用餐时间错开，避免影响铁吸收。

6.若已经出现贫血症状或者铁元素缺乏时，应使用补铁制剂，如琥珀酸亚铁、多糖铁等制剂，同时补充维生素 C 制剂。

第三节　营养不良

从体态上看，肥胖是营养过剩的表现，很难与营养不良联系起来，而在营养学上，营养过剩本身也是营养不良的一种状态。肥胖人群往往长期饮食结构不合理，日常饮食中碳水化合物和脂肪超标，而维生素和矿物质摄入不足或不平衡，也是营养不良中营养不均衡的一种状态。还有一些体重正常人群减重时，体重不容易减下来，这些人为了达到快速减重的目的，采取极端的减重方法，如极低热量节食、单一食物饮食或液体饮食等。这些不科学的减重方式虽然可能带来短期效果，但更有可能导致严重的营养不良问题。

一、不良减重方式会导致营养不良

1.极低能量节食会导致营养素缺乏。这种减重方法通过大幅减少每日摄入的能量来实现快速减重，但同时也会导致蛋白质、维生素和矿物质等必需营养素的严重缺乏。

2.营养不均衡。不少人为了减重而不吃主食或肉类，或只吃某几种食物，采取液断等多种不健康的减重方式。这些减重方法中食物提供的营养素不能满足人体需要，营养素本身就不平衡，长期这样吃就会引起营养不良。

3.运动量过大、能量过低或碳水化合物过少会进一步加重微量营养素的缺乏，容易出现乏力、头晕、怕冷、口角炎、脱发、月经不调等营养不良的表现。

4.肌肉量减少，代谢率降低。尤其容易发生在女性营养不良的类型，节食减重、蛋白质摄入不足，甚至是一些极端饮食方式，会导致体内肌肉量减少，出现体重大肌肉量少的现象，最终导致糖尿病、心血管疾病等多种慢性疾病发生。

5.维生素和微量元素缺乏会进一步加剧肥胖发生。维生素和微量元素的缺乏会直接导致代谢失衡，脂肪无法充分代谢，肝脏代谢能量减少和利用维生素的酶进一步缺乏，导致肝脏代谢能力下降，从而加重脂肪尤其是内脏脂肪的蓄积，导致减重越来越难。

二、纠正营养不良的有效方法

1.避免极端饮食，不要采用过度节食、单一食物饮食或液体饮食等不科学的减重方式。

2.减重过程中要合理控制能量和保持饮食均衡，做到食物多样化，谷类为主，多吃蔬菜、水果，适量摄入鱼、禽、蛋、瘦肉及奶类、豆制品类等。

3.饮食与运动相结合，在有氧运动的基础上适当增加力量训练，保持和增加体内肌肉量。

通过科学合理的饮食和生活方式，可以有效预防和避免营养不良的发生。

第四节　便　秘

便秘是减重过程中经常遇到的难以言表的痛，严重影响生活质量。便秘是一种功能性胃肠道疾病，包括排便次数减少、便质硬结、排便困难、排便时间延长、肛门堵胀、便不尽等一组综合症状，伴或不伴有腹痛、腹胀、恶心、便血等病理生理改变。

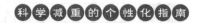

不当减重方式导致便秘的原因多是由过度节食导致的进食量不足、膳食纤维摄入不足、饮水量不足引起。减重时大大减少了食物摄入量，吃的东西少了，肠道内的排泄物也自然而然的减少，一旦肠道内容物太少，对肠道壁的压力就会减小，排便反射减弱，大便在肠管中堆积的时间久了，水分被附近黏膜吸收，就出现了大便干结、难以排出的便秘症状。研究表明，膳食纤维摄入不足会增加结肠运输时间，引起便秘。减重期间油脂吃得极少，食物中大多数粗纤维含量也较少，很难促进肠道蠕动，所以就出现了长时间不排便的情况。此外，饮水不足或非有效饮水也会导致机体缺水，肠道会吸收更多水分以补充体液，从而使大便干结，造成便秘。

便秘不仅是排便时很痛苦，还可能带来比较严重的并发症，引发痔疮、直肠炎及肛裂等。若减重时出现便秘，这也是身体健康受到威胁的提示，应及时调整减重方法。

减重过程中预防便秘的措施如下。

1. 避免过度节食

减重时会减少食物摄入，但也不能吃得太少，保证饮食中有主食、肉蛋奶类和蔬菜水果类，并且要适当吃一些低能量、大体积的食物，如各种蔬菜。减重期间一般要求每天至少吃 500g 的蔬菜，如果出现便秘的苗头，蔬菜量可以适当增加。

2. 增加膳食纤维

减重过程中不能吃得太精细，要经常吃粗粮、绿叶蔬菜、蘑菇、木耳等膳食纤维含量丰富的食物。减重期间所吃粗粮应该占到主食的 50%。红薯、玉米、燕麦等可以促进排便，可以多食用。

3. 足量饮水

减重时一定要保证摄入足够的水量，有效饮水、少量多次，每天最好饮水 2.5L 左右。若天热、户外活动增加、运动加强时，都应该增加饮水量。

4. 适当食用油脂

油脂尤其是植物油具有润肠通便的作用，但其又是减重期间需要被控制的对象，一般要求每天控制在 20g 以下。如果有便秘现象，可以适当增加烹饪油的食用量。

5. 保证 B 族维生素摄入

B 族维生素具有促进胃肠道蠕动、消化液分泌的作用。减重期间可以多选择富含 B 族维生素的食物，如豆制品、粗粮、坚果、瘦肉等，也可以适当补充 B 族维生素制剂。

6. 补充益生菌

可促进肠道菌群的平衡，有利于减重和正常排便。减重期间为了缓解便秘，可以喝无糖酸奶或服用益生菌、益生元制剂调理肠道。

7. 适当运动

运动可以促进胃肠道的蠕动。如果出现便秘的征兆，可以适当增加一些腰腹部的局部训练。

8. 药物治疗

必要时，可给予药物治疗，如服用胃肠道动力药物、促进肠道蠕动的药物等。

第五节　失　眠

一、减重与失眠的关系

有些人在减重过程中常会面临各种难题，失眠就是其中之一。对于超重或肥胖人群来说，适当的、科学的减重能够改善体内新陈代谢，增强心肺功能，舒缓压力，并有助于重塑体型，增强自信，而且适当的减重能够有效地改善睡眠。

但是不恰当的减重方法可能导致失眠甚至加重失眠。比如节食，尤其是减少碳水化合物的摄入，不仅会导致血糖水平波动，也会因缺乏足够的营养使身体无法正常产生褪黑素，从而影响睡眠质量。身体能量供应不足，还可能

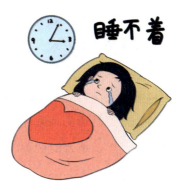

引发自主神经功能紊乱，严重时会诱发甲状腺功能亢进，进一步加剧失眠问题。此外，一些减重药物可能含有兴奋剂成分，如安非他命或咖啡因，这些成分能够控制食欲，但同时会造成中枢神经系统过度兴奋而难以入睡，严重时会出现幻想、幻觉、情绪不稳定等。另外，减重过程中的焦虑、抑郁情绪也是导致失眠的重要因素。减重带来的压力、对体重变化的过度关注、过分在意外界对自己身材的评价，都可能使交感神经长期处于兴奋状态，影响睡眠质量。除此之外，过度运动及临近睡觉时间运动也是导致失眠的一个常见原因。然而，过度的体力活动会使身体处于高度兴奋状态，导致心率加快、体温升高，这些生理变化不利于身体进入放松状态，从而影响睡眠。剧烈运动后会导致肌肉疼痛和疲劳感，需要时间来恢复，这可能会进一步干扰睡眠。

二、预防和应对减重过程中失眠的措施

对于失眠，首先要明确引起失眠的原因，排除疾病原因后，再从饮食、生活方式和心理上调整，必要时可以采用药物干预。

1. 调整饮食

确保饮食均衡且富含营养，特别是要摄入足够的蛋白质、膳食纤维和健康脂肪。同时，晚餐不要吃得过晚、过饱，不吃过于刺激的食物，避免饮用酒精、咖啡、浓茶等，不吃油腻或煎炸等不易消化的食物；晚餐或睡前可选择一些助眠保健食品如褪黑素、γ-氨基丁酸等。一些健康食品，如牛奶、酸奶、莴笋、桂圆、核桃、莲子、苹果、橘子、香蕉、橙子、梨等也有一定的助眠作用。还可以适当补充富含钙、镁及 B 族维生素的食物，也有助眠作用。睡前不要喝太多水，避免频繁起夜而干扰睡眠。

2. 调整生活方式

避免熬夜，养成良好的作息习惯。同时，避免睡前过度疲劳或过度兴奋，可以睡前洗澡、泡脚，也可以通过冥想、深呼吸等方式来缓解压力，放松自己。此外，营造舒适的睡眠环境，确保卧室安静、黑暗和凉爽。使用舒适的床垫和枕头，以及适合的被褥，尽量让卧室远离噪声和光线污染。

3. 合理安排运动时间

选择合适的运动时间和强度。一般来说，下午或傍晚进行中等强度的运动对睡眠有益。避免在睡前进行剧烈运动。

4. 寻求专业帮助

如果尝试了上述方法仍然无法摆脱失眠的困扰，可以考虑寻求专业心理咨询师或医生的帮助。

第六节 低血糖、乏力

低血糖和乏力是减重过程中经常发生的现象。低血糖不是糖尿病患者的专属体征，对于胖友来说，长时间未进食，进食量过少或过度节食，高强度、长时间运动等均容易诱发低血糖反应。对于非糖尿病患者，若血糖浓度低于2.8mmol/L，即可诊断为低血糖，而糖尿病患者只要血糖低于3.9mmol/L 就可诊断。若身体出现大汗、饥饿、心慌、心悸、颤抖无力等症状，发生低血糖时，此时若不及时识别和处理，严重时还可以出现神志改变，甚至昏迷。乏力通常表现为全身无力、身体虚弱、没有精神。一般是自我感觉，比如平时可以轻松上楼梯，现在一上楼梯就感觉喘不上气、双腿发软或懒得活动等。一般来说，对于正在减重的人群来说，严格限制主食等碳水化合物会导致血糖偏低，就会容易出现乏力的现象。减重人群在进行力量训练，特别是局部肌肉的抗阻训练时，导致乳酸分泌增加，也容易造成乏力。服用减重药物也会导致乏力的发生。减重药物通过抑制食欲或抑制胃肠道吸收功能发挥作用，进而帮助减重，但同时也会造成营养成分摄入不足，时间长了，会导致电解质失衡、厌食、乏力的发生。乏力可能会影响食欲和限制饮食摄入，造成能量、蛋白质等营养物质摄入不足，从而加重营养不良，造成恶性循环。不良减重，特别是靠不吃饭减重的人，更容易发生浑身乏力的现象。简单来说，吃得越少，越容易浑身没劲。心理方面，如果减重不顺利且精神压力过大，可能会产生抑郁、焦虑等状况，也会在主观上产生容易疲劳、精神疲惫等现象。

如何预防和改善减重过程中出现的低血糖与乏力现象？

1. 科学饮食。避免采取靠"饿"和"抗"的极端饮食方式减重，如过度节食、名字很炫实则低能量的液断饮食、只吃蔬菜或水果减重、不吃主食减重等不科学的减重方法。选用科学的饮食方法，如低能量均衡减重，轻断食减重和高蛋白减重等方法，要基于营养均衡的原则安排饮食，必要时补充微量营养素制剂。

2. 如果出现了低血糖和（或）乏力的症状，需要明确造成该反应的原因，是否运动过度、长时间不吃饭或饮食摄入不足等，找到原因后及时纠正。若在出现乏力前有运动过量的情况，则需要适当减少运动量，并改变运动方式，量力而行，在乏力现象改善后再逐步增量。如果自己找不出原因，则需要咨询专业医生和营养师，或是到医院做一些相关的检查。

3. 如果发生低血糖应及时处理。减重期间，一旦出现低血糖，如大汗、心慌等症状，必须尽快摄入葡萄糖，提高血糖浓度，避免血糖过低出现不可逆性中枢神经损伤及其他重要脏器损伤。最简单方便的方法是建议减重期间随身携带糖果、巧克力等。

第七节　月经不调

对于胖友来说，过多的脂肪容易导致月经不调，适度减重则有助于保持月经周期规律。但过快的减重也容易导致月经失调，更需要引起关注。

长期不当减重会导致月经量少，周期推迟，严重者会造成闭经。不少减重者直至闭经才发现月经不调的问题。近年来年轻女性对身材过度追求，首选的减重方法就是节食。减重会导致脂肪含量减少，而脂肪不仅是能量的储存库，还参与雌激素等多种激素的合成和分泌。有研究指出，体内脂肪含量必须达到体重的 17% 才能开始来月经，而维持正常月经周期性来潮，体内脂肪含量必须达到体重的 22%～26%。脂肪含量减少可能导致雌激素合成原料的减少，从而导致月经紊乱，甚至闭经。此外，不当减重导致闭经的女性大多还伴有饮食障碍，如饮食减量、暴食、催吐、滥用药物等，还可能发展为神经性厌食症。因此，减重人群出现月经不调和闭经时，一定要提高警惕，及时干预治疗。

减重不来月经，应该怎么做呢？

1. 恢复健康饮食

节食过度者应立即恢复正常饮食，加强营养，保证能量供给充足。月经失调和闭经的人群，应该恢复健康饮食，保证有充足的能量、蛋白质和营养素的摄入，加强膳食性钙质和维生素 D 及其他维生素和微量元素的摄取，不能保证膳食来源时应考虑补充剂。

2. 维持合适的减重速度，明确减重目标

减重人群应树立正确的健康管理观念，科学减重，女性胖友不要盲目追求减至 100 斤的目标。建议减重速度不超过每周 1kg，月经不调时应减慢减重的速度，每周减重的速度可以控制在 0.5kg，每天 500kcal 的能量差，通过调整饮食和运动来完成。体重的控制（保持、减轻或增加）主要是通过能量摄入量与能量消耗量的差值实现的，可以寻求专业营养师的帮助，请其根据自己当前的营养状况、饮食习惯、运动量等制定个体化的食谱，保证食物多样化、营养均衡，预防或改善维生素和微量元素的缺乏。

3. 药物治疗

如果女性在恢复饮食、减少运动量后，1 ～ 2 个月经期还没有恢复正常；或者在体重和膳食能量摄入量均恢复正常后，若月经失调或闭经未得到改善，骨密度也低于正常水平时，可以考虑药物干预。药物干预必须在专业医生的指导下进行。

第八节　运动损伤

运动损伤是指运动过程中发生的各种损伤。常见的运动损伤有骨骼损伤、肌肉损伤和韧带损伤等。饮食控制与运动联合可以更好地减轻体重、起到减脂增肌的效果，但不科学的运动方式不但不能成功减重，还会造成运动损伤。

一、运动损伤发生的原因

无运动基础，肌肉力量不足、柔韧性及伸展性较差，肢体动作不协调及发力不均，技术动作不规范，疲劳运动，运动负荷过大，场地器材不当，缺乏自我保护意识及能力，以及运动前准备活动不充分等，都会造成运动损伤。在开展减重运动前应由专业人员评估运动损伤的风险，评估主要包括减重个体状况如既往的运动损伤史、体适能水平[①]、运动能力、认知情况、是否有带伤运动等。

二、避免运动损伤的措施

每个人的身体素质不同，应根据性别、年龄、健康状况、训练水平和各运动项目的特点，合理安排运动负荷。

1.选择安全的运动环境，使用合适的运动装备，穿着舒适的运动服及防滑的运动鞋袜，避免因场地、器材、服饰原因造成运动损伤。

2.准备活动不能忽视。僵硬的肌肉是导致运动中肌肉拉伤的主要原因。因此运动前充分热身，使身体温度升高，防止肌肉僵硬，提升肌肉的灵活性，可以减少肌肉拉伤及关节扭伤的发生。

3.合适的运动强度和频率。不可盲目追求减重速度，大幅增大训练量，应循序渐进，从少到多逐渐增加运动强度，避免因训练方式不当和训练负荷过大而产生运动损伤。运动进阶应从适应阶段开始，逐步到提高阶段，最终达到维持阶段。对于无规律运动习惯和基础体重较大的减重人士，采取"低起点，缓慢加"的策略，在运动技能上应从简单到复杂，体适能水平应从低到高。例如，可选择从正常步速走路到快走，渐进到适度地慢跑，再到保持一定配速的跑步，逐步提高速率和跑步距离；跳操可从简单动作开始，逐渐提高动作难度。有氧运动的训练时长可选择从一次训练10分钟到逐渐增加耐受至30分钟以上，保持每周3～5次，总计≥150分钟的中等强度运动（运动时心率范围为64%～76%的最大心率[②]）。

---

① 体适能是指能够充满活力地执行日常任务的能力，没有过度疲劳，并有充足的能量享受休闲时光和应对紧急情况。
② 运动中心率随运动强度的增加而升高，当运动强度增加到一定水平，心率不再随运动强度增加，达到稳定状态，称之为最大心率。

4. 患病时不宜运动。急性疾病（如感冒、腹泻）期应暂停运动，待病情缓解后再逐步恢复运动。运动中如出现胸痛、胸闷、头晕、心悸、呼吸困难、疲劳、关节肌肉疼痛明显等不适症状，应立即降低运动强度或停止运动，采取应对措施，必要时及时就医。

5. 抗阻训练时要保持自然呼吸状态，特别要注意避免屏气，以免缺氧或血压波动幅度过大，必要时提供适当的保护。建议初学者在专业人员指导下进行训练，抗阻力量训练时注意控制动作速率和关节活动范围，同一肌肉群的力量、耐力运动频率以隔天 1 次为佳，每次 10 ～ 20 分钟，每周 2 ～ 3 天。

6. 运动后应做整理活动和拉伸练习。肌肉疲劳是运动损伤的主要诱因。利用运动训练后的拉伸，加快血液循环，降低肌肉酸痛程度，有助于促进肌肉状态和力量的快速恢复，减少第二天肌肉在疲劳状态下运动的情况，以达到降低运动损伤风险的目的。

第九节　暴食症、厌食症

一、暴食症

暴食症又称为暴食障碍，是一种以反复发作性暴食为主要特征的一类进食障碍。暴食症患者存在反复发作、冲动性、失控性的暴食行为。其主要表现为短时间内机械性地大量进食，无饥饿感时也会大量进食，进食速度较平时快很多，失去对饱腹感的正常反应，直至感到不舒服的饱腹感或压迫感出现才停止进食。反复发作冲动性的、伴失控感的暴食，常伴有与暴食相关的显著痛苦，而没有防止体重增加的补偿行为。因此，暴食症患者常有明显的体重增加或肥胖。

1. 暴食症的原因

暴食常与各种原因引起的负性情绪、饮食限制有关，其中过度节食是引起暴食最主要的原因。在进行节食减重时尤其是过度节食时，身体的能量和营养供应不足，大脑会发出信号提示尽快补充。于是，便会通过吃一些高能量、高脂肪、高碳水化合物的食物来满足机体需求。当在减重期间感到沮丧、

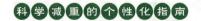

焦虑或有很大压力时体内的激素水平会发生改变，皮质醇含量升高、5-羟色胺含量降低，这些都会让身体更渴望获得食物；减重失败等经历会带来自卑、自责等负面心理情绪，容易诱发焦虑、抑郁等精神异常，会进一步加重过量的进食行为。

2. 暴食症的危害

暴食症患者紊乱的进食行为可导致胃肠道疾病、高血压、肥胖及由此引起的代谢和各系统功能紊乱等躯体问题。暴食症还会影响患者的心理健康，常导致心境障碍、焦虑障碍、物质使用障碍等多种精神障碍，给患者及家庭带来巨大痛苦。

二、神经性厌食症

神经性厌食症是以自我饥饿、体重显著减轻和营养不良为特征的一类进食障碍。本病是一种复杂的心理障碍，患者强烈害怕体重增加或体型变胖，有意造成体重明显减轻，强迫性控制和限制食物摄入量。由于长期营养摄入不足导致营养不良，进而累及全身各系统，导致各种并发症，严重者会引发多器官功能衰竭而死亡。神经性厌食症通常会影响患者的身体健康和生活质量，需要及时治疗和管理。

1. 减重过程中发生神经性厌食症的原因

患者通常对体型过度焦虑，在减重过程中在心理上"迷恋"低体重，抗拒体重增加，拒绝维持健康体重。很多患者对自身体型感知存在异常，如明显已经很消瘦了，但仍觉得自己很胖。

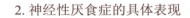

2. 神经性厌食症的具体表现

在行为上，刻意减少能量摄入量和增加能量消耗量，表现为：限制饮食，包括对食物总量和食物种类的限制，回避高热量的"发胖"食物，如甜食类、主食类、脂肪含量较高的肉类、油炸食品等；过度运动；催吐，表现为进食大量食物后和进食量不多时均可催吐，后期可无诱导下自然呕吐；导泻，包括口服各种缓泻剂、使用灌肠剂等方法；滥用药物，包括利尿药、食欲抑制剂、各种减重药等。

3. 神经性厌食症的预防与治疗

（1）预防：预防神经性厌食症的发生非常重要，关键在于培养健康的膳食行为和身体形象意识，构建健康"美"的观念，正确认识体型、体重、健康、美四者之间的关系，保持良好的心态，以及获得家庭和社会的支持。

（2）治疗：一旦出现神经性厌食症的症状应及早就医，由专业医生及时干预治疗。神经性厌食症治疗的核心目标是恢复体重。常用的治疗方式有营养治疗、心理治疗和药物治疗。

第十节　情绪障碍

超重、肥胖及减重失败的经历会带来自卑、自责等负面心理感受而引发情绪障碍等问题。情绪障碍的临床表现很复杂，以焦虑、恐惧、强迫、抑郁或躯体功能障碍为主。超重/肥胖人群心理问题发生率高于正常人群，其中抑郁、焦虑、进食障碍是发生率最高的3种心理表现。

一、减重过程中产生情绪障碍的原因

情绪和饮食、体重之间关系复杂。不同的情绪往往会对食物的选择、进食的频率等产生影响。例如，人在感到压力或情绪低落时，激素水平和化学变化都在影响着身体状态，此时会倾向于进食高能量、高脂肪的食物以寻求安慰。前面讲到的暴食症和神经性厌食症都与情绪和心理密切相关。

1. 食物对大脑及神经系统的影响会引起认知过程和情绪变化。减重期间过度节食容易导致情绪不稳定。

2. 运动过量，造成过度消耗，继而影响免疫系统和内分泌系统，造成机体内环境紊乱，导致情绪不佳甚至抑郁。

3. 人们往往在减重开始时信心满满，但在减重过程中常因为体重下降缓慢、停滞、没有达到预期目标，而产生自我怀疑、丧失信心、消极放弃等情

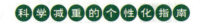

绪变化。

二、预防和改善减重过程中产生的不良情绪的方法

我们要认识到减重过程中出现情绪障碍问题是正常的。以下提供一些方法，可以帮助预防和改善减重过程中产生的不良情绪。

1. 正视自己的情绪，不逃避或压抑，学会接纳自己的情绪，与情绪和平共处。

2. 寻找健康的情绪出口。当感到压力或情绪低落时，可以尝试通过冥想、听音乐、运动等健康的方式来释放情绪，减少紧张和焦虑，而不是通过大量进食来发泄。记录每次情绪化进食的原因和当时的情绪感受，学会识别情绪化进食的诱因，有助于减少情绪化进食。保证充足的睡眠，坚持规律作息，尽量避免熬夜，有助于维持正常的机体代谢。

3. 设定合理的减重目标。减重过程中，人们往往会对自己的体重及体型有较高的要求，建议设定一个合理的可实现的阶段性目标，细化并逐步推进，这样更容易保持积极的情绪，避免压力和不良情绪。

4. 体重停滞是正常现象，不要过度自责。了解体重减轻的科学原理，调整饮食和运动计划，不可仅通过节食控制体重，增加减重方式的多样性，给予积极的心理暗示，保持耐心和信心。

5. 寻求支持。告诉朋友和家人你的减重计划，与朋友、家人、专业人士等分享你的感受和困惑，使他们成为你的支持系统，他们的支持和鼓励往往能帮助你更好地调整情绪。还可以寻找一同减重的伙伴，彼此间进行经验交流，互相鼓励，增强信心和提高动力。

6. 干预治疗。如果情绪波动较为严重，自己无法消化缓解，应寻求专业的精神心理科医生进行心理咨询或治疗，以帮助调节情绪、进行心理疏导等。

第十一节　高尿酸血症

尿酸是人体代谢产物之一，主要由膳食摄入和体内分解的嘌呤化合物经肝脏代谢产生，通过肾和消化道排泄。正常情况下，体内尿酸产生和排泄保持平衡状态。高尿酸血症是嘌呤代谢紊乱引起的代谢异常综合征。非同日两次空腹血尿酸浓度＞420μmol/L 可确诊为高尿酸血症。高尿酸血症主要是内源性嘌呤代谢紊乱、尿酸排出减少与生成增多所致。而高尿酸血症引起的急性关节炎发作、痛风石形成及关节和肾脏损伤时，称为痛风。

一、减重过程中发生高尿酸血症的原因

减重导致高尿酸血症发生的原因有以下几方面。

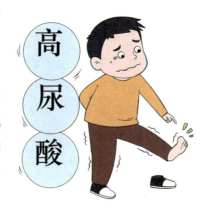

1. 减重速度过快

脂肪在分解代谢过程中会产生酮体。当过度节食饥饿时，短期内体重快速下降造成体内酮体升高，酮体与尿酸竞争性排出，抑制尿酸从肾小管排出体外，导致血尿酸水平升高，诱发痛风的急性发作。

2. 膳食结构失衡

生酮饮食、低碳水化合物饮食等限制碳水化合物摄入的饮食方式会改变机体的供能方式，将自体储存的脂肪经肝脏分解代谢产生酮体为各个组织提供能量，大量酮体的产生与尿酸排泄形成竞争，从而导致尿酸排泄减少，升高血尿酸水平。此外，生酮饮食以高脂肪食物为主，摄入大量肉类、海鲜等高嘌呤食物，使体内尿酸生成增加，导致高尿酸血症。有些人喜欢用水果替代主食来减重，大量地摄入水果会伴随果糖摄入过多，果糖能增加尿酸生成，导致血尿酸水平升高，引发高尿酸血症。

3. 过量运动

当进行与体力不相称的剧烈运动、过量运动时，可使三磷酸腺苷（ATP）大量分解成尿酸。无氧运动可产生大量乳酸，造成体内乳酸堆积，与尿酸竞争性排出。当发生局部软组织充血、水肿等运动损伤时，局部循环会受到一定的抑制，容易诱发尿酸盐结晶形成，进一步引发痛风发作。

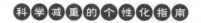

二、高尿酸血症的预防及营养治疗

1. 合理减重。避免过度节食和减重速度过快，以每周减低 0.5 ～ 1.0kg 为宜。

2. 限能量平衡膳食。控制总能量摄入，保持合理膳食，三大宏量营养素的供能比分别为脂肪 20% ～ 30%，蛋白质 15% ～ 20%，糖 50% ～ 60%。避免进食大量高嘌呤食物，如动物内脏、生蚝、鱿鱼、贻贝等。高尿酸血症人群应选择低嘌呤饮食，避免食用诱发痛风发作的食物（表 4-1）。

3. 足量饮水。男性每日饮水不少于 1700ml，女性不少于 1500ml。高尿酸血症人群应每日饮水 2000 ～ 3000ml，以促进尿酸排泄。

4. 在充分考虑安全性的情况下，尝试其他减重饮食模式干预无效后，在临床营养师指导下可进行短期生酮饮食管理。除监测血酮体外，还应监测肝肾功能、体成分的变化，并密切关注血脂水平。

5. 本身有高尿酸血症的超重 / 肥胖人群不推荐生酮饮食及低碳水化合物饮食，以避免痛风发作。

表 4-1　常见食物按嘌呤含量分类

嘌呤含量（mg/100g）	分类	食物举例
150 ～ 1000	第一类（高嘌呤）	动物内脏，如肝、肾；海苔、紫菜（干）；鲭鱼、贻贝、生蚝、海兔、鱿鱼等
75 ～ 150	第二类（较高嘌呤）	牛肉、猪肉、羊肉；兔肉、鸭肉、鹅肉；鲤鱼、比目鱼、草鱼等
30 ～ 75	第三类（较低嘌呤）	大米、燕麦、荞麦；豆角、菜花；香菇（鲜）、金针菇（鲜）、口蘑（鲜）等
< 30	第四类（低嘌呤）	马铃薯、甘薯；胡萝卜、油菜、生菜、竹笋；水果类；牛奶及奶制品等

资料来源：《成人高尿酸血症与痛风食养指南（2024 年版）》

第十二节 生长发育障碍

一、儿童发育障碍

儿童青少年正处于生长发育阶段，不良的减重方式可能对儿童青少年的生长发育造成不利影响，产生营养素缺乏、厌食、失眠、思维异常、发育异常等副作用，严重阻碍儿童青少年的健康发育，造成生长发育障碍。因此，儿童青少年的减重方式应有别于成年人，不提倡在成年期可以使用的药物、手术、生酮饮食、低碳水化合物饮食及轻断食等治疗用于儿童青少年减重。极低能量饮食、轻断食这些减重方法会造成儿童青少年能量摄入严重不足。生酮饮食、低碳水化合物饮食对食物种类选择具有局限性，主食、水果和蔬菜的摄入量远低于肉类和脂肪的摄入量，膳食纤维、维生素 B_1、维生素 C、镁等存在摄入不足。低脂肪的减重膳食，容易出现脂溶性维生素、维生素 B_{12}、锌的摄入不足。在减重期间如果严格限制肉类摄入，会导致缺铁性贫血、锌缺乏，甚至蛋白质缺乏性水肿等。能量和营养素的长期缺乏都会影响儿童青少年的生长发育。而对于重度肥胖或伴有其他代谢性疾病的儿童青少年，需要在多学科团队协作下进行临床治疗。

二、儿童青少年减重

儿童青少年减重的目的是促进生长发育，加速有氧代谢，提高体质健康水平，养成科学、良好的生活习惯，保持身心健康，祛除成年疾病危险因素。儿童青少年的减重方案应由专业营养师来制定。治疗方案应以改善生活方式为基础，调整饮食和运动方案，结合行为矫正、健康教育，以日常家庭生活为主要场地实行综合治疗。可采取限制能量的平衡饮食进行减重，强调蛋白质、碳水化合物、脂肪的均衡，每日能量摄入量应在保证正常生长发育所需能量的前提下，适当减少能量供给。持续的饮食管理和有效运动是超重／肥胖儿童青少年的长期管理模式。

超重／肥胖儿童青少年体重干预目标是在保证身高稳定增长的同时，体

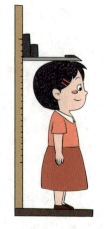

重不增长或增长速度减缓，最终达到健康体重，而不是必须降低绝对体重。6～12岁的超重儿童应在保证儿童正常生长、发育的同时维持体重，保持总能量摄入接近于当前总能量消耗，并适量增加体育锻炼；肥胖儿童需要适量减少总能量的摄入，推荐减重速度不超过每周0.45kg。13～17岁青少年生长发育将会达到顶峰，身高将达到最大值。对于青春期早期的超重／肥胖青少年，应保证生长发育、维持现有体重；而对于已经达到或接近身高最大值的超重／肥胖青少年，需要适量减少能量的摄入，且减重速度不超过每周0.9kg，在达到减重目标后循序渐进地调整至正常体重青少年所需的能量水平。

减重过程中家长应监测儿童青少年生长发育，每周测量身高、体重、腰围，计算身体质量指数和腰围身高比，并与生长发育标准进行比较，由营养师等专业人士评价机体营养状况，以判断减重速度是否合理，是否存在营养素缺乏，并及时予以干预和调整。

第十三节　免疫功能下降

免疫功能是人体疾病防控和健康促进的核心，合理膳食是免疫系统的基石，营养素是维持机体免疫系统的物质基础。机体营养状况的好坏影响着免疫功能的强弱，不合理的减重方式，尤其是在采用极端饮食或过度节食时，会导致免疫功能下降，而免疫功能下降会使机体更容易受到细菌、病毒和其他病原体的感染，表现为身体疲惫、容易感冒、伤口愈合速度缓慢等。长期的免疫功能低下可能增加罹患慢性疾病的风险。

一、减重过程中免疫功能下降的原因

1. 能量摄入不足

人体的一切代谢都与能量代谢有关，长期的能量摄入不足会影响身体的正常代谢，影响免疫系统功能。

2. 蛋白质摄入不足

人体的各种生命现象和生物活性物质都离不开蛋白质，蛋白质可构成具有免疫功能的抗体，蛋白质摄入不足会使免疫功能受损。

3. 维生素摄入不足

减重时如果没有合理安排饮食，可能会导致维生素摄入不足，而维生素对维持机体正常的免疫功能至关重要。例如，维生素 A 对于机体的免疫系统有着重要的作用，如果长期控制动物性食物（乳制品、禽蛋等）和深色蔬菜水果摄入，有可能造成维生素 A 的缺乏，可使机体特异性和非特异性免疫功能低下，导致对细菌、病毒及寄生虫感染的易感性增加。

4. 微量元素摄入不足

微量元素锌作用于机体中枢和外周免疫器官，为维持免疫系统完整性所必需。红肉和贝壳类是锌的良好来源，若在减重过程中严格限制此类食物摄入，有可能造成锌缺乏，进而影响机体的免疫功能。

5. 压力增加

减重过程中可能会产生心理压力，长期的心理压力不能得到释放会使人体的免疫系统受到抑制，降低机体免疫功能。

二、预防和解决免疫功能下降的方案

应采取科学合理的减重方法，避免极端饮食和过度节食，以确保免疫系统的正常运作。

1. 限能量平衡饮食

在控制总能量摄入的同时确保饮食中包含足够的蛋白质、充足的维生素、矿物质、微量元素等营养素，必要时合理补充复合营养素补充剂。

2. 加强体育锻炼

运动不仅有益于保持健康体重，还可以促进免疫细胞生成，提高免疫细胞活力。

3. 充足睡眠

保证充足的睡眠时间，因为睡眠对免疫系统的恢复和调节非常重要。

4. 减轻心理压力

通过冥想、深呼吸、沟通、运动等方式来管理和减轻心理压力。

5. 专业指导

在营养师或医生的专业指导下进行减重，确保减重计划安全有效。

6. 定期监测

在减重过程中，关注体征变化，出现免疫力下降征兆时，及时到医院进行相关检查以监测营养素水平和免疫功能。

第十四节　皮肤松弛暗黄

一、皮肤松弛暗黄的原因

过度减重，尤其是体重基数较大及减重过程中体重波动较大的人，其面部、腹部、上臂、大腿等部分的皮肤会出现松弛或下垂。胶原纤维、网状纤维和弹力纤维为我们的皮肤提供支撑和结构，其中胶原纤维和弹性纤维赋予皮肤弹性和韧性。当身体处于肥胖时，脂肪的增多会拉扯皮肤的弹力纤维，皮肤长期被拉扯会逐渐失去弹性，导致弹性纤维损伤断裂。而在短期内过度快速减重，底层脂肪的体积丢失，皮肤失去了脂肪的支撑，其受损的弹力纤维没有足够的时间去修复，皮肤弹性下降，造成皮肤无法适应身体尺寸的快速变化，皮肤就会出现松弛、下垂，就像泄了气的气球一样，变得松松垮垮。

皮肤内纤维性蛋白包含角蛋白、胶原蛋白和弹力蛋白。角蛋白是皮肤角质形成细胞的代谢产物和主要成分，胶原蛋白是胶原纤维的主要成分，弹力蛋白是真皮结缔组织内弹力纤维的主要成分。采用严格节食方法进行减重的人，往往存在必需营养素缺乏，尤其是维生素的缺乏，同时伴随胶原蛋白、弹力蛋白等的流失。维生素 A 缺乏时，表现为皮肤干燥、粗糙。胶原蛋白和弹力蛋白的流失会使皮肤弹性减弱，皮肤的水合状态受到影响而变得干燥，失去健康光泽，使皮肤暗淡，皱纹和细纹也会随之加深。

二、避免皮肤松弛暗黄的方法

避免快速减重，较为理想的减重目标应该是 6 个月内减少当前体重的 5% ～ 10%，合理的减重速度为每月减 2 ～ 4kg。通过缓慢而稳定的减重，让脂肪逐渐减少，可以帮助缓解脂肪丢失对皮肤造成的一些负面影响，让皮肤有更多时间适应身体体型的变化。

皮肤的维持和更新需要蛋白质、多种维生素和矿物质的保障。确保饮食中富含维生素、矿物质和蛋白质来维持皮肤健康和弹性。例如，维生素 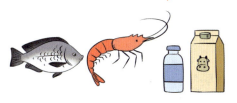 A、维生素 C、维生素 E、锌和 ω−3 脂肪酸等营养素对于皮肤的生长、分化、修复和抗氧化尤其重要。因此，减重期间应选择限能量平衡膳食，保障足量多样化的新鲜的蔬菜和水果摄入，必要的优质蛋白食物如瘦肉、鱼虾、低脂或脱脂牛奶，充足的饮水量，这些有助于促进皮肤新陈代谢，增进皮肤的光泽和弹性。同时，通过使用保湿剂来保持皮肤水分可以帮助改善皮肤外观和弹性。

适当的体育锻炼可以促进机体新陈代谢，改善皮肤的营养状态，使皮肤提高适应外界环境变化的能力。同时，减重不仅要关注体重的变化，更要关注体脂率和肌肉量的变化，建议以有氧运动结合抗阻训练作为减重的运动方式。抗阻训练可以减少体重下降过程中肌肉的流失，保持瘦体重，维持并增加机体的肌肉量，用肌肉来填补松弛的区域，改善皮肤弹性，使皮肤更加紧致。而对于严重松弛的皮肤，可能需要通过就诊，由专业医生来判断是否需要外科手术来改善。

第五章

各类减重膳食模式介绍

第一节　地中海膳食

地中海膳食是一种起源于地中海沿岸的健康饮食模式，是一种以植物性食物为基础，包含水果、蔬菜、马铃薯、面包、谷类、豆类、坚果种子等种类；食物以天然生产为主，新鲜度高；油类以橄榄油为主，饱和脂肪酸含量较低（7%～8%）；每天食用适量鱼、禽，少量蛋；控制甜食摄入量的膳食模式。该膳食模式中脂肪供能比为25%～35%，其中饱和脂肪酸摄入量较低（7%～8%），而不饱和脂肪酸摄入量较高。

地中海饮食模式是基斯（Keys）等人于20世纪60年代首次确定并提出，是基于大规模前瞻性研究，纳入了11 579例研究对象，随访15年发现生活在地中海区域的人群全因死亡率和冠心病死亡率相对较低，进一步分析发现归因于地中海饮食模式。2011年，Kastorini等所完成的一项纳入50个前瞻性队列研究和临床试验研究发现，地中海膳食模式可有效降低代谢综合征的发生风险。该膳食模式对代谢综合征的各组成指标的预防及改善结果也较为显著，包括降低血压、血糖、腰围等，改善高密度脂蛋白胆固醇和甘油三酯水平。《中国超重/肥胖医学营养治疗指南（2021）》总结2006—2012年有关膳食模式与超重/肥胖的研究发现，地中海膳食模式可以预防成年人体重增长或促进减重，其证据强度可达中等强度。多项研究显示，地中海膳食模式对超重肥胖、心血管疾病、2型糖尿病、代谢综合征及癌症等疾病均具有一定的预防作用。

一、地中海膳食的优点

近年来，越来越多针对地中海膳食的研究在健康领域开展。作为一种健康的饮食模式，地中海膳食具有以下优点。

1. 预防慢性疾病

地中海膳食富含抗氧化剂和膳食纤维，有助于预防慢性疾病，如糖尿病、癌症和阿尔茨海默病。

2. 降低心脏病风险

地中海膳食富含单不饱和脂肪酸，如橄榄油，有助于降低胆固醇水平，减少心脏病的发生风险。

3. 控制体重

地中海膳食注重蔬菜、水果和全谷物的摄入，同时限制红肉和加工食品的摄入，有助于控制体重。

4. 提供丰富的营养素

地中海膳食包含多种食物，可提供丰富的营养素，如维生素、矿物质和膳食纤维。

二、地中海膳食推荐的食物

1. 谷物

应选择全谷物，如全麦面包和意大利面、燕麦、玉米、糙米、大麦和粒粒面。

2. 水果

应选择多种类、多色彩的新鲜、冷冻、风干、罐装水果（冷冻、罐装水果可添加 100% 果汁或水，但不加糖），如苹果、梨、浆果、瓜类、香蕉、李子、葡萄干、无花果和桃。

3. 蔬菜

应选择多种类、多色彩的新鲜、冷冻、罐装蔬菜（罐装蔬菜应选择低钠、无钠型，冷冻蔬菜不添加脂肪、钠盐），如鳄梨、辣椒、西红柿、菠菜、羽衣甘蓝、菜豆、胡萝卜、豌豆、橄榄、黄瓜、鹰嘴豆、大豆、扁豆和芸豆。

4. 乳制品

选择低脂奶、奶酪等，也可选择希腊酸奶、酸乳酒和豆奶等植物奶。

5. 瘦肉、禽肉、海鲜和其他蛋白质

如三文鱼、金枪鱼、鳕鱼和其他鱼类，还有虾、蛤蜊、扇贝和贻贝，鸡白肉、火鸡肉、蛋类、干豆、扁豆和豆腐，核桃、杏仁、山核桃、榛子、腰果、花生等坚果和坚果酱，南瓜子、芝麻籽、亚麻籽和葵花子等。

6. 含脂肪的食物和油类

鱼类、坚果和鳄梨含有健康脂肪，还可食用橄榄油、菜籽油等植物油。

7. 其他

洋葱、大蒜、香料和香草可用来调味。

第二节　限能量膳食

限能量膳食也称为限能量平衡膳食（calorie-restricted diet，CRD），是一类在限制能量摄入的同时保证基本营养需求的膳食模式，其宏量营养素的供能比例应符合平衡膳食的要求。限能量膳食一般有 3 种常见的方式，在满足蛋白质、维生素、矿物质、膳食纤维和水这五大营养素的基础上，在目标摄入量基础上每天减少 500 ～ 1000kcal（男性 1200 ～ 1400kcal/d，女性 1000 ～ 1200kcal/d）；每天的膳食供能在 1000 ～ 1500kcal 之间；或较推荐少摄入 1/3 的总能量，其中碳水化合物占每日总能量的 55% ～ 60%，脂肪占每日总能量的 25% ～ 30%。越来越多的研究表明，限能量膳食是有效的体重管理方法，能够减轻肥胖者体重、减少体脂含量，进而减轻机体炎症反应、降低代谢综合征组分、减少心血管疾病危险因素，改善睡眠质量，并缓解焦虑症状。

一、食物来源

限能量膳食的食物来源应包括谷薯类、蔬菜水果类、禽畜肉蛋奶类、大豆坚果类等。建议平均每天吃 12 种，每周吃 25 种以上的食物。盐的摄入不超过 5g，保证足量饮水。

二、适用人群

1. 轻度超重或肥胖人群。

2. 曾经是中重度肥胖，已减至轻度肥胖且需要维持体重的人群。

3. 需要在短时间内尽快纠正代谢紊乱，但日常生活又不规律，如经常出差、夜班等人群。

4. 其他减重方法均不适用的人群，可使用本方法。

限能量膳食的食物来源应该包括谷薯类、蔬菜水果类、禽畜肉蛋奶类、大豆坚果类等。

三、限能量膳食要点

限能量膳食并不是简单地减少食物量的摄入，而是在减少能量的同时，维持身体所需的基本营养。一般来说，限能量膳食每天提供的能量为 1000 ～ 1500kcal，摄入的微量营养素应尽量满足身体需要。因此，在设计限能量膳食时需要兼顾以下几点。

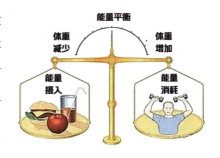

1. 选择低密度的能量食物，如蔬菜、水果、全谷物等。这些食物不仅提供丰富的维生素、矿物质和膳食纤维，还能增加饱腹感，帮助减少总能量摄入。

2. 保证蛋白质摄入，增强饱腹感和防止肌肉流失。蛋白质可选择瘦肉、鱼类、蛋类、大豆制品和乳制品。

3. 限制脂肪和糖的摄入，减少饱和脂肪、反式脂肪及简单碳水化合物的摄入，优先选择不饱和脂肪和复杂的碳水化合物，如坚果、橄榄油和全谷物等。

4. 维持足够的膳食纤维。膳食纤维有助于调节肠道功能、延长饱腹感，并可帮助控制体重。应多食用富含膳食纤维的食物，如蔬菜、豆类和全谷类等。

5. 分餐进食。每天食物总量可分为三餐正餐和 2 ～ 3 次加餐，防止饥饿和暴饮暴食并保持稳定的能量供应。

6.把握食物重量。使用量具（如量杯或厨房秤）来准确测量食物的摄入量，避免摄入过多的能量。

7.增加运动量。适度的有氧运动与力量训练能够进一步提高能量消耗，同时能够保持肌肉质量。

8.监控进展。定期记录体重变化，并监测其他健康指标，如血糖、血脂和血压，确保减重过程的健康和安全。

第三节 高蛋白膳食

高蛋白质膳食是一类每日蛋白质摄入量超过每日总能量的20%或1.5g/（kg·d），但一般不超过每日总能量的30%或2.0g/（kg·d）的膳食模式。蛋白质是人体重要的宏量营养素，参与肌肉、器官、激素和免疫系统的构建与维持，适当增加蛋白质的摄入比例，有利于维持身体重要器官和组织的功能，能够提高身体的基础代谢率，增加肌肉的合成，同时蛋白质动员内脏脂肪的能力非常强。另外，蛋白质本身有较强的饱腹感，有利于控制能量和便于减重者坚持。此外，相比其他两种能量物质，蛋白质在代谢过程中需要消耗更多的能量，增大能量差，利于减重。研究发现，与常规蛋白质膳食相比，高蛋白膳食更能显著减轻体重、缩小腰围。总之，高蛋白质膳食能够减轻饥饿感，增加饱腹感和静息能量的消耗。用完整的高蛋白质膳食方案，可以实现平均每个月减掉5kg的减重目标，高蛋白膳食常被用来在短期内快速减重，是一种相对安全又快速的减重方式。

一、适用人群

1.各种脏器功能正常，且以快速减重为目标的人群。

2.以高甘油三酯为特征的代谢异常者。

二、慎用人群

1.老年人等体弱、肌肉量不足的人群。

2. 备孕、怀孕及容易月经不调的女性。

3. 有痛风和高尿酸血症，患有肝胆疾病的患者。

4. 肝肾发育不成熟的儿童、青少年，以及其他肝肾功能异常的肥胖者。

5. 患神经性贪食或厌食症的人群。

三、高蛋白膳食减重的实施要点

1. 限制能量摄入

减重的核心是减少能量的摄入，提高能量的支出。蛋白饮食方案实际上是用蛋白质替代了部分高脂肪食物或高精制碳水化合物的摄入，从而限制了总能量摄入。如果不限制能量，仅仅提高蛋白质的摄入并不能起到减重效果，只会让减重者越来越壮。

2. 选择富含优质蛋白质的食物

瘦肉、鱼类、蛋、奶制品等食物富含优质蛋白质和必需氨基酸，有助于维持肌肉质量和免疫功能。而豆类、坚果、全谷物等食物含有丰富的植物蛋白，同时提供膳食纤维和抗氧化物质，有助于整体健康。

3. 使用蛋白粉助力

高蛋白膳食法既要控制热量又要提高蛋白质摄入的比例，如果想达到饮食方案中要求的蛋白质量，仅靠食物中的蛋白质很难达到要求，即使是蛋白质的量满足了要求，往往总热量会大大超标，减重效果大打折扣。若添加高纯度的蛋白粉既可以满足蛋白质的摄入量，热量又能够与减重要求相适宜。虽然蛋白粉的口感没有那么美味，大部分人喝完后会有些难受，并且口渴，但这种不舒服的感觉反而会降低食欲，口渴的感觉也会促使减重者喝下较多的水，以达到每日饮水 2000～2500ml 的要求。

第四节　轻断食膳食

轻断食膳食也称为间歇式断食，是按照一定规律在规定时期内禁食或摄入有限能量的膳食模式。早期多采用 5+2 模式，即 1 周中 5 天相对正常进食，

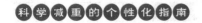

其他 2 天则（非连续）每天摄取平常能量的 1/4（女性约 500kcal/d，男性约 600kcal/d）的膳食模式。近些年，轻断食膳食方式不断出新，目前常用的方式包括隔日禁食法（每 24 小时轮流禁食，即一天进食，一天不吃或少吃，能量控制在 0 ～ 500kcal），在连续 / 非连续日每周禁食 2 ～ 3d，按 16：8（1 天之内 16 小时禁食，余下的 8 小时可以吃东西）规律进食等。在禁食期，能量供给通常为正常需求的 0 ～ 25%。

一、轻断食膳食的作用机制及临床证据

轻断食膳食的作用机制是通过干预饮食习惯、周期性地限制能量摄入来改变机体下丘脑的体脂设定点，从而调动体内储存的脂肪代谢，减少体脂量，达到减重目的。轻断食膳食在体重管理中的应用在国内外已经获得较多临床证据支持。多项研究发现轻断食膳食不仅可以减轻超重 / 肥胖者的体重，还可以改善代谢指标。Schwingshackl 等的系统评价与 Meta 分析纳入 17 项随机对照试验（RCT）共 1328 名参与者，观察时长 ≥ 12 周，结果显示与常规饮食相比，轻断食组参与者体重、脂肪组织含量、甘油三酯水平降低更显著，二者对低密度脂蛋白胆固醇、甘油三酯水平的改善有相似影响。Meng 等的系统评价发现与非饮食控制组相比，轻断食组显著降低胆固醇、低密度脂蛋白胆固醇和甘油三酯水平，有助于改善脂代谢；饮食控制组在降低胆固醇、甘油三酯水平方面较轻断食更有效，两种饮食方式可降低低密度脂蛋白胆固醇至相似水平；在安全性方面，轻断食模式对健康人群减重是安全的。几种不同的禁食方式中，5+2 模式，即每周 2 天的禁食，更易于实现和坚持，相对容易实施。2024 年中国学者发表在《美国医学会杂志》子刊的临床试验文章中提到，研究结果显示，"5+2 禁食法"能够在短期内改善血糖和减轻体重，治疗 16 周后体重约降低 9.7kg。

二、轻断食膳食的注意事项

在断食日应保证充足的饮水量，全日饮水量应达到 2000 ～ 2500ml。选择生食、蒸煮等烹调方式，减少烹调油的使用。避免选择高能量水果如牛油果、

榴莲、菠萝蜜、冬枣等，不可用果干替代水果。主食可选择全谷类食物，如全麦、糙米、杂豆等增加饱腹感。非断食日不可暴饮暴食，限制高能量、高脂肪、高碳水化合物食品的摄入。轻断食不适宜儿童、青少年、70岁以上老年人、孕妇、哺乳期女性及肝肾功能不全的患者。建议在专业医生及营养师指导下进行轻断食。

三、轻断食食谱举例

断食日的食谱可以遵循富含蛋白质的食物＋蔬菜或低能量的水果＋主食的原则（表5-1、表5-2）。

表5-1 男性轻断食日600kcal食谱

早餐	脱脂牛奶250ml或低脂酸奶100g 煮鸡蛋1个 复合维生素微量元素1片
午餐	水果150g
晚餐	主食50g 水煮蔬菜250g 蛋白质食物50g（如瘦肉、去皮鸡鸭、鸡蛋、豆腐）
饮水	2500ml

注：食物重量为生重。

表5-2 女性轻断食日500kcal食谱

早餐	脱脂牛奶250ml或低脂酸奶100g 煮鸡蛋1个 复合维生素微量元素1片
午餐	水果150g
晚餐	主食25g 水煮蔬菜250g 蛋白质食物50g（如瘦肉、去皮鸡鸭、鸡蛋）
饮水	2500ml

注：食物重量为生重。

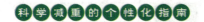

第五节　东方健康膳食

　　膳食模式是指膳食中各类食物的数量及其在膳食中所占的比重。膳食模式的形成受一个国家或地区人口、农业生产、食物流通、食品加工、消费水平、饮食习惯、文化传统、科学知识等多种因素的影响。合理的膳食模式有益于人类的健康，其中平衡膳食模式是最大限度保障人体营养和健康的基础。古人在《黄帝内经·素问篇》中用 16 个字概括了当时中国人饮食的多样性，即"五谷为养，五果为助，五畜为益，五菜为充"的以植物性食物为主的膳食模式。但近三十年来，我国居民的膳食模式正在悄然发生变化，由原有的以植物性食物为主逐渐向西方膳食模式以动物性食物为主发展。为此，《中国居民膳食指南（2022）》首次提出并推荐"东方健康膳食模式"。东方健康膳食模式（easern healhy diet pattern，EHDP）是基于我国东南沿海一带社会经济发展综合水平较高地区（上海市、浙江省、江苏省、福建省等）的健康饮食模式。通过分析我国营养调查和疾病监测的数据发现，这类地区的居民膳食营养状况相对较好，预期寿命较高，且发生肥胖、2 型糖尿病、代谢综合征、心血管疾病和脑卒中等慢性疾病的风险均较低。总结归纳该地区膳食特点是摄入的蔬菜水果种类丰富，常吃鱼虾等水产品、大豆制品和奶类，烹调清淡少盐，并且拥有较高的身体活动水平，接近《中国居民平衡膳食指南（2022）》推荐的平衡膳食模式，从饮食习惯和口味上比起国外的饮食模式也更加适合国人。

　　东方健康膳食食物多样，较为接近平衡膳食模式。那么作为减重饮食来说，东方健康膳食中鱼虾等水产品的脂肪含量较低，控制烹调油的用量，能有效减少脂肪及胆固醇的摄入；充足的蔬菜水果含有丰富的维生素、矿物质、膳食纤维及植物化学物，可以最大限度地减少因减重造成的营养素缺乏；同时较高的身体活动水平也有利于减重消耗能量。中国科学院营养与健康研究所罗耀淦等于 2022 年在国际内分泌和代谢性疾病领域的专业期刊《临床内分泌与代谢杂志》上发表文章，观察等能量限制的地中海膳食与中国传统江南膳食（接近东方健康膳食）在中国糖尿病前期人群中对减重及糖代谢稳态调控方面的影响。受试者能量摄入都限制在男性 1600 kcal 或女性 1300 kcal。6 个月的膳食干预结果表明，3 个组都得到了良好的体重控制，平均减重超过 5kg。关于东方健康膳食在减重方面的临床研究并不多，还有待进一步研究来证实其在减重方面的作用（表 5-3）。

表 5-3 东方健康膳食食谱（1600kcal）

餐别	食物	原料及用量
早餐	燕麦牛奶粥 煮鸡蛋 菠菜果仁 1 盘	燕麦 25g，牛奶 300g 1 个 菠菜 50g，核桃 10g
午餐	杂粮饭 水煮大虾 清炒油麦菜 紫菜蛋汤	大米 75g，小米 25g 大虾 80g 油麦菜 200g 紫菜 2g，鸡蛋 10g
晚餐	米饭 清蒸鲈鱼 素烧豆腐 香菇油菜 苹果	大米 75g 鲈鱼 50g 北豆腐 100g 干香菇 10g，油菜 150g 苹果 200g
食盐		5g
烹调油		20g
饮水		1700ml

注：食物重量为生重。

第六节　终止高血压膳食疗法

终止高血压膳食（dietary approaches to stop hypertension，DASH）是从 20 世纪 90 年代美国一项大型高血压防治计划发展出的膳食模式，连续几年入选《美国新闻与世界报道》的最佳饮食排行榜。DASH 强调增加蔬菜、水果、低脂（或脱脂）奶、全谷类食物的摄入，减少红肉、油脂、精制糖及含糖饮料和钠盐的摄入（标准 DASH 每日钠摄入量 1500 ～ 2300mg），进食适当的坚果、豆类。DASH 提供了丰富的钾、镁、钙等矿物质和膳食纤维，增加了优质蛋白质和不饱和脂肪酸的摄入，减少了脂肪尤其是饱和脂肪酸和胆固醇的摄入，控制了添加糖和钠盐，侧重于按特定量摄入特定类型的食物。DASH 是一项为形成饮食习惯而实施的长期饮食计划。

一、DASH 饮食临床证据

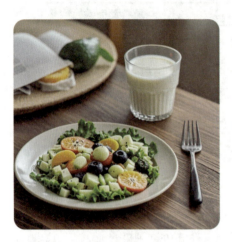

DASH 饮食早期目的是预防和降低高血压。如今，DASH 饮食在减重领域也得到了全球范围的广泛应用和推广。Kucharska 等对 126 例超重 / 肥胖的原发性高血压患者的随机对照试验研究显示，与无营养干预对照相比，3 个月 DASH 组患者的体重、血压、体脂量、空腹血糖、胰岛素、瘦素水平均显著下降。Razavi 等对 60 例超重 / 肥胖的非酒精性脂肪性肝病患者进行为期 8 周的随机对照试验研究，结果显示坚持 DASH 饮食可显著降低患者体重、BMI、谷丙转氨酶、碱性磷酸酶、甘油三酯、胰岛素水平和胰岛素抵抗指数。Shenoy 等对 81 例代谢综合征患者进行为期 12 周的随机对照试验研究，结果显示与对照饮食相比，DASH 饮食可显著降低患者的体重。Barak 等对伊朗 293 名 30 岁以上的女护士进行横断面研究，结果显示 DASH 饮食与向心性肥胖的发生率呈负相关。众多研究表明与常规饮食相比，DASH 饮食可有效降低超重 / 肥胖者的体重、BMI 和体脂含量。

二、DASH 饮食适用人群

DASH 饮食因其营养均衡、安全性和依从性好，有益于心血管健康，适合单纯肥胖及患有高血压、糖尿病的超重肥胖的成年及老年人群。

三、DASH 食谱举例

可选食物：蔬菜、水果、全谷物、无脂或脱脂乳制品、瘦肉、鱼、家禽、干豆类、坚果和种子、植物油等。

限制摄入的食物：肥肉、全脂乳制品、含糖饮料、甜食、钠盐摄入量（表 5-4）。

表 5-4　DASH 食谱（2000kcal）

食物种类	食物分量大小（任选一种）	份数 / 天
谷物和谷物食品	1 片全麦面包 65 克米饭（杂粮饭）	6 ～ 8 份
蔬菜	250g 生的绿叶蔬菜 250g 煮熟的蔬菜 170ml 蔬菜汁	4 ～ 5 份
水果	1 个中等大小约 250g 的新鲜水果 200ml 鲜果汁	4 ～ 5 份
无脂和脱脂乳制品	250ml 牛奶 150ml 酸奶 45g 酸奶酪	2 ～ 3 份
瘦肉、家禽、鱼	85g 煮熟的瘦肉 85g 无皮家禽 85g 鱼	不超过 6 份
坚果、种子和干豆类	15g 坚果 15g 种子 15g 煮熟的干豆类	4 ～ 5 份
脂肪和油脂	20g 植物油	2 ～ 3 份
甜食和添加糖	10g 糖 10g 果冻或果酱 250ml 柠檬水	不超过 5 份 / 周

注：脂肪占能量27%，饱和脂肪酸占能量6%，碳水化合物占能量55%，蛋白质占能量18%。钠2300mg或1500mg。

第六章

各类肥胖人群的减重管理故事

第一节　儿童青少年体重管理

一、超重/肥胖对儿童青少年健康的影响

儿童青少年处于身体生长发育的重要阶段，除了体型的快速改变之外，身体各器官的生理功能，以及心理和精神也处于发育成熟阶段。生长发育是机体利用外界物质合成自身成分的重要过程，对外界环境的影响更为敏感。如果儿童青少年在生长发育过程中合成过多的脂肪细胞或组织，势必会对脂肪所包围的组织器官，以致对整个机体造成不利的影响，这种不良影响很难在短期内消除。

有研究表明，儿童青少年期的超重/肥胖可以延续到成年，或者成年人发生的超重/肥胖与儿童青少年期的体重有密切的关系。研究者认为，除了遗传因素的影响之外，儿童青少年携带超重/肥胖的风险因素是成年期发生超重/肥胖的主要原因。但是，对于体重偏轻或正常的儿童青少年来说，在整个生命周期中同样面临超重/肥胖的风险，也有发生超重/肥胖的可能。所以不论是成年人还是儿童青少年，对超重/肥胖进行早期的预防和干预可以起到事半功倍的效果。

超重/肥胖对健康的危害表现为多器官、多系统的损伤，可以导致许多功能的失调，这些失调的主要症状一般在成年时期才以疾病的形式表现出来。

但是由于儿童青少年期过早发生超重／肥胖，现在的儿童青少年也有许多明显的代谢异常表现。这些由于超重／肥胖导致的功能失调现象即使在儿童青少年期没有表现出来，其功能性的损伤也依然存在，同样会增加其成年时期的患病危险性。

儿童青少年超重／肥胖对心血管系统、内分泌系统、呼吸系统、运动系统、骨骼系统以及心理行为及认知和智力等可带来多方面的危害。

二、干预措施的实施

（一）干预流程

见图 6-1 和图 6-2。

（二）干预措施

1.BMI 监测

对儿童青少年开展定期身高和体重监测，计算 BMI，早期发现超重、肥胖儿童青少年，将监测结果及时反馈给儿童青少年、家长及学校，以期尽早进行全方位的有效干预。

2. 饮食和行为干预

对于正常体重儿童青少年，预防超重／肥胖的最好方法就是积极学习营养健康知识、养成健康生活方式、提高营养健康素养、合理饮食。而对于已经超重或肥胖的儿童青少年，既需要维持其体重的正常增加，又需要控制体重增加过度。饮食调整的原则是：在调整膳食结构以提高膳食整体质量和控制总能量基础上保证平衡膳食。

在众多可改变的超重／肥胖危险因素中，膳食因素对儿童青少年超重／肥胖有重要影响，同时这也是预防控制超重／肥胖的重要途径之一。膳食是由多种营养素／食物构成的一个复杂整体。膳食结构是指膳食中各类食物的数量及其在膳食中所占的比重。膳食结构是否合理与膳食质量的好坏是评判儿童青少年合理膳食的标准，同时与超重／肥胖的发生密切相关。

研究发现，膳食质量较好的学龄前儿童，其肥胖率相对较低。食物是热量与营养素的主要来源，也是学龄前儿童生长发育所必需的。要避免肥胖，

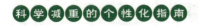

科学减重的个性化指南

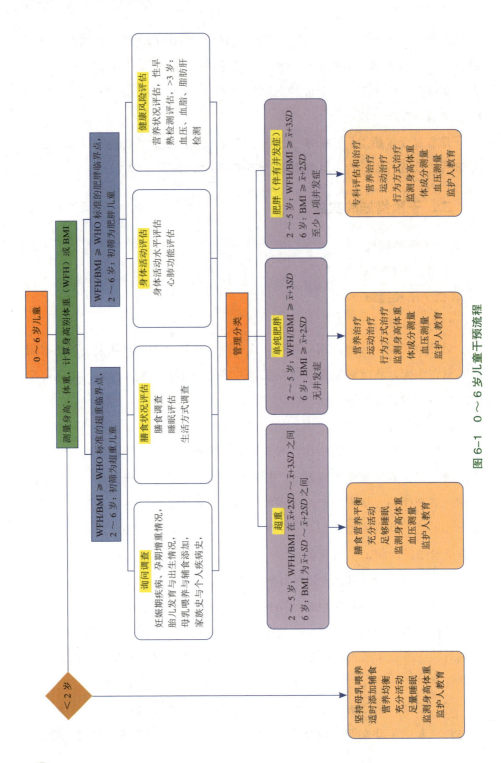

图 6-1 0～6 岁儿童干预流程

136

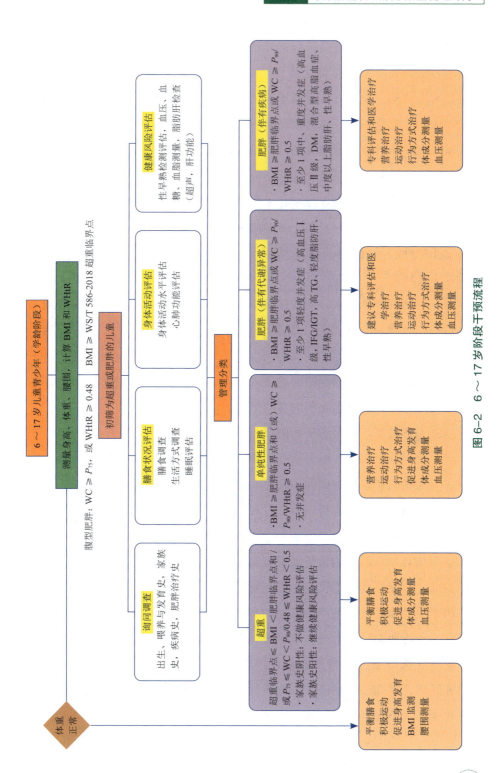

图 6-2 6～17 岁阶段干预流程

除摄取适当的能量外，更要选择营养密度高而能量密度低的食物。学龄前儿童的胃容量不大，因此若能根据不同年龄提供适当分量的主食，搭配适当的蔬菜、水果、全谷类等高营养低能量的食物，可以有效减少学龄前儿童发生肥胖的风险。膳食干预，包括控制摄入的总能量和调整饮食结构。能量摄入过多是大多数学龄前儿童肥胖的共同特点，对于能量的控制需要充分考虑儿童生长发育的需要，不应过分降低总能量的摄入。在专业人员指导下，一般以标准体重来决定能量摄入量，在不影响儿童青少年的基本能量和营养素的原则下，采用循序渐进的方式，逐步减少能量供给。

对于肥胖的儿童青少年，改善膳食结构和提高膳食整体质量的方式主要包括以下几种。

（1）控制总能量摄入。一般情况下，建议在现有的能量摄入基础上，每天适量控制食物总量的摄入。能量减少过多，不仅会影响或损害身体健康，而且难以坚持。

（2）严格控制食用油和脂肪的摄入。

（3）适量控制精白米面和肉类的摄入。

（4）保证蔬菜、水果和牛奶的摄入充足。

（5）要保证蛋白质、维生素和矿物质的充足供应。

（6）限制高能量食物如油炸食品、糖、巧克力、奶油制品等的摄入量。

（7）限制任何含糖饮料。

3. 身体活动量

合理膳食结合适宜的身体活动量是保证学龄前儿童维持正常生长发育状态的基础。从能量代谢角度讲，控制能量摄入和增加能量消耗是调节能量平衡的两个主要途径。可见，通过增加身体活动量来增加能量消耗也是保持正常体重，预防和控制儿童青少年超重/肥胖的有效干预方法之一。

对于正常体重儿童青少年来说，充足、规律和多样的身体活动可强健骨骼和肌肉、提高心肺功能、降低慢性病的发病风险。而对于超重或肥胖的儿童青少年，不管是否进行膳食控制，都应该把运动作为体重控制的一个有机组成部分。除运动外，减少久坐不动和长时间使用电子产品也是预防和控

制超重 / 肥胖的有效手段。儿童青少年应每天累计进行至少 60 分钟中等到高强度的身体活动，以有氧运动为主，每次最好 10 分钟以上。每周至少进行 3 次高强度身体活动

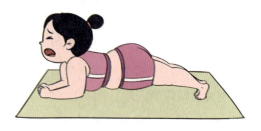

（如长跑、游泳、打篮球等），3 次抗阻运动（如俯卧撑、仰卧起坐及引体向上等）。

（1）积极开展身体活动：身体活动是儿童青少年超重 / 肥胖的保护因素，且学龄前是建立身体活动习惯的良好时机。建议学龄前儿童在幼儿园上学期间应减少静态活动时间，增加体能活动时间。周末父母或其他监护人应带领儿童多参加户外活动，练习走路、跑步、跳跃、投掷、平衡、攀登及钻、爬等动作，顺其自然地进行力所能及的体能活动，提高学龄前儿童的体能活动水平。

肥胖的学龄前儿童选择的运动形式应遵循安全、有趣味、善于长期坚持，并能有效减少体内脂肪的原则。主张以低强度、持续时间长的有氧代谢运动为主，有氧运动与无氧运动交替进行，技巧运动和大肌肉运动相结合，逐渐增加身体活动时间和活动量。身体活动既有利于控制体重，又能促进儿童生长发育，特别是在幼儿园等儿童群体中容易实施和管理。一般选择的运动方式有走路、跑步、跳绳、游泳、球类及骑自行车等，避免过于剧烈的运动。运动方式的选择要因人而异、量体裁衣，运动强度及活动时间应逐步增加，避免引起肥胖儿童运动后食欲增强及食量暴增。身体活动贵在坚持，需要家长和幼儿园老师等的督促和配合。

肥胖儿童青少年常因运动时气短、动作笨拙而不愿意锻炼，因此要多参加力所能及的运动。一般活动性游戏由于坚持的时间较长，比激烈的短时间的运动竞赛能更多地消耗能量。从运动方式来讲，采用一些既增加能量消耗又容易坚持的有氧运动项目，也可采用力量运动和柔韧性训练。可根据天气、居住环境、场地等具体情况选择运动方式。同时肥胖儿童青少年要参加一些力所能及的家务劳动，如扫地、拖地、洗衣、整理房间等。每天进行中等强

度有氧运动 60 ～ 90 分钟，分散的运动时间可以累加。运动量宜循序渐进，开始时每天运动的时间可以是 30 分钟，两周后逐渐增至 60 分钟及以上。坚持每天锻炼，每周进行 5 ～ 7 天才可起到控制体重或减轻体重的作用；抗阻肌肉力量锻炼隔天进行，每次 10 ～ 20 分钟。

（2）减少静态活动时间：随着科技的发展，手机、电视、电脑等电子娱乐产品不断推陈出新。丰富多彩的儿童动画节目以及网络内容的强大吸引力与快速更新，使儿童青少年将大量时间投入电子产品，导致他们对户外活动的兴趣显著下降。越来越多的孩子沉溺于看电视、玩手机和电脑游戏，逐渐形成了静态的现代生活方式。大量研究指出，身体活动和静坐行为与健康结局的关联相互独立。儿童青少年静态活动时间大大延长会增加儿童青少年超重 / 肥胖的发生风险。因此，应该限制学龄前儿童与手机、电脑、电视等电子屏幕产品的接触，减少使用电子产品时间。让儿童青少年了解久坐不动和长时间使用电子产品带来的健康危害，提醒他们每坐 1 小时，都要进行身体活动。不在卧室摆放电视、电脑，减少孩子们使用手机、电脑和看电视的时间，每天不超过 2 小时，越少越好。总之，要逐步增加运动频率和强度，养成运动生活化的习惯，减少久坐的静态活动时间。

4. 睡眠

国外研究发现，睡眠时间不足与儿童青少年肥胖密切相关。卧室中摆放电视、电脑会增加儿童青少年视屏时间，从而相对减少睡眠时间。因此，建议家长不要在儿童卧室内摆放电视、电脑等电子产品，以保证学龄前儿童充足的睡眠时间。建议小学生每天睡眠 10 小时，初中生 9 小时，高中生 8 小时。

5. 家庭社会及健康素养

（1）创建支持环境：学龄前儿童青少年肥胖的预防控制需要一个支持环境，一方面是社会支持环境，另一方面是物质支持环境。

社会支持环境是指政府、学校和家庭应共同合作，营造一个有利于超重 / 肥胖防治政策执行的环境，增强超重 / 肥胖儿童青少年改善和保护自己健康的能力和信心。家长、老师、亲友和同伴给予坚定的支持，营造良好的人际交流环境，对取笑、歧视超重 / 肥胖儿童青少年的行为进行规劝和教育，减轻超重／肥胖者的心理压力等。

物质支持环境是指采取适当措施改善城市设施和交通工具，政府增加身体活动的场所，提供便利安全的运动设施；社区在现有条件下为儿童青少年提供安全的游戏和锻炼场地，组织一些集体活动；学校经常组织学生进行定期体检、筛查超重和肥胖，提供营养均衡的午餐，提供运动场所，帮助制定运动处方等。此外，社区和学校还应为儿童青少年提供健康咨询服务。

儿童青少年的饮食和运动习惯主要受家庭饮食环境和生活方式的影响。家庭环境因素可与遗传因素协同作用，使子女与父母有相似的饮食和运动习惯，并可因此呈现超重／肥胖的家族聚集性。家长的榜样作用不可忽略，在对儿童青少年家长进行预防超重／肥胖的教育中，应强调家长的行为对儿童青少年的影响，家长首先应改变不良的饮食习惯和生活方式，而不仅仅在言语上教育儿童青少年，家长应更加注重健康素养的提高，注重自身行为，为儿童青少年营造良好的家庭环境，早期培养儿童青少年健康的饮食和生活行为习惯。

（2）培养健康知识和技能：开展多种形式的健康教育，使儿童青少年掌握与健康行为和生活方式有关的知识和技能，了解合理膳食、身体活动的重要性，帮助他们建立健康的信念和行为，使他们能够控制影响自身健康的危险因素。健康教育的内容应包括基本的营养知识、平衡膳食、身体活动的益处、运动的方法等，并培养儿童青少年将这些知识能够应用到实际生活和学习中，促进儿童青少年健康成长。

随着现代生活节奏加快，许多父母在家烹饪的时间很少，因此儿童青少年经常同父母在外就餐。由于餐馆的就餐氛围较好，食物种类丰富，色香味俱全，脂肪和能量高，能激起儿童青少年的食欲，增加进食量，而且在外就餐时，家长一般对儿童青少年的食量缺乏控制。此外，在外就餐也存在食品安全隐患，为了吸引顾客，烹调时往往会加入更多的油脂和调料等，因此经常在外就餐会导致儿童青少年能量失衡而引发超重／肥胖。有研究结果显示，经常在外就餐的儿童青少年的总能量摄入比不经常在外就餐的儿童青少年要高。

三、减重管理案例

（一）基本信息

女，15 岁，BMI 32.0kg/m^2（肥胖）。

（二）疾病史

月经不调，高尿酸血症，高胰岛素血症。

1. 尿酸　　　　　　360.8μmol/L ↑　　参考值：155 ～ 357μmol/L

2. 胰岛素空腹　　　43.7μU/ml ↑　　　参考值：3 ～ 25μU/ml

3. C-肽　　　　　　4.94ng/ml ↑　　　参考值：0.8 ～ 4.2ng/ml

（三）饮食习惯及生活史

1. 喜欢喝饮料，每天 2 ～ 3 瓶；不爱吃蔬菜；饭量正常。

2. 家中老人做饭，喜欢做带馅食物如包子、饺子等。

3. 运动量小，除学校运动外，基本不参加体育活动。

（四）减重方案及目标

1. 限能量膳食（1400kcal-1200kcal-1400kcal），补充青少年型复合维生素和微量元素片，每日饮水 2500ml。

2. 纠正不良饮食习惯，进行家庭宣教。

3. 增加运动量，每日放学后进行 40 分钟球类或跑步运动。

4. 每日打卡饮食、运动及体重情况，随时纠正指导；前期每两周复诊一次，后期可每个月或每两个月复诊。

5. 保证正常生长发育，体重稳步缓慢下降。

（五）减重效果

持续时间 11 个月，减重 20kg，BMI 19.5kg/m^2（正常），生长发育良好，月经规律。实验室检查结果：

1. 尿酸　　　　　　316.1μmol/L　　　参考值：155 ～ 357μmol/L

2. 胰岛素空腹　　　18.8μU/ml　　　　参考值：3 ～ 25μU/ml

3. C-肽　　　　　　3.38ng/ml　　　　参考值：0.8 ～ 4.2ng/ml

其他指标及对比照片见图 6-3。

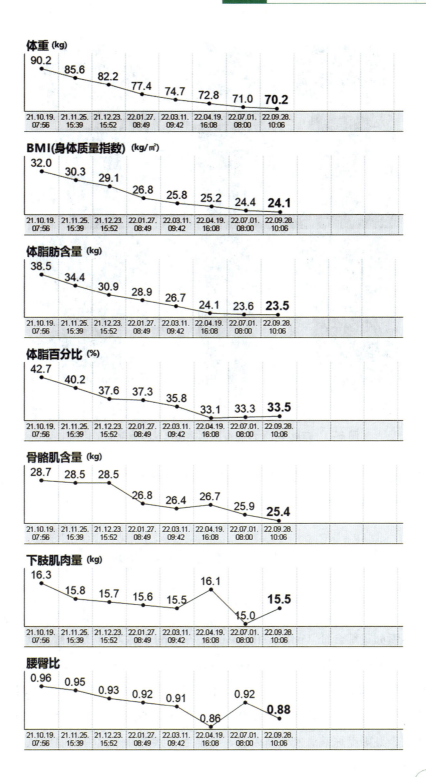

体重 (kg)

90.2　85.6　82.2　77.4　74.7　72.8　71.0　**70.2**

| 21.10.19. | 21.11.25. | 21.12.23. | 22.01.27. | 22.03.11. | 22.04.19. | 22.07.01. | 22.09.28. |
| 07:56 | 15:39 | 15:52 | 08:49 | 09:42 | 16:08 | 08:00 | 10:06 |

BMI(身体质量指数) (kg/㎡)

32.0　30.3　29.1　26.8　25.8　25.2　24.4　**24.1**

| 21.10.19. | 21.11.25. | 21.12.23. | 22.01.27. | 22.03.11. | 22.04.19. | 22.07.01. | 22.09.28. |
| 07:56 | 15:39 | 15:52 | 08:49 | 09:42 | 16:08 | 08:00 | 10:06 |

体脂肪含量 (kg)

38.5　34.4　30.9　28.9　26.7　24.1　23.6　**23.5**

| 21.10.19. | 21.11.25. | 21.12.23. | 22.01.27. | 22.03.11. | 22.04.19. | 22.07.01. | 22.09.28. |
| 07:56 | 15:39 | 15:52 | 08:49 | 09:42 | 16:08 | 08:00 | 10:06 |

体脂百分比 (%)

42.7　40.2　37.6　37.3　35.8　33.1　33.3　**33.5**

| 21.10.19. | 21.11.25. | 21.12.23. | 22.01.27. | 22.03.11. | 22.04.19. | 22.07.01. | 22.09.28. |
| 07:56 | 15:39 | 15:52 | 08:49 | 09:42 | 16:08 | 08:00 | 10:06 |

骨骼肌含量 (kg)

28.7　28.5　28.5　26.8　26.4　26.7　25.9　**25.4**

| 21.10.19. | 21.11.25. | 21.12.23. | 22.01.27. | 22.03.11. | 22.04.19. | 22.07.01. | 22.09.28. |
| 07:56 | 15:39 | 15:52 | 08:49 | 09:42 | 16:08 | 08:00 | 10:06 |

下肢肌肉量 (kg)

16.3　15.8　15.7　15.6　15.5　16.1　15.0　**15.5**

| 21.10.19. | 21.11.25. | 21.12.23. | 22.01.27. | 22.03.11. | 22.04.19. | 22.07.01. | 22.09.28. |
| 07:56 | 15:39 | 15:52 | 08:49 | 09:42 | 16:08 | 08:00 | 10:06 |

腰臀比

0.96　0.95　0.93　0.92　0.91　0.86　0.92　**0.88**

| 21.10.19. | 21.11.25. | 21.12.23. | 22.01.27. | 22.03.11. | 22.04.19. | 22.07.01. | 22.09.28. |
| 07:56 | 15:39 | 15:52 | 08:49 | 09:42 | 16:08 | 08:00 | 10:06 |

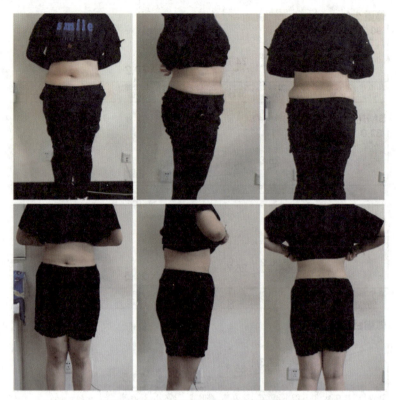

图 6-3　减重 11 个月后各项指标变化及减重前后对比图

患者主观感受：能够较好地完成学校体测项目，身体轻松，精力饱满，学习效率更高，心情更好、更加自信。

第二节　多囊卵巢综合征女性体重管理

一、多囊卵巢综合征与肥胖

多囊卵巢综合征（polycystic ovary syndrome，PCOS）是育龄期女性最常见的内分泌和生殖代谢紊乱性疾病，全球患病率10% ～ 15%，以高雄激素血症和胰岛素抵抗（insulin resistance，IR）为主要病理生理改变，以月经稀发或闭经、多毛、痤疮等为其常见特征。若 PCOS 未经及时诊疗，可增加患不孕症、妊娠糖尿病、2 型糖尿病、心脑血管疾病和子宫内膜癌的风险。超重和肥胖会加重 PCOS 的代谢紊乱，因此国际各指南都推荐将生活方式调整作为超重或肥胖 PCOS 的一线治疗措施，限能量膳食（calorie restrict diet，CRD）、高蛋白膳食（high protein diet，HPD）、高蛋白高膳食纤维膳食（high protein diet and high dietary fibre diet，HPD+HDF）等不同的医学营养减重干预方法已广泛应用于临床。

二、体重干预措施的实施

（一）干预流程

见图 6-4。

（二）干预措施

1. 生活方式干预与 PCOS

临床研究显示，PCOS 患者对富含碳水化合物、高血糖指数食物及高饱和脂肪食物摄入均显著增加，同时具有总能量摄入过高及久坐的特点。一项系统性综述表明，对于 PCOS 患者，在减轻体重、改善胰岛素抵抗及高雄激素血症等方面，生活方式干预（饮食、运动和行为干预）比药物治疗更有效。研究表明，超重 / 肥胖的 PCOS 患者轻度体重减轻（减少 5% ～ 10%）既可使血清睾酮浓度下降，也可恢复正常的排卵周期，并提高妊娠成功率。因此，对于超重 / 肥胖的 PCOS 患者，建议首先进行生活方式干预（饮食和运动）以减轻体重。

2. 饮食干预与 PCOS

（1）限制总能量摄入：超重 / 肥胖的 PCOS 患者在减重时应以 CRD 为首选治疗。随机对照试验表明，CRD 可改善肥胖 PCOS 女性的代谢及激素水平，每日饮食总能量中减少 500 ～ 1000kcal，即在 6 ～ 12 个月内减少 7% ～ 10% 的原体重。

（2）宏量营养素和血糖指数的选择：国内外研究显示，在限制总能量的基础上，高蛋白 / 低碳水化合物膳食（蛋白质 30%、碳水化合物 40%、脂肪 30%）和低蛋白 / 高碳水化合物膳食（蛋白质 15%、碳水化合物 55%、脂肪 30%）相比，均可降低体重和雄激素水平，高蛋白 / 低碳水化合物膳食可明

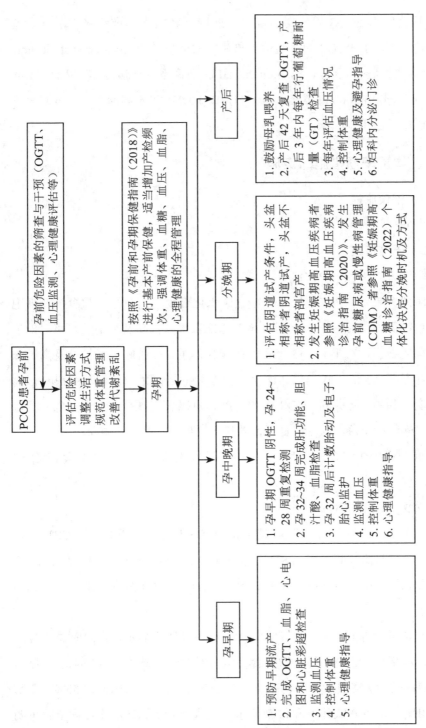

图 6-4 PCOS 患者孕前、孕期及产后管理流程

显增加胰岛素敏感性、减轻高胰岛素血症继而减轻胰岛素抵抗；低血糖指数膳食亦可通过降低 PCOS 患者（无论是否肥胖）胰岛素、睾酮水平，改善多毛和痤疮。因此，在限制总能量基础上，无论宏量营养素如何配比，均可实现体重减轻及改善临床结局的目的。

在限制总能量、减轻体重的前提下，宏量营养素比例和质量选择对 PCOS 患者的生育、代谢、心理的影响存在着细微差别。低碳水化合物或低血糖指数膳食可更明显降低胰岛素抵抗、纤维蛋白原、总胆固醇和高密度脂蛋白胆固醇，低血糖指数膳食明显可改善月经周期和生活质量，高蛋白膳食可明显改善抑郁和增强自信；反之，高碳水化合物膳食可明显升高游离睾酮指数。有研究显示，肥胖 PCOS 患者使用限能量代餐可降低患者 BMI，改善代谢及激素指标，增加受孕概率。

3. 综合管理

超重／肥胖 PCOS 的综合管理应包括社会、家庭持续的支持和教育，个体化方案的订制，定期、密切的随访，这些都会促进体重达标与维持。PCOS 患者记录饮食运动日记有利于长期坚持，以减轻体重并维持长期疗效。强化运动管理可降低并维持体重、改善心血管危险因素，且可改善排卵及胰岛素敏感性。国内研究显示，超重／肥胖 PCOS 患者采用饮食联合运动治疗，可改善其内分泌激素及糖脂代谢紊乱。

三、减重管理案例

（一）基本信息

女，36 岁，BMI 29.9kg/m^2（肥胖）。

（二）疾病史

多囊卵巢综合征，备孕 2 年余未成功，高胰岛素血症，高尿酸血症，维生素 D 缺乏。

1. 尿酸　　　　　　　　394.4μmol/L ↑　　　参考值：155 ～ 357μmol/L

2. 胰岛素（空腹）　　　30.8mU/L ↑　　　　参考值：3 ～ 25mU/L

3.25-羟基维生素 D3　　12.57ng/ml ↓　　　参考值：> 20ng/ml

4. 谷丙转氨酶　　　　　88.2U/L ↑　　　　　参考值：7 ～ 40U/L

（三）饮食习惯及生活史

1. 工作繁忙，三餐以外卖、食堂为主。

2. 喜欢喝奶茶，水果摄入量较高。

3. 除上下班通勤外几乎不运动。

（四）减重方案及目标

1. 限能量膳食（1300kcal）—高蛋白膳食（1300kcal）—5+2 轻断食（1200kcal）—限能量膳食（1300kcal），补充复合维生素和微量元素片，每日饮水 2500 ～ 3000ml。

2. 纠正不良饮食习惯，鼓励家庭自制饮食。

3. 增加运动量，每周游泳 3 次，每日快走 30 分钟，每周力量训练 2 次。

4. 每日打卡饮食、运动及体重情况，随时纠正指导；前期每两周复诊一次，后期可每个月或每两个月复诊。

5. 保持愉快心情，家人鼓励、帮助。

（五）减重效果

持续时间 10 个月，减重 18.9kg，BMI 22.5kg/m² （正常），减重第 9 个月成功受孕。实验室检查结果：

1. 尿酸　　　　　　　288.3μmol/L　　　参考值：155 ～ 357μmol/L

2. 胰岛素空腹　　　　22.4mU/L　　　　参考值：3 ～ 25mU/L

3.25-羟基维生素 D3　28.5ng/ml　　　　参考值：> 20ng/ml

4. 谷丙转氨酶　　　　19.3U/L　　　　　参考值：7 ～ 40U/L

其他指标及对比照片见图 6-5。

患者主观感受：成功怀孕给自己和全家带来了巨大惊喜，身体也比以前轻松了，心情也变好了。

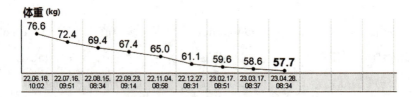

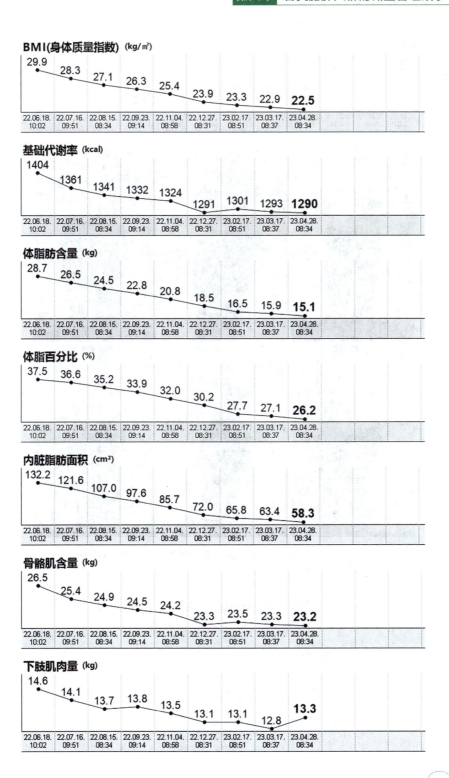

BMI(身体质量指数) (kg/㎡)

29.9
28.3
27.1
26.3
25.4
23.9
23.3
22.9
22.5

22.06.18. 22.07.16. 22.08.15. 22.09.23. 22.11.04. 22.12.27. 23.02.17. 23.03.17. 23.04.28.
10:02　09:51　08:34　09:14　08:58　08:31　08:51　08:37　08:34

基础代谢率 (kcal)

1404
1361
1341
1332
1324
1291
1301
1293
1290

22.06.18. 22.07.16. 22.08.15. 22.09.23. 22.11.04. 22.12.27. 23.02.17. 23.03.17. 23.04.28.
10:02　09:51　08:34　09:14　08:58　08:31　08:51　08:37　08:34

体脂肪含量 (kg)

28.7
26.5
24.5
22.8
20.8
18.5
16.5
15.9
15.1

22.06.18. 22.07.16. 22.08.15. 22.09.23. 22.11.04. 22.12.27. 23.02.17. 23.03.17. 23.04.28.
10:02　09:51　08:34　09:14　08:58　08:31　08:51　08:37　08:34

体脂百分比 (%)

37.5
36.6
35.2
33.9
32.0
30.2
27.7
27.1
26.2

22.06.18. 22.07.16. 22.08.15. 22.09.23. 22.11.04. 22.12.27. 23.02.17. 23.03.17. 23.04.28.
10:02　09:51　08:34　09:14　08:58　08:31　08:51　08:37　08:34

内脏脂肪面积 (cm²)

132.2
121.6
107.0
97.6
85.7
72.0
65.8
63.4
58.3

22.06.18. 22.07.16. 22.08.15. 22.09.23. 22.11.04. 22.12.27. 23.02.17. 23.03.17. 23.04.28.
10:02　09:51　08:34　09:14　08:58　08:31　08:51　08:37　08:34

骨骼肌含量 (kg)

26.5
25.4
24.9
24.5
24.2
23.3
23.5
23.3
23.2

22.06.18. 22.07.16. 22.08.15. 22.09.23. 22.11.04. 22.12.27. 23.02.17. 23.03.17. 23.04.28.
10:02　09:51　08:34　09:14　08:58　08:31　08:51　08:37　08:34

下肢肌肉量 (kg)

14.6
14.1
13.7
13.8
13.5
13.1
13.1
12.8
13.3

22.06.18. 22.07.16. 22.08.15. 22.09.23. 22.11.04. 22.12.27. 23.02.17. 23.03.17. 23.04.28.
10:02　09:51　08:34　09:14　08:58　08:31　08:51　08:37　08:34

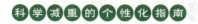
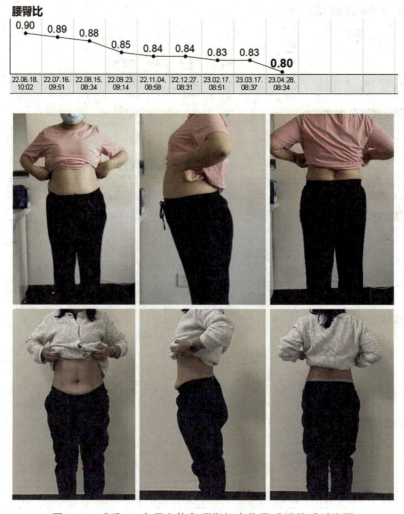

图6-5　减重10个月身体各项指标变化及减重前后对比图

第三节　更年期女性体重管理

一、更年期与肥胖

　　我国女性的预期寿命已经达到 77.9 岁，而大多数女性在 50 岁左右会经历绝经，这意味着女性将有 1/3 或以上的时间在围绝经期和绝经后期中度过。生殖衰老研讨会分期 +10（stages of reproductive aging workshop+10，

STRAW+10）是目前公认的体现女性从生殖期到绝经期的金标准，其中绝经过渡期早期到绝经后期早期第 1 年也被称为围绝经期，临床上常称这个时期为更年期。更年期女性在代谢和身体成分方面经历诸多改变，包括脂肪含量明显增加并出现腹部脂肪堆积。同时，此时期的女性因卵巢功能下降导致体内雌激素水平明显降低而发生围绝经期综合征，包括出现潮热出汗、焦虑、易怒、疲劳乏力、失眠等一系列躯体及精神心理症状，生活质量明显降低。

更年期肥胖主要因女性卵巢功能衰退和体内雌激素减少导致的内分泌紊乱、神经功能异常及血管功能异常等多种病症。肥胖可加重女性体内的胰岛素抵抗，进而影响脂肪正常代谢，最终引发肥胖症状。因此，针对更年期肥胖女性应考虑其血脂指标、体脂比及胰岛素指标的变化情况，临床治疗过程中应注意控制以上指标情况，帮助女性改善其肥胖症状。

饮食运动综合矫治法不仅能够帮助更年期肥胖女性改善血脂水平及体脂比，还能对胰岛素指标及胰岛素抵抗发挥积极的改善作用，是一种值得提倡的治疗方法。它是一种基于药物治疗实施运动干预与饮食干预的治疗方案，运动干预可逐渐增强患者的体质，饮食干预可通过饮食控制帮助患者改善血脂指标、胰岛素指标及体脂比，取得显著疗效，值得提倡。

二、干预措施的实施

1. 健康生活方式指导

告知更年期女性要采取健康的生活方式。健康生活方式包括生活规律，按时休息；积极参与社会活动，充实生活内容；管理情绪，保持开朗、乐观、积极的态度，保持心情舒畅；改变不良生活习惯，避免熬夜、憋尿、久坐等；避免外界伤害，避免摄入有害物质，不吸烟，避免二手烟等。

2. 营养指导

给予更年期女性营养指导，如饮食要定时定量、均衡，避免无节制饮食，限制饱和脂肪酸摄入（＜总能量的 7%），避免反式脂肪酸的摄入，避免摄入油炸、油煎食物，少食动物脂肪、胆固醇（＜300mg/d）；限盐（＜6g/d），控糖（包括含糖饮料）（≤50g/d），少油（25～30g/d），足量饮水（1500～1700ml/

d）；饮食结构要多样化，粗细搭配，增加多种水果、蔬菜的摄入，选择全谷物或高纤维食物等碳水化合物；每周至少吃 2 次鱼。

更年期女性要摄入足够的钙，18 ～ 49 岁成年人钙推荐摄入量为 800mg/d，50 岁以上和绝经后女性钙推荐摄入量为 1000mg/d，可耐受最高摄入量为 2000mg/d。营养调查显示，国内居民膳食钙摄入量平均为 366.1mg/d，其中城市居民膳食钙摄入量（412.4mg/d）高于农村居民（321.4mg/d），故更年期女性还需补充钙 400 ～ 600mg/d。建议首先通过膳食补充钙，如果不能从膳食中获得足够的钙，如乳糖不耐受或缺乏高钙食物，建议通过钙补充剂达到推荐的每日摄入量。等量的钙，以少量多次的方式摄入则可增加钙吸收率和吸收总量。

更年期女性要补充足够的维生素 D。人体维生素 D 的主要来源包括通过晒太阳或从膳食中获得。必要时可补充外源性维生素 D。根据中国居民膳食营养素参考摄入量建议，推荐更年期女性摄入维生素 D 量为 400u（10μg）/d。也可通过测定血清 25-羟基维生素 D_3 评估体内维生素 D 水平决定维生素 D 补充量。

3. 运动指导

指导更年期女性坚持户外运动和晒太阳。适当进行锻炼可调节神经功能，促进机体代谢；更年期女性应每周至少坚持 150 分钟中等强度的有氧运动，如走路、慢跑、骑车、游泳、跳舞等；每周至少进行 2 ～ 3 次肌肉张力锻炼，以增加肌肉量和增强肌力。运动前要与医生进行沟通，确定运动方式及强度，并根据情况进行调整。

三、减重管理案例

（一）基本信息
女，49 岁，BMI 28.7kg/m^2（肥胖）。

（二）疾病史
高尿酸血症，高胆固醇血症。

1. 尿酸　　　　485.4μmol/L ↑　　参考值：155 ～ 357μmol/L

2. 总胆固醇　　5.91mmol/L ↑　　参考值：< 5.2 mmol/L

（三）饮食习惯及生活史

1. 工作繁忙，有两个孩子，压力大。

2. 就餐以单位食堂为主，晚餐不规律，一般不吃，喝水少。

3. 除上下班通勤外几乎不运动。

4. 睡眠不好。

（四）减重方案及目标

1. 限能量膳食（1300kcal）—5+2 轻断食（1200kcal）—限能量膳食（1300kcal），补充复合维生素和微量元素片，每日饮水 3000ml。

2. 纠正不良饮食习惯，鼓励家庭自制饮食。

3. 增加运动量，每日快走 30 分钟，每周力量训练 3 次。

4. 每日打卡饮食、运动及体重情况，随时纠正指导；前期每两周复诊一次，后期可每个月或每两个月复诊。

5. 保持愉快心情，家人鼓励帮助。

（五）减重效果

持续时间 5 个月，减重 19.3kg，BMI 22.5kg/m^2（正常）。实验室检查结果：

1. 尿酸　　　　334.6μmol/L　　参考值：155 ～ 357μmol/L

2. 总胆固醇　　4.27mmol/L　　参考值：< 5.2mmol/L

其他指标及对比照片见图 6-6。

患者主观感受：精力、体力变得更好了，情绪良好，找回了以前的自信，亲子关系也变得更和谐了，带动全家践行健康的生活方式。

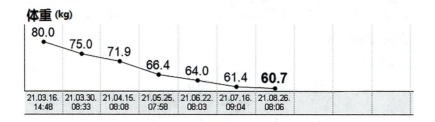

BMI(身体质量指数) (kg/㎡)

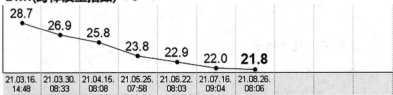

| 21.03.16.
14:48 | 21.03.30.
08:33 | 21.04.15.
08:08 | 21.05.25.
07:58 | 21.06.22.
08:03 | 21.07.16.
09:04 | 21.08.26.
08:06 |

基础代谢率 (kcal)

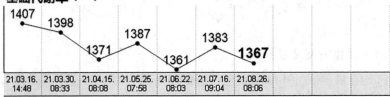

| 21.03.16.
14:48 | 21.03.30.
08:33 | 21.04.15.
08:08 | 21.05.25.
07:58 | 21.06.22.
08:03 | 21.07.16.
09:04 | 21.08.26.
08:06 |

体脂肪含量 (kg)

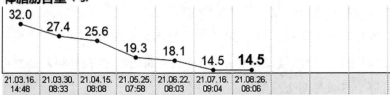

| 21.03.16.
14:48 | 21.03.30.
08:33 | 21.04.15.
08:08 | 21.05.25.
07:58 | 21.06.22.
08:03 | 21.07.16.
09:04 | 21.08.26.
08:06 |

体脂百分比 (%)

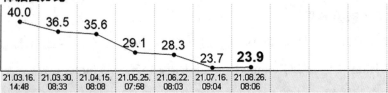

| 21.03.16.
14:48 | 21.03.30.
08:33 | 21.04.15.
08:08 | 21.05.25.
07:58 | 21.06.22.
08:03 | 21.07.16.
09:04 | 21.08.26.
08:06 |

内脏脂肪面积 (cm²)

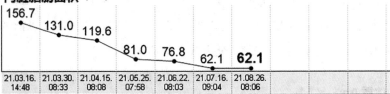

| 21.03.16.
14:48 | 21.03.30.
08:33 | 21.04.15.
08:08 | 21.05.25.
07:58 | 21.06.22.
08:03 | 21.07.16.
09:04 | 21.08.26.
08:06 |

骨骼肌含量 (kg)

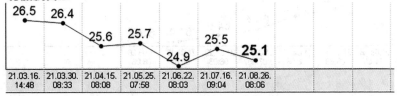

| 21.03.16.
14:48 | 21.03.30.
08:33 | 21.04.15.
08:08 | 21.05.25.
07:58 | 21.06.22.
08:03 | 21.07.16.
09:04 | 21.08.26.
08:06 |

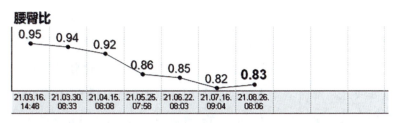

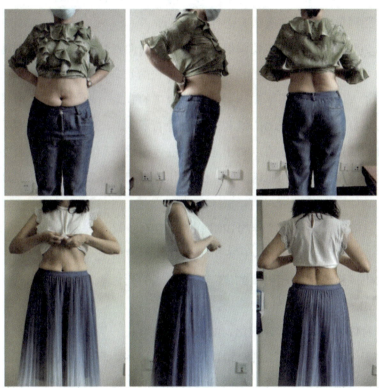

图 6-6　减重 5 个月身体各项指标及减重前后对比图

第四节　老年肥胖体重管理

一、老年人与肥胖

　　目前中国没有针对老年人的肥胖判定标准，一般建议使用成年人的标准。老年人肥胖是指 60 岁以上老年人出现或存在肥胖。按照 2003 年发布的《中国成人超重和肥胖症预防控制指南》标准，24.0 ≤ BM1 ＜ 28.0 为超重，

BMI ≥ 28.0 为肥胖。随着年龄的增长，老年人骨质疏松发生增加，肌肉萎缩，体脂含量相对增加。国内外研究资料表明，BMI 低的老年人死亡率和营养不良风险增加，生活质量下降。因此，对于老年人的体重要给予针对性的评价，体重过低或过高都对老年人的健康不利。原则上建议老年人的 BMI 最好保持在正常范围（18.5 ～ 24.0）偏高的一侧；另外对于老年人肥胖的判断应当结合体脂测量和个体健康状况进行综合判断。

从 2002 年到 2013 年我国居民营养与健康调查数据来看，特别是农村地区，60 岁以上老年人的肥胖率依然处于增长的状态，而且女性高于男性。肥胖与老年人的疾病发病率和死亡率有着直接的联系。随着年龄的增长，肥胖可以加重身体活动功能的降低和生活质量的下降。研究表明，肥胖是引起老年人衰弱的直接原因。所以对于老年人进行体重干预的同时，更应当注重尽可能地避免骨质疏松和肌肉萎缩，预防和改善肥胖并发症，从而提高老年人的运动功能和生活质量。

1. 目前定义老年人肥胖的 BMI 临界点存在争议。一些国内外的研究发现，年龄 > 65 岁的老年人，BMI 25.0 ～ 27.0 并不增加全死因死亡率和心血管疾病的发生风险。BMI 相对高的老年人有较低的死亡率，最高的死亡率通常发生在 BMI < 18.5 的人群中。

2. 身体成分会随年龄变化。随着年龄的增长，从 20 岁到 85 岁，身体成分发生变化，瘦体组织（肌肉和骨量）下降15%。衰老过程中，骨量丢失导致椎间盘及椎体高度下降，从而导致身高降低。男性身高降低约 5cm，女性降低约 8cm，造成 BMI 增加；若 BMI 相同，年龄长者体脂率更大。BMI 在老年人中不能准确反映体内脂肪堆积情况，因此，世界卫生组织规定的基于 BMI 的成年人肥胖诊断标准不适用于年龄 > 75 岁的老年人群。

3. 老年人脏器中与肌肉间的脂肪过度堆积，瘦体组织减少，BMI 不能准确反映身体组成成分的改变；WC 和 WHR 通常用来测量腹部肥胖。WC 较 WHR 和 BMI 能更好地反映腹部脂肪和增加心血管疾病发生的风险。WC 测量了皮下脂肪和内脏脂肪，但没有考虑体重。WC 可以反映总体和腹部肥胖，欧洲已有研究建议，70 岁以上男性 WC≥100 ～ 106cm，女性 WC≥99cm

可判断为腹部肥胖。WHR 也常用来间接测量腹部肥胖，已有研究建议，非吸烟的老年男性 WHR > 0.99、女性 > 0.90 为腹部肥胖。但 WHR 主要受盆腔结构和肌肉分布的影响，不能更有效地测量身体脂肪的分布，且测量时不是非常方便。腰腿比（waist-thigh ratio）测量费用低、无侵入、可操作性强，能更准确地测量身体脂肪的分布。大腿围包括了大腿皮下脂肪和肌肉，也反映了体力活动对心血管疾病风险的降低作用。因此，需要进一步研究确定老年人中心性肥胖的指标和临界点。

4. 针对老年人肥胖诊断有效性的考虑主要受到该领域缺乏年龄特异性数据的限制。观察性研究评估肥胖的健康影响显示，总死亡率风险呈明显与年龄相关的梯度，但这种年龄分层分析缺乏疾病特异性死亡率或发病率。由于生活质量、发病率和医疗保健成本受这些因素的强烈影响，这些数据是至关重要的。虽然已有一些在种族多样化人群设计中完成的试验，但关于老年人的治疗效果的数据相当有限。一些研究存在诸多质量问题，包括成本效果 / 效益低、安全性不足及对潜在混杂因素调整不当等。结合更大的种族多样性和更高阶段的肥胖参与者，以及考虑肥胖的替代测量措施（如腰围、腰臀比、腰腿比），可以加深对老年人肥胖诊断的健康意义及作用的理解。

二、干预措施的实施

对老年人体重管理的建议是在维持适宜体重的基础上，通过饮食和运动等干预措施，增加瘦体重或保持瘦体重不减少。

（一）老年肥胖的膳食干预

由于人体在老年时期的生理特性表现为咀嚼能力、消耗和吸收能力下降，酶和激素水平异常，心脑功能衰退，视觉、味觉、嗅觉等感官反应迟钝，食欲降低，肌肉萎缩、运动减少，能量消耗降低，这些变化可明显影响老年人食物的摄入，导致各种营养素的摄入量下降；但是老年人对营养素的需要量并未减少，使老年人营养素缺乏和慢性病发生的风险增加。对于老年人来说，肥胖、骨质疏松和肌肉衰减等症状可能同时存在。因此，对老年人肥胖的干预必须综合各种影响因素，进行必要的健康指导。

随着年龄的增长，膳食结构改变，劳动强度降低，机体的能量需要降低，老年人容易发生超重／肥胖。由于老年人常伴有高脂血症、动脉粥样硬化、冠心病、糖尿病、痛风等慢性疾病，所以控制老年人体重显得特别重要。

通过膳食干预来控制体重的方法包括以下几种。

1. 控制总能量摄入

每餐吃七八成饱，或者每天减少 50～100g 主食。通常对于超重者可以按照平时所摄入的总能量减少 20%～30%，肥胖者可以减少 30%～50%。同时增加蔬菜、水果、魔芋等低能量食品；减少糖及含糖饮料的摄入。

2. 多吃杂粮

适量利用杂粮，如玉米、豆类等含膳食纤维多的食品作为主食，这样既可以降低膳食中的能量摄入，也起到平衡老年人血糖的作用。

3. 控制脂肪摄入

在原有膳食的基础上每天适量减少烹调用油，多以蒸、煮、炖的方式加工食物。动物性脂肪要挑选，由于鱼类脂肪含有多不饱和脂肪酸，对人体的健康有帮助，因此可以作为蛋白质和脂肪摄入的首选；同时要避免摄入动物脂肪。

4. 少喝酒、多饮水

乙醇饮料，尤其是白酒能量高，不利于体重控制。饮水对于老年人预防便秘有帮助。尤其是随着年龄的增长，老年人机体对于缺水的耐受性和敏感性都会降低，所以要提倡老年人主动饮水。

5. 吃动结合

在体重控制过程中，不仅要控制饮食，同时也要增加运动，只有两者结合起来才能收到更好的效果。

（二）老年肥胖的运动干预

运动对老年人群的骨骼健康、降低肌肉衰减症的发展速度和控制适宜体重具有重要的意义。但是在进行运动干预前，需要进行体成分的分析，了解老年人的骨骼密度、肌肉和脂肪的含量及分布情况，遵循科学的方法对老年人的健康状况进行详细的分析和判断。同时结合个体基础疾病的状况，兼顾预防运动损伤等因素，制定合理的干预计划和目标。采取适宜的运动种类、强度和时间，有针对性地进行锻炼，从而达到科学健身、促进身体健康的目的。

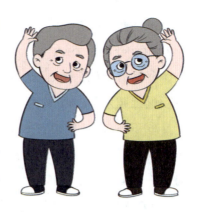

1. 老年人运动的原则

安全、目标明确、循序渐进、量力而行是老年人通过运动进行体重管理、防控肥胖的原则。当老年人患有诸如心脏病、糖尿病、高血压等慢性疾病，或者有吸烟的习惯时，在开始运动计划之前应当先咨询医生或专业的教练。

对于任何年龄段的老年人来说，无论身体状况如何，开展体育运动都应当以缓慢并且循序渐进的方式进行。如果此前老年人没有运动的习惯，就一定要从简单的低强度运动开始，然后再根据自身情况慢慢增加运动量和强度。在运动过程中，如遇到以下的症状应当及时就医，如出现此前从未有过的不明症状、胸痛、心律不齐、心动过速或心悸、严重的呼吸急促、原因不明的持续体重下降、足部或踝关节疼痛并无法自行缓解、摔倒后导致持续的疼痛或其他问题、视物模糊、关节肿胀等。

2. 运动方案

老年人运动方案的制订应该按照"评估健康→制定目标→选择项目→设定强度→运动训练→评价效果"这样一个过程进行。这是一个不断循环、不断修订、不断补充的过程，也就是说要按照运动效果的评价和自我感觉来建立开始的目标，确定项目的适宜程度和运动量的强弱，然后按照新的方案进行训练，经过一段时间的训练再次进行效果评价，如此反复循环，制订出一套最适宜自己的训练方案。

（1）评估目前的健康状态：根据以往的体检报告可以得知自己的血糖、血脂和血压是否正常，是否患有糖尿病、高血压、心脏病和高脂血症等健康问题。

在 1 周的时间内，记录每天自己全部的活动情况，将工作日和周末的运动情况都详细记录下来。通过记录的内容，判断身体的状态，评估运动能力。运动能力的评估方法如下。

①耐力：选择一条固定的线路，记录下自己每次走完的时间。

②上肢力量：2分钟内能做几次推举。

③下肢力量：如果坐在椅子上站起再坐下，2分钟之内能完成多少次。

④平衡：单脚站立能坚持几分钟（在某个固定的物品旁边练习，能够保证失去平衡时及时抓牢，可以避免受伤）。

⑤柔韧性：面对一把稳固的椅子坐好，伸出一条腿，放在对面的椅子上，脚跟朝地，脚趾指向天花板。弯曲另一条腿，上身慢慢前倾，用手试着去够伸展腿的脚，看看自己能伸出多远。

（2）设定目标：目标是运动要达到的效果，包括身体的生理指标、运动能力、自身的主观感受等。当然，在设定目标之前首先要了解目前自身的状况和能力，以及今后想如何开始运动。想一想周一至周末每天应当如何安排，想花多长时间休息，多长时间做运动，想做哪种运动。

（3）选择运动项目：老年人要每天保持一定的运动量来维持身体健康，无论是体育运动还是有规律的活动都很好。选择适合自己日常习惯和需要的项目，选择自己感兴趣的项目，根据自己的经济能力和健康情况酌情选择。选择自己喜欢的项目，如果喜欢一个人运动，可以试试游泳、园艺或散步；如果喜欢两个人搭档练习，可以选择打网球或跳舞；如果喜欢集体活动，可以选择打篮球或一些健身课。

结合自己的作息时间和预算进行选择，既可以每天都安排几次短时间的运动，或者每周固定运动几天，其他时间休息，也可以将运动作为每天必须完成的一项任务。

充分考虑自己的健康状况进行选择。当然，选择运动项目时别忘了充分考虑自己的健康状况。如果你不经常做比较剧烈的体育运动，开始运动或者打算增加运动量之前一定要咨询医生。如果最近曾经做过股骨头或背部手术，或者患有一些慢性疾病，以及暂时无法控制的健康问题，也一定要咨询医生。没有任何医生会阻止患者做运动，但是他们会根据个体情况给出安全提示和科学建议。

3. 运动强度、运动量与运动频率

老年人应当就运动强度问题向医生进行咨询，这与预防其他类型的疾病一样重要。如果健康状态比较稳定，可以一年咨询一次医生。如果身体在运动过程中变得更好或更差了，请及时咨询医生，以便对目前的运动计划进行合理的调整。医生会帮助选择最适合老年人的运动项目，并减少在运动中受伤的风险。

尽量坚持每天至少做 30 分钟的中等强度耐力训练。如果每天一次抽不出 30 分钟的时间，可以每次做 10 分钟，每天做 3 次。最好能每天坚持，即使做不到 30 分钟也比从早到晚什么都不做要好。每周做两次以上的力量训练，每次训练要兼顾所有的主要肌肉群，每次持续 30 分钟，但不要连续两天练习同一个肌肉群。

4. 避免受伤

运动损伤对于老年人健康的危害较年轻人更为严重。选择适宜的运动方式和强度、适宜的运动环境和装备，及时监测和评估运动过程中的健康指标，对于保障老年人避免运动中的伤害具有重要意义。

三、减重管理案例

（一）基本信息

女，62 岁，BMI 25.0kg/m^2（超重）。

（二）疾病史

糖耐量异常，维生素 D 缺乏。

1. 空腹血糖	6.11mmol/L ↑	参考值：3.9 ~ 6.1 mmol/L
2. 糖化血红蛋白	6.4% ↑	参考值：4.0% ~ 6.0%
3.25-羟基维生素 D3	18.17ng/ml ↓	参考值：> 20 ng/ml

（三）饮食习惯及生活史

1. 素食为主，肉、蛋摄入很少，不喝牛奶。

2. 以面食、粥为主。

3.每天散步，步速较慢。

（四）减重方案及目标

1. 糖尿病限能量膳食（1200kcal）—高蛋白膳食（1200kcal）—限能量膳食（1200kcal），补充老年人复合维生素和微量元素片，维生素 D 1000u/d，蛋白粉 10g/d，每日饮水 2000ml。

2. 加强饮食宣教，增加肉、蛋、奶（舒化奶）的摄入，适量减少粥、面食摄入，增加全谷物的摄入。

3. 增加运动量，每日快走 40 分钟，每周小重量力量训练 2 次。

4. 每日打卡饮食、运动及体重情况，随时纠正指导；前期每两周复诊一次，后期可每个月或每两个月复诊。

（五）减重效果

持续时间 7 个月，减重 7kg，增肌 0.5kg，BMI 22.2kg/m² （正常）。

实验室检查结果：

1. 空腹血糖　　　　　　5.7mmol/L　　　参考值：3.9 ～ 6.1mmol/L

2. 糖化血红蛋白　　　　5.6%　　　　　参考值：4.0% ～ 6.0%

3.25-羟基维生素 D3　47.06ng/ml　　参考值：＞ 20ng/ml

其他指标及对比照片见图 6-7。

患者主观感受：觉得有劲了，年轻了，不会总是昏昏欲睡，每天都很有精神。

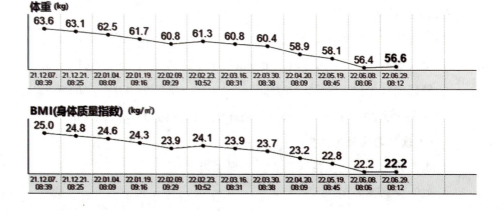

基础代谢率 (kcal)

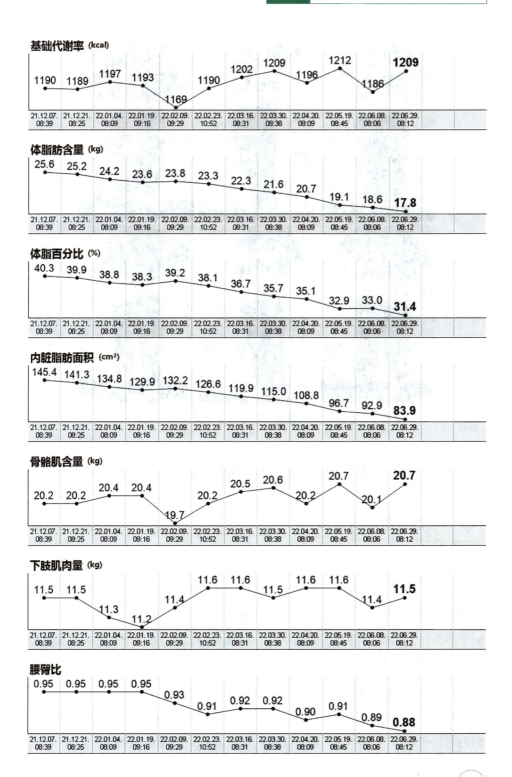

1190	1189	1197	1193	1169	1190	1202	1209	1196	1212	1186	**1209**

21.12.07. 08:39　21.12.21. 08:25　22.01.04. 08:09　22.01.19. 09:16　22.02.09. 09:29　22.02.23. 10:52　22.03.16. 08:31　22.03.30. 08:38　22.04.20. 08:09　22.05.19. 08:45　22.06.08. 08:06　22.06.29. 08:12

体脂肪含量 (kg)

25.6　25.2　24.2　23.6　23.8　23.3　22.3　21.6　20.7　19.1　18.6　**17.8**

21.12.07. 08:39　21.12.21. 08:25　22.01.04. 08:09　22.01.19. 09:16　22.02.09. 09:29　22.02.23. 10:52　22.03.16. 08:31　22.03.30. 08:38　22.04.20. 08:09　22.05.19. 08:45　22.06.08. 08:06　22.06.29. 08:12

体脂百分比 (%)

40.3　39.9　38.8　38.3　39.2　38.1　36.7　35.7　35.1　32.9　33.0　**31.4**

21.12.07. 08:39　21.12.21. 08:25　22.01.04. 08:09　22.01.19. 09:16　22.02.09. 09:29　22.02.23. 10:52　22.03.16. 08:31　22.03.30. 08:38　22.04.20. 08:09　22.05.19. 08:45　22.06.08. 08:06　22.06.29. 08:12

内脏脂肪面积 (cm²)

145.4　141.3　134.8　129.9　132.2　126.6　119.9　115.0　108.8　96.7　92.9　**83.9**

21.12.07. 08:39　21.12.21. 08:25　22.01.04. 08:09　22.01.19. 09:16　22.02.09. 09:29　22.02.23. 10:52　22.03.16. 08:31　22.03.30. 08:38　22.04.20. 08:09　22.05.19. 08:45　22.06.08. 08:06　22.06.29. 08:12

骨骼肌含量 (kg)

20.2　20.2　20.4　20.4　19.7　20.2　20.5　20.6　20.2　20.7　20.1　**20.7**

21.12.07. 08:39　21.12.21. 08:25　22.01.04. 08:09　22.01.19. 09:16　22.02.09. 09:29　22.02.23. 10:52　22.03.16. 08:31　22.03.30. 08:38　22.04.20. 08:09　22.05.19. 08:45　22.06.08. 08:06　22.06.29. 08:12

下肢肌肉量 (kg)

11.5　11.5　11.3　11.2　11.4　11.6　11.6　11.5　11.6　11.6　11.4　**11.5**

21.12.07. 08:39　21.12.21. 08:25　22.01.04. 08:09　22.01.19. 09:16　22.02.09. 09:29　22.02.23. 10:52　22.03.16. 08:31　22.03.30. 08:38　22.04.20. 08:09　22.05.19. 08:45　22.06.08. 08:06　22.06.29. 08:12

腰臀比

0.95　0.95　0.95　0.95　0.93　0.91　0.92　0.92　0.90　0.91　0.89　**0.88**

21.12.07. 08:39　21.12.21. 08:25　22.01.04. 08:09　22.01.19. 09:16　22.02.09. 09:29　22.02.23. 10:52　22.03.16. 08:31　22.03.30. 08:38　22.04.20. 08:09　22.05.19. 08:45　22.06.08. 08:06　22.06.29. 08:12

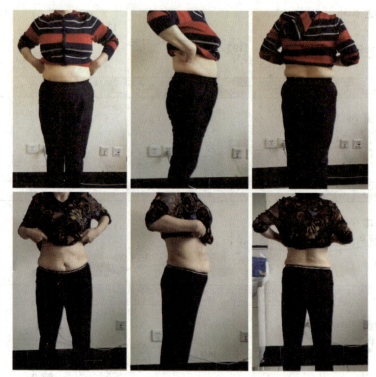

图 6-7　减重 7 个月身体各项指标变化及减重前后对比图

第五节　隐性肥胖体重管理

一、隐性肥胖与健康

生活中，你可能会遇到这样的情况：有的人明明看上去身材挺苗条，却被诊断为脂肪肝。瘦人也会患脂肪肝？不错，他们的脂肪肝源于"隐性肥胖"。隐性肥胖是指看上去身材匀称，但肝、胰、胃、肠等内脏周围和内部已经堆积了不少脂肪组织的情况。通常认为，身体脂肪比例男性超过 20%、女性超过 30%，属于肥胖。正常体重肥胖（normal weight obesity，NWO），也称为隐性肥胖（masked obesity），指的是 BMI 正常，但体脂含量高。即如果体重在正常范围（BMI 指数为正常值），身体脂肪率超过 20%（男性）/30%（女性），则为隐性肥胖。与肥胖者一样，隐性肥胖者同样面临更高的糖尿病、高血压、高脂血症、动脉粥样硬化等常见代谢性疾病的发生风险。由于 NWO 人群表现出来的 BMI 在正常范围内，导致该人群没有意识到他们存在健康问题的风险。这种肥胖极易被忽视，除此之外还存在较高的患病率，因此这是一个诊断不足且研究不足的群体。

隐性肥胖问题不容忽视，成年人 NWO 的患病率在不同人群中有所不同，全球流行率可高达 30%。然而，NWO 的患病率似乎因研究而异，这可能是由于身体脂肪百分比界限不统一，性别、年龄和身体脂肪测量方法不同所致，在肥胖判断上体脂率（BF%）较 BMI 更具科学性。NWO 人群与发展代谢综合征、心脏代谢疾病之间有着紧密联系，炎症、氧化应激、胰岛素抵抗、亚临床心血管疾病和代谢异常都可能发生在 NWO 中。因此，在儿童和成年人的常规健康筛查中引入体脂测量是当务之急。

目前，多数身体成分仪能够通过多频率生物电阻抗等测试方法，评估身体脂肪含量及分布。如果没有身体成分仪，也可以通过测量腰臀比（腰围 / 臀围）来粗略估计内脏脂肪尤其是腹部脂肪的含量。18 岁以上成年人，男性腰臀比大于 0.90、女性腰臀比大于 0.85，可视为内脏脂肪超标。

二、干预措施的实施

通过健康的饮食和体育活动来预防和管理肥胖，在 NOW 人群中可以起到一定的作用。长期有规律的体育锻炼能改变体成分，增加瘦体重，提高身体健康水平。高强度间歇训练、持续有氧训练和阻力训练都是较为有效的运动干预手段。

（一）减脂期间的营养摄入量

1. 蛋白质摄入参考量

蛋白质在总能量支出中占有一定的比例。在减脂期间，由于活动量的增加及碳水化合物和脂肪的摄入不足，蛋白质成了主要的能量来源，被利用的比例会更高。我们不清楚肌肉蛋白合成速度是否由总能量的摄入决定，或者是否与蛋白质摄入量有关，增加肌蛋白的摄入会不会防止肌蛋白分解速度减缓。不过从保守的角度来讲，建议多增加一些蛋白质的摄入，在减脂期每天摄入 1.0 ～ 1.2g/kg 体重的蛋白质，来帮助保护肌肉组织，降低身体蛋白质分解速度。

2. 碳水化合物和脂肪摄入参考量

从营养学角度来讲，碳水化合物并不是"必要"的营养素，因为身体在不摄入碳水化合物的情况下也能自己合成糖原。但其在身体维持日常活动及进行运动时都极其重要，如果在控制能量期间，碳水化合物摄入过低，有可能会影响运动表现，这可能导致无法最大限度地保存瘦体重。在减脂期间，我们可以尽量减少脂肪的摄入量，这样可以多摄入一些碳水化合物，保证训练质量。对于脂肪的摄入量，推荐大部分减脂人群将 15% ～ 25% 的总能量作为目标，然后把剩下的能量全部分配给碳水化合物。由于碳水化合物和脂肪都是身体主要的能量来源，所以需要一个最低摄入值。虽然在减脂期间进行能量限制是必要的，但是对于那些日消耗量很低的人来说如果遵循这一方式，那么他们可能会面临碳水化合物和脂肪连最低摄入量都无法保证的情况。

3. 减脂期间容易缺乏的微量元素

在针对健美运动员的饮食调查中发现，有 5 种最普遍缺乏的微量元素：维生素 D、钙、锌、镁以及铁。缺锌可能会对新陈代谢产生负面影响，缺铁可能对力量产生负面影响，缺钙可能对骨骼健康产生危害。建议在减脂期间适量摄入乳制品和红肉，或者只吃纯瘦肉（脂肪含量相对少），然后保证充足的户外光照。这样可以帮助身体补充钙、锌、镁、铁等元素和维生素 D，避免其缺乏。

（二）增肌期的营养摄入量

1. 宏量营养素

对于增肌人群来说，对营养素的需求和减脂人群大为不同。因为他们的能量摄入水平就算不处于盈余状态至少也处于维持状态。在增肌期间，蛋白质摄入量可以增加到 1.5 ～ 2.0g/kg。在增肌期间需要保证足够的碳水化合物摄入，以免摄入过低而影响增肌。对于绝大部分的人推荐脂肪所占比例为摄入总能量的 20%～30%，应把注意力重点放在总能量和蛋白质的摄入上。

2. 增肌期容易缺乏的微量元素

当不再减脂时，微量元素缺乏的现象不会很严重，但可能会因为饥饿感不强，而忘记摄入足够的低能量、高纤维、高水分、高微量元素密度的水果和蔬菜。所以应该有意识地确保自己有充足的水果和蔬菜摄入量。在增肌期每 1000kcal 能量的摄入中，确保有一份蔬菜与水果的摄入，而在减脂期也要确保每 500kcal 至少有一份蔬菜与水果的摄入。

（三）减脂中最主要的运动方式——有氧运动

对于减脂人群来说，推荐将每周减重范围控制在原来体重的 0.5%～1.0%，在这种减重方式下可以最好地保持身体内肌肉含量和肌肉成分。中等强度和高强度的有氧训练可能与肌肉力量、爆发力训练产生冲突，使增肌增力、增加爆发力的速度变慢。另外有氧动作模式下的离心动作，还可能导致肌肉酸痛。高强度的有氧训练负荷非常大，就算是专业运动员要持续很长时间也是非常困难的。这时高强度间歇性训练就被提上日程了，是在最短时间内以最大强度进行有氧训练，接着休息一段时间然后重复以上练习。高强度间歇性训练可以与低强度持续性训练产生同样的适应性效果，但是其所需时间与低强度持续性训练相比却大大降低；另外高强度间歇性训练对力量训练的干扰性也不是很明显，我们可以选择这一方式。如果想在减脂期间尽量减少肌肉流失，那么力量训练就显得尤为重要。理论上来讲每周花费在有氧训练上的总时间不应超过力量训练的时间的一半。在有氧训练方式的选择上，只要保证它对肌肉关节的冲击力不是很大，不会影响下一训练日所使用的肌群，不会造成肌肉酸痛即可。对于高强度间歇性训练可以采用每周 1～2 次，每次不超过 30 分钟；中等强度的有氧训练不超过每周 1 小时的总长；剩下的有氧训练内容，安排在低强度就可以。

综合以上建议，我们可以这样制订自己每周的有氧训练方案：假设每周进行 6 小时的力量训练，3 小时的有氧训练。那么我们的有氧训练时间应该这样安排，可以进行 2 次 30 分钟的高强度间歇性训练，1 小时中等强度的有氧训练，再加上 1 小时的低强度有氧训练。

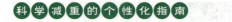

（四）增肌的训练策略

对于训练容量的最佳训练策略：每周每个肌肉群/动作模式为 10～20 组。记得要考虑到不同动作可能会刺激到同一肌肉群，以及它们对肌肉肥大和力量增长的影响。平均而言，最适合增力的组数为 5～12+，而最适合增肌的组数为 10+。

对于训练频率的最佳训练策略：每周每个肌肉群/动作模式至少训练 2 次。考虑一下动作训练日程安排，在此基础上做出最佳训练安排。这意味着需要每周每个肌肉群/动作模式做 10～20 组动作，并且每周至少训练 2 次，在大部分的动作中使用 1～15 次，达到 5～10RPE（主观费力程度）。

三、减重管理案例

（一）基本信息

女，43 岁，BMI 21.9kg/m² （正常）。

（二）疾病史

高甘油三酯血症

甘油三酯　　1.86mmol/L ↑　　参考值：＜ 1.7

（三）饮食习惯及生活史

1. 不吃主食，吃肉较少，晚餐一般吃水果。

2. 经常跑步，没有做过力量训练。

3. 曾经尝试过辟谷和生酮饮食，脱发严重，情绪影响较大。

（四）减重方案及目标

1. 5+2 轻断食（1200kcal）—高蛋白膳食（1200kcal）—5+2 轻断食（1200kcal）—高蛋白膳食（1200kcal）—限能量膳食（1300kcal），补充成人复合维生素和微量元素片，补充乳清蛋白粉 10g/d，每日饮水 2000ml。

2. 进行饮食宣教，纠正错误观念。

3. 增加运动量，每日快走/慢跑 40 分钟，每周力量训练 3 次。

4. 每日打卡饮食、运动及体重情况，随时纠正指导；前期每两周复诊一次，后期可每个月或每两个月复诊。

（五）减重效果

持续时间 6 个月，减重 4.8kg，BMI 20.2kg/m² （正常）。

实验室检查结果：

甘油三酯　　1.55mmol/L　　参考值：< 1.7mmol/L

其他指标及对比照片见图 6-8。

患者主观感受：一直觉得自己不胖，但是肚子大，血脂还不正常，原来是体脂超标和肌肉太少的问题。科学减重以后体型更紧致了，指标也正常了，非常高兴。一定不能只看体重这个数字，减脂增肌才是正确的减重方式。

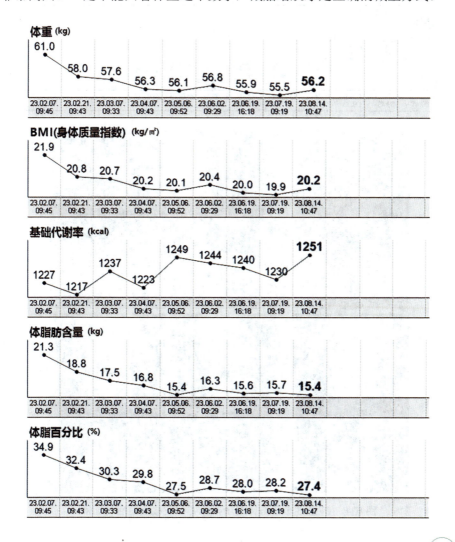

内脏脂肪面积 (cm²)

103.9 84.5 74.1 68.4 63.0 68.5 63.1 64.1 **65.0**

| 23.02.07.
09:45 | 23.02.21.
09:43 | 23.03.07.
09:33 | 23.04.07.
09:43 | 23.05.06.
09:52 | 23.06.02.
09:29 | 23.06.19.
16:18 | 23.07.19.
09:19 | 23.08.14.
10:47 |

骨骼肌含量 (kg)

21.3 21.2 21.6 21.3 22.0 21.7 21.6 21.5 **21.9**

| 23.02.07.
09:45 | 23.02.21.
09:43 | 23.03.07.
09:33 | 23.04.07.
09:43 | 23.05.06.
09:52 | 23.06.02.
09:29 | 23.06.19.
16:18 | 23.07.19.
09:19 | 23.08.14.
10:47 |

腰臀比

0.88 0.87 0.86 0.84 0.83 0.83 0.81 0.83 **0.82**

| 23.02.07.
09:45 | 23.02.21.
09:43 | 23.03.07.
09:33 | 23.04.07.
09:43 | 23.05.06.
09:52 | 23.06.02.
09:29 | 23.06.19.
16:18 | 23.07.19.
09:19 | 23.08.14.
10:47 |

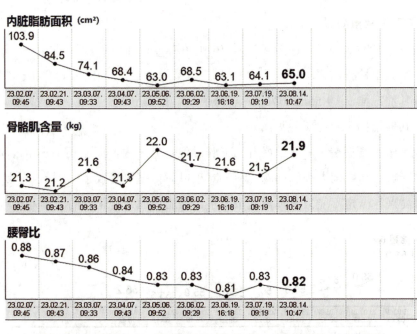

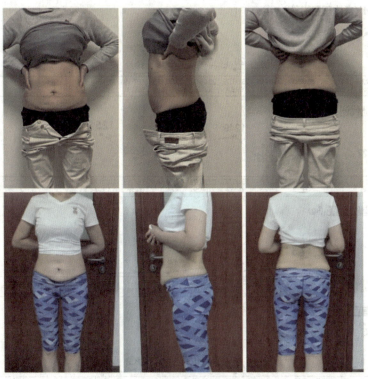

图 6-8　减重 6 个月身体各项指标变化及减重前后对比图

第六节　代谢综合征体重管理

一、代谢综合征与肥胖

代谢综合征是以超重/肥胖为中心并伴有一系列代谢紊乱的病症。随着社会生活水平的提高，以及国人膳食模式的变化，代谢综合征的流行呈现快速上升趋势，2000—2001 年的全国性横断面调查显示，男性和女性代谢综合征的患病率分别为 10.0% 和 23.3%。2011 年美国乔斯林（Joslin）糖尿病中心发布了《合并糖尿病的肥胖患者临床营养指南》，整部指南的目标人群实际是代谢综合征患者，其将体重管理置于营养管理的首要目标。与此同时，该指南还提出将膳食管理与胰岛素治疗相配合，同时需要考虑与营养有关的代谢并发症的控制。

对于合并代谢综合征的肥胖患者，临床证据中较为一致的是将生活行为方式干预作为减重和改善代谢紊乱的基础治疗措施。同时，通过对各种膳食模式的比较发现，在控制总能量摄入的前提下，它们的总体效果相似。需要指出的是，目前的研究样本量均不大，且干预时间较短（12～24 周），尚欠缺长时间干预的研究证据。2015 年，澳大利亚启动了一项针对中老年（50～69 岁）代谢综合征患者的大样本（500 例）减重干预研究，旨在检验综合性行为、营养和心理干预的影响，或将在未来几年得出一些有指导意义的结论。

二、干预措施的实施

（一）干预流程

见图 6-9 所示（BMI 单位：kg/m²）。

（二）干预措施

1. 代谢综合征饮食/营养教育

主要包括饮食/营养模式、成分，饮食结构、习惯及评价等（表 6-1）。此外，还应进行食物能量含量知识指导、如何计算每餐摄入总能量、阅读食品标签、营养物质的比例和营养密度（表示饮食中营养成分与能量的比值）等方面的教育。如代谢综合征患者同时合并其他疾病，需要咨询专科医生其他疾病的饮食要求及建议之后，兼顾进行饮食调整。

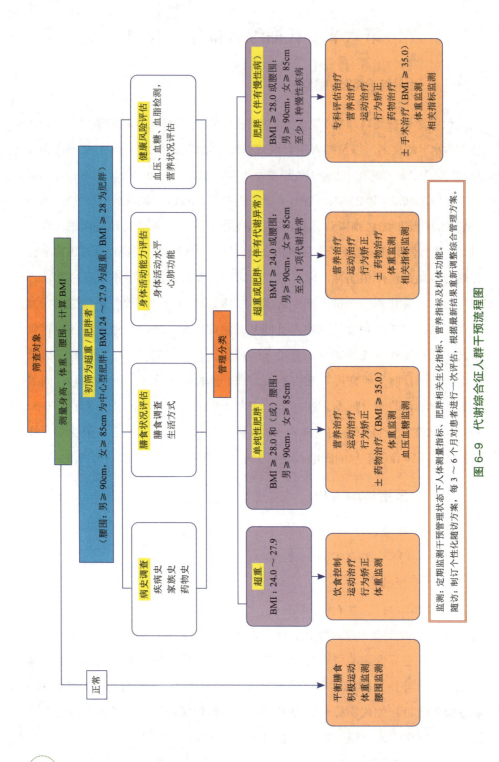

图 6-9 代谢综合征人群干预流程图

表 6-1　代谢综合征饮食 / 营养教育内容一览表

项目	内容	评价
饮食 / 营养模式	①推荐地中海膳食模式，该模式是指以蔬菜、水果、鱼类、五谷杂粮、豆类和橄榄油为主的饮食风格；②推荐终止高血压膳食（DASH）模式，该模式是指通过增加蔬菜、水果、鱼和低脂食物摄入，减少红肉及加工肉制品、甜食、饱和脂肪酸、钠盐等摄入而进行高血压防治的膳食模式；③推荐新北欧膳食模式，该模式包括全谷物、菜籽油、浆果、水果、蔬菜、鱼、坚果和低脂乳制品；④推荐短期素食膳食模式，该模式以植物性食物为基础，如谷物、豆类、根茎作物、油籽、水果、蔬菜、坚果和蘑菇，不食肉等动物产品的饮食方式；⑤推荐中国居民平衡膳食模式，食物品种多样，以谷类为主，注意能量平衡，多吃蔬果、奶类和大豆，适量摄入鱼、禽、蛋、瘦肉，减少盐和油的摄入，限制糖和酒，经常饮茶	记录各类食物摄入情况的饮食日记
饮食 / 营养成分	①碳水化合物：减少添加糖、含糖饮料的摄入；推荐低碳水化合物饮食（23%±10% 的能量来自碳水化合物）。②脂肪：膳食胆固醇摄入量低于 200mg/d，减少反式脂肪摄入量；总脂肪和饱和脂肪分别低于总能量的 30% 和 10%；摄入 ω-3 脂肪酸大于 1g/d 且连续摄入至少 3 个月；食用橄榄油 20 ～ 40g/d 来替代其他脂肪。③蛋白质：减少红肉及加工肉制品，用白肉代替红肉。④纤维：高纤维膳食，不少于 30g/d，增加蔬菜、水果和全谷物的摄入，每日至少食用 400g 水果和蔬菜。⑤盐：建议食盐摄入量 <5g/d；⑥热量按三餐比例为早餐 27% ～ 33%，中餐 37% ～ 43%，晚餐 27% ～ 33%，即 3：4：3	①每日或每周记录主食、蔬菜、水果、肉类、蛋类、奶类、油盐等摄入量；②使用"食品交换法"估算食物热量和份数
饮食习惯	①按时吃早餐。不吃早餐会引起餐前饥饿素分泌上升，导致饥饿感和饮食行为发生，也导致总能量摄入增加。②缓慢进食。缓慢进食可减少总能量摄入，诱导饱腹感或改善胰岛素敏感性，可通过增加咀嚼次数和咀嚼总时长来达到缓慢进食。③晨起饮水 2 杯（约 200ml / 杯）以上，每天饮水量 1.5 ～ 1.7L。晨起饮水对血液黏稠度有较好的稀释作用，而血液黏稠度与糖尿病、高血压及代谢综合征之间存在关联。④根据个体喜好每日适度饮茶或咖啡，每月茶叶消耗量为 50 ～ 250g，绿茶为佳；咖啡每天 1 ～ 4 杯（咖啡因 400g 以内）为宜，建议饮咖啡与进餐相隔半小时以上，以免影响食物中钙、铁、维生素 B_6 的吸收	采用改编自世界卫生组织的简短饮食习惯调查表

2.代谢综合征运动 / 身体活动教育

充足的体力活动被推荐为管理代谢综合征的一线干预措施，在代谢综合征患者及高危人群中，依据个体情况（有条件者进行心肺运动试验检测）制定个体化的最佳运动处方。有关运动 / 身体活动形式、强度、时长及评价等教育内容详见表 6-2。

表 6-2　代谢综合征运动 / 身体活动教育一览表

项 目	内容	评价
运动形式	①以包括有氧运动、与工作相关的活动及肌肉增强训练的身体活动为主，辅以力量训练、抗阻运动等其他运动锻炼；②身体活动：职业性、交通往来、家务性及运动锻炼身体活动 4 类；③有氧运动：跑步、游泳、健美操、球类、快走、骑行等耐力运动；④力量训练、抗阻运动，即无氧运动：俯卧撑、仰卧起坐、深蹲起立、利用弹力带或推举器械等进行的运动	以能增强个体代谢参数的改善效果为准，最常用的指标是身体质量指数
运动强度	①首推中等强度的身体活动、中高强度的有氧运动或高强度间歇性训练，以运动中心率控制在（220-年龄）×60% ～（220-年龄）×75% 或自我感知运动强度 11 ～ 14 级为准；②结合年龄和身体状况调整运动强度，如老年组可做低强度运动，高龄体弱组可做简单肢体运动等	①绝对强度：代谢当量和千步当量时间；②相对强度：心率计算法和自我感知运动强度
运动时长和频率	①推荐每周至少 5 次，每次 30 分钟中等强度的有氧运动或身体活动，外加每周 2 次轻中度力量训练或抗阻运动，总时长至少 150 分钟；②或者每周至少 3 次中高强度或高强度的有氧运动，总时长至少 75 分钟	按周计算运动强度和总时长

三、减重管理案例

（一）基本信息

男，49 岁，BMI 26.6kg/m^2（超重）。

（二）疾病史

高血压、高甘油三酯血症、高胆固醇血症。

1. 总胆固醇　　6.40mmol/L ↑　　参考值：< 5.2mmol/L

2. 甘油三酯　　3.15mmol/L ↑　　参考值：< 1.7mmol/L

3. 血压　　　　160/100mmHg　　参考值：< 90/60mmHg

（三）饮食习惯及生活史

1. 吸烟史 20 余年，每周饮酒超过 3 次，应酬较多。

2. 不喜欢吃蔬菜，爱吃肉和主食，以面食为主。

3. 出门开车，几乎不运动。

4. 经常熬夜。

（四）减重方案及目标

1. 5+2 轻断食（1400kcal）—高蛋白膳食（1300kcal）—5+2 轻断食（1400kcal）—限能量膳食（1500kcal），补充成人复合维生素和微量元素片，每日饮水 2000ml。

2. 逐步戒烟限酒，鼓励家庭自制饮食，减少应酬就餐，规律睡眠。

3. 增加运动量，每日快走 40 分钟，每周力量训练 2 次。

4. 每日打卡饮食、运动及体重情况，随时纠正指导；前期每两周复诊一次，后期可每个月或每两个月复诊。

（五）减重效果

持续时间 6 个月，减重 18.9kg，BMI 20.2kg/m^2（正常）。

实验室检查结果：

1. 总胆固醇　　4.31mmol/L ↑　　参考值：< 5.2 mmol/L

2. 甘油三酯　　0.7mmol/L ↑　　参考值：< 1.7 mmol/L

3. 血压　　　　130/90mmHg

其他指标及对比照片见图 6-10。

患者主观感受：慢病用药调整后都减少了，心情特别好，全家人都很高兴，自己是自身健康的第一责任人。

体重 (kg)

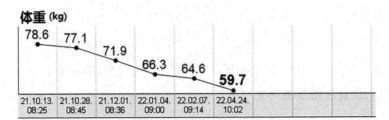

| 21.10.13. 08:25 | 21.10.28. 08:45 | 21.12.01. 08:36 | 22.01.04. 09:00 | 22.02.07. 09:14 | 22.04.24. 10:02 |

BMI(身体质量指数) (kg/㎡)

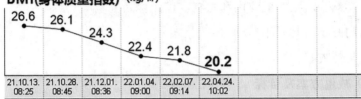

| 21.10.13. 08:25 | 21.10.28. 08:45 | 21.12.01. 08:36 | 22.01.04. 09:00 | 22.02.07. 09:14 | 22.04.24. 10:02 |

基础代谢率 (kcal)

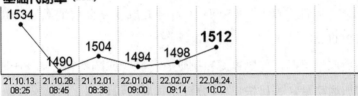

| 21.10.13. 08:25 | 21.10.28. 08:45 | 21.12.01. 08:36 | 22.01.04. 09:00 | 22.02.07. 09:14 | 22.04.24. 10:02 |

体脂肪含量 (kg)

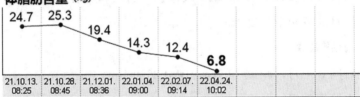

| 21.10.13. 08:25 | 21.10.28. 08:45 | 21.12.01. 08:36 | 22.01.04. 09:00 | 22.02.07. 09:14 | 22.04.24. 10:02 |

体脂百分比 (%)

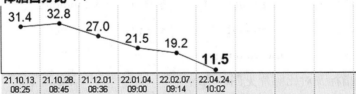

| 21.10.13. 08:25 | 21.10.28. 08:45 | 21.12.01. 08:36 | 22.01.04. 09:00 | 22.02.07. 09:14 | 22.04.24. 10:02 |

内脏脂肪面积 (cm²)

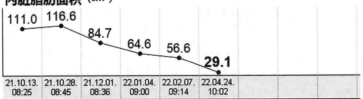

| 21.10.13. 08:25 | 21.10.28. 08:45 | 21.12.01. 08:36 | 22.01.04. 09:00 | 22.02.07. 09:14 | 22.04.24. 10:02 |

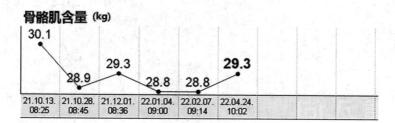

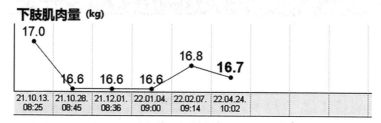

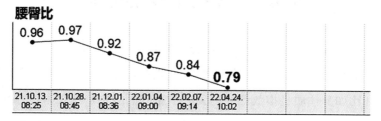

图 6-10　减重 6 个月身体各项指标变化示意图

第七章

减重八问

问题一　不吃主食能瘦吗？

近年来，不吃主食的低碳水化合物减重法在网上流传甚广，并被冠以"科学"的称号。那么不吃主食能瘦吗？实际上，对一些从未减重过的大体重人士（比如身体质量指数已经达到严重肥胖的级别，或因为各种并发症需要尽快降低体重）或一些疾病患者遵医嘱需要用低碳水化合物饮食治疗、低热量饮食治疗，甚至采用手术减重措施，在经过医疗评估的基础上都是可以的。但是这些饮食治疗需要医生的帮助和营养师的指导，真正实施到位，切实保持食物比例合理，营养供应充足，而且减重后需要长期管理和指导。然而，对大部分实施减重饮食的外行人士来说，靠自己摸索来掌握不吃主食的低碳水化合物减重法，要达到营养合理是相当难的。

平衡膳食是合理膳食的基础。健康减重饮食也应遵循平衡膳食原则，不科学地不吃主食不但不会瘦，反而增加了患病的风险。《成人肥胖食养指南（2024版）》中指出，碳水化合物占每日总能量的 50% ～ 60%，脂肪占每日总能量的 20% ～ 30%，蛋白质占 15% ～ 20%。三餐定时定量，不随意漏餐，食物品种多样化，可参照《中国居民平衡膳食宝塔（2022）》，每日食物包括谷薯类、蔬菜水果类、畜禽鱼蛋奶类、大豆和坚果类及烹调用油盐。

主食是人体所需能量最经济和最重要的食物来源，也是 B 族维生素、矿物质、膳食纤维和蛋白质的重要来源，在维持人体的健康方面具有重要作用。

2021 年 10 月 31 日，中共中央办公厅、国务院办公厅印发了《粮食节约行动方案》，提到要启动"全谷物行动计划"，倡导主食全谷化。《中国居民膳食指南（2022）》建议：谷类为主是平衡膳食模式的重要特征。平衡膳食模式是最大限度保障人类营养需要和健康的基础。主食全谷化包含三层含义：第一层含义是"主食"，它为我们机体提供营养素，最主要是碳水化合物；第二层含义是"全谷"，保留了谷皮、糊粉层、胚乳、胚芽的相对比例，同时含有更多营养素；第三层含义就是"主食全谷化"，把平时所吃的精米、白面类主食部分替换为全谷类食物。主食全谷化对健康的意义很大，可以为人体提供更多的营养素，包括 B 族维生素、膳食纤维、矿物质及多种植物化学物等，对于绝大多数人群都有益处，尤其是对患有高血糖、高血脂、高血压、高血尿酸、冠心病、脑卒中、肥胖等疾病的人群意义更大。

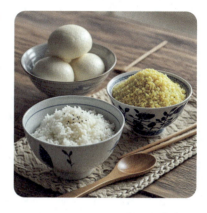

研究证据表明，膳食不平衡、全谷物减少与膳食相关慢性病发生风险增加密切相关，严重者甚至出现 B 族维生素供应断绝、神经系统发生紊乱，进而出现很多神经系统功能方面的问题，比如情绪沮丧、思维能力下降、失眠、抑郁等。坚持谷类为主，保证全谷物及杂豆摄入，有利于降低超重/肥胖、2 型糖尿病、心血管疾病、结直肠癌等疾病的发生风险。

因此，不吃主食的低碳水化合物饮食是不合理的。

问题二 只吃水果能瘦吗？

水果中的水分含量通常会达到 90％左右，这就意味着它体积大而干物质含量比较低。同时，它的脂肪含量一般也很低。水果中的脂肪含量通常在 1％以下，甚至有的低达 0.2％左右，榴莲和牛油果相对高一点。绝大多数水果的主要能量来源是碳水化合物，包括葡萄糖、果糖和蔗糖。榴莲、牛油果和香蕉所含能量较高，超过马铃薯的水平，同样重量比较下，它们的能量水平接近于熟的白米饭。这是因为它们不仅含糖，还含有淀粉或脂肪。大部分水果的糖含量在 10% 以内，葡萄、枣、香蕉等含量稍微高一些。以苹果为例，它的含糖量在 8%～10%，100g 苹果中的热量为 50～60kcal 之间。这个数值和牛奶相当，比大米白面（100g 中的热量为 350kcal 左右）、饼干蛋糕（100g 中的热量在 400～600kcal）要低得多。因此，有一部分人利用水果来减重，那么这种方法能瘦吗？

用水果来代替一部分米饭馒头或饼干甜点，是非常有利于减重的，而且还对脂肪肝、高血压、冠心病的预防也有好处，与精白米面和甜食饼干相比，水果能提供更多的镁、钾、维生素 C、果胶和多种抗氧化物质。

若是将水果作为唯一的食物，比如"三日苹果餐"，即便不限量，也会把能量降低到日常正常进餐时的六成以下，的确能够带来体重下降。其中包括了由于脂肪分解的体重下降（只占很小一部分）及身体蛋白质分解和水分排出带来的体重下降。蛋白质在体内与大量水分结合而存在，因此只要损失身体蛋白质，就会带来体重的下降。此外，体内钠摄入的减少也会引起身体水分流失而减重。因此从未节食减重的人，在最初采用这类方法时，很多人都会感觉到体重的快速下降。但只要恢复正常进食，极易发生反弹。

每天好好吃三顿饭，是健康的基础。不吃主食的减重方法不可行，蔬菜不能替代主食，水果也不能替代主食。水果只能作为正餐之外的补充。目前已知的人体需要的营养素有 40 多种，这些营养素都要从各种食物中获得。蛋白质、脂肪和碳水化合物是人体需求量最大的三种营养素，称为宏量营养素，是人体必需的营养素，具有重要的生理作用。水果虽然能量较低，富含维生素 C 和钾，但 B 族维生素及铁、锌等元素含量低，蛋白质含量不足。如果用水果完全替代主食，会造成一天当中的蛋白质摄入量大大下降，远远不能满足人体对宏量营养素的需求。长期持续会引起身体蛋白质流失，代谢率下降，最终导致营养不良。恢复正常进食会体重反弹，不恢复正常进食会出现水肿的结果。所以，水果不吃不行，吃少了不行，吃多了也不行。

要利用水果来帮助减重，比较合理的方式是餐前先吃些水果提升血糖，预防过度饥饿，降低用餐的急迫感，减少食量。在减少正餐主食的同时，多吃富含蛋白质的食物。也可以只在某一餐用水果替代正餐主食，但要适当补充奶类、蛋类或豆制品，以便保证每一餐都有蛋白质的充足供应。但由于牛奶中的铁、锌等微量元素含量太低，豆制品和蛋类中的铁锌元素吸收率也较低，一天中一定要吃点肉或鱼，只需 50g ～ 100g（去骨刺后的重量）就可以。为安心起见，最好再加上 1 粒复合营养素补充剂。

因此，只吃水果的减重方式会造成身体的极大损耗。正确的方式是将水果作为正餐的补充，减少用餐的急迫感，减少食量。

问题三 每天吃 1 ～ 2 餐就能瘦吗？

减重的原则就是要"出多入少"，只要总能量摄入减少，就能减重。一天吃 1 ～ 2 餐，属于间歇性禁食，其又称为轻断食，是一种正常能量和能量限制（或完全禁食）交替进行的膳食模式，是现在比较流行的减重方法。间歇性断食可分为时间限制断食、隔天断食和周期性断食三大类，其中每天吃 1 ～ 2 餐属于时间限制断食，是指在一天之内的特定时间段内限制能量摄入或禁食，其余时间无能量摄入限制。时间限制断食仅限制摄食的时间，但不限制食物的种类和能量，在临床上易于开展。近年来的研究显示，时间限制断食在改善肥胖及相关代谢性疾病、抗衰老、抗肿瘤等方面具有一定作用。许多研究也证实了时间限制断食对人体的益处。除此之外，一顿饭吃得再多，通常也比一天三餐的总量少，短期内间歇性断食可以帮助控制体重。

虽然大量研究证实了间歇性断食在预防、治疗疾病和减重中发挥的积极作用，但其并非绝对安全。在间歇性断食初期，受试者需要忍受饥饿，可能出现注意力不集中、头晕、低血糖、便秘、轻微的认知不良等。

因此，这种减重方法如果不正确使用反而不利于身体健康，也不能维持长久。原因如下：

营养吸收的问题。一天只吃一餐可能导致胃肠道问题，因为空腹时间较长，会感觉特别饥饿，下一顿容易暴饮暴食，继而使胃酸分泌和胃肠蠕动出现异常。这种吃法对胃的损伤较大，营养的消化吸收能力会减弱。有些人还可能由此导致营养不良、贫血等。长此以往，可能出现肌肉数量减少和肌肉功能下降。另外，如果钙和维生素 D 长期摄入不足，也会造成骨骼强度降低。

血糖控制的问题。大多数体形偏胖的人或多或少都有血糖问题，单餐制可能导致血糖波动过大，不利于平稳血糖。长时间不进食，血糖水平过低，人可能出现低血糖症状，如头晕、手抖、乏力和注意力不集中。而在进食后，血糖水平迅速上升，可能导致胰岛素分泌过多。有心脑血管疾病、糖尿病的患者及老年人都应严格避免这种吃法。

无法坚持的问题。一天只吃一餐，一般人很难坚持下来，也许一两个月或一两周就放弃了。一旦恢复到以前的一日三餐，体重会迅速反弹，对身体健康的影响更加不利。

因此，间歇性断食应在专业人员的指导与监督下进行，专业减重人员需要严格把握间歇断食疗法的适应证和禁忌证，在实施干预方案时须遵循循序渐进、动态评估与静态评估相结合的原则。

问题四　只要多运动就能瘦吗？

有些人认为只要运动就会消耗能量而瘦下来，这是典型的认识误区。并非所有运动都能有效消耗能量，长久以来，中等强度运动一直被推荐为减轻体重和减少身体脂肪的主要运动模式。在体重控制计划中，减重治疗期间的标准体力活动消耗要求为 1000kcal/ 周。然而，美国国家体重控制登记处追踪的成功减重者报告活动量为 2800kcal/ 周，几乎是减重治疗期间推荐的 3 倍。几项体重控制研究考察了不同强度运动水平参与者的体质量减轻情况，发现采用高强度运动的人减重效果明显更好。因此，如果想通过运动来达到减重的目的，最好选择高强度运动。

运动导致的能量消耗是有上限的。机体的能量消耗有 3 个主要组成部分：基础代谢率占总能量消耗的 60% ～ 80%，是最大的能量消耗途径；用于分解食物的能量消耗约占 10%；用于体力活动（包括运动）的能量消耗占

10% ～ 30%。由此可见，运动只占每日能量消耗的一小部分，人们很难通过运动产生显著的能量亏空。此外，运动量与能量消耗并不呈线性关系。体力活动量对人体总能量消耗没有影响。也就是说，在一定的运动量之后，机体不会一直以同样的速率消耗能量，总能量消耗最终可能会持平。再者，运动可能导致生理的适应性变化，以帮助机体保存能量。人类的能量平衡是"一个动态的、适应性强的系统"。机体会随着运动的强度而进行能量调节，这种补偿机制称之为"代谢补偿"现象。有研究表明，人体能在体内贮存能量，以保留储存的脂肪来满足未来的能量需求。此外，人们在运动后不知不觉地做出一些行为的调整，比如进食或减少活动，以抵消消耗的能量，主动填补能量缺口，这称为"补偿行为"，也是造成运动减重效果甚微的原因之一。更重要的是，运动减重的效果因人而异，对于肥胖者来说，减重难度则更大，这与补偿机制的差异性有关。

要想瘦下来，在运动的同时还应该控制饮食，如果在运动后大量摄入能量，摄入量大于消耗量，可能会使体重不降反升。此外，瘦下来并不单单是指体重变轻了，而是一个多维的综合判断，重量、体脂、围度都是衡量标准。运动能够塑造身材，并不是让身体变瘦变薄，而是让肌肉更有线条，如"三角肩"，追求健康的美感。因此，运动不会让身体的所有围度都变小，而是要根据需求塑造健康的曲线。同样，对于重量也是如此，身高相同的情况下，身材好的人体重可能更重，因为运动使身体代谢速率上升，慢慢形成肌肉，肌肉又比脂肪重，就会使体重变得更重，但身体线条会比以前好得多。减重和减脂两者相差一字，可概念完全不同，减重意味着你可能减掉的是脂肪，也可能是肌肉或者是水分。因此要运动，健康减脂。运动的效果不应该只关注瘦了没，而是要关注体能的上升和体形的定期变化趋势。

综上所述，运动有益于健康，但绝不是减重的根本。尽管增加体力活动对健康有许多好处，但对于那些仅寄希望于运动来减重的人来说，大多数情况下是不能达到明显效果的。肥胖者需要平衡运动减重的效益与风险，切实选择适合自己的减重方式。真正的健康是从一个人的体态、力量、心肺能力等因素来判断的。只有控制饮食、摄取营养,将有氧运动和无氧运动结合起来,有意识地锻炼肌肉，做"有质量"的运动，达到"吃动平衡"，才能维持良好的身体状态，瘦并健康。

问题五　0糖0卡就能瘦吗？

有的0糖指的是所有甜味的物质都不添加，或者每100g食物，添加糖含量低于0.5g。有的0糖指的是不添加白砂糖、蔗糖等添加糖，但使用了代糖。常见食物有饮料、饼干、酸奶、冰淇淋、甜品等。按照国家标准，"0糖"或者"无糖"的定义是指每100g或者100ml食物中糖的含量不超过0.5g，这里的糖是指各种单糖和双糖，不管是天然存在的还是人为添加的都算。

0脂指的是脱脂，或者加工过程中不添加脂肪，每100g脂肪含量小于0.5g的食品。常见食物有饮料类、主食类、乳制品类。

0kcal指的是每100g能量小于17kJ（大约4kcal）的食品，能量很低。常见食物有饮料、魔芋所制作的果冻等。在食物的宏观成分中，碳水化合物（包括膳食纤维）、蛋白质、脂肪都会产生能量，只有水不产生能量。在甜味剂中，高倍甜味剂因为甜度低，所以用量大，能量不能忽略。在常见糖醇中，赤藓糖醇几乎不被吸收代谢，所以国家标准中不对它计算能量，而其他糖醇如木糖醇、麦芽糖醇、山梨糖醇等，就都需要计算能量。也就是说，要想实现"0卡"，那么主要原料只能是水和赤藓糖醇，但赤藓糖醇摄入过多可能导致腹泻，需要控制摄入量。

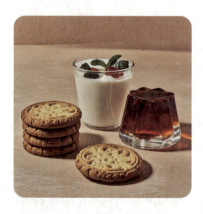

需要注意的是，0糖≠0卡，0脂≠0卡，但反过来0卡=0糖+0脂。也就是说，真正的"0系列"产品应该同时符合0糖、0脂、0卡的条件。

值得注意的是，无糖饮料并非完全不含糖，多数用了代糖（也称为甜味剂）来替代蔗糖、白砂糖等，为了健康考虑不建议天天喝。无糖饮料配料表中赤藓糖醇、三氯蔗糖均是甜味剂。甜味剂是一种食品添加剂，能提供甜味，含很少能量。多位营养专家表示，甜味剂会打乱食欲和味觉，长期食用高甜度的甜味剂会让人对高度甜味保持依赖性，有可能吃进更多的糖。这样，不仅不利于减重，也不利于身体健康，所以长期饮用无糖饮料不可取。部分无糖饮料中还含有咖啡因，过度饮用容易上瘾。2019 年 6 月，全球瞩目的专业学术会议——美国糖尿病年会上，哈佛大学公共卫生学院的教授提到，基于在 20 多年里对近 20 万人进行的追踪调查显示：每天喝含有甜味剂饮料的人，糖尿病发生风险并不会比喝普通含糖饮料的人低。早在 2014 年，就有研究肠道领域的学者提出，人工甜味剂会诱导肠道微生物生态的失调，导致葡萄糖耐受力降低，从而更易出现代谢性疾病。所以，不能认为只要选择代糖，就高枕无忧了。我们要做的是，尽量远离甜味液体，最终的目标是转而喝水或者其他健康的饮料。

综上所述，用"0 系列"食物替代掉一餐的主食，作为减重也是挺好的。但三餐都吃这样的食物，相当于变相不吃主食，很容易总能量摄入不足，造成基础代谢下降而有损健康。同时，经常吃这样的食物，膳食纤维、维生素和矿物质也很容易摄入不足，造成营养不良，摄入新鲜食物才是让自己健康有活力的解决之道。

问题六 沙拉/果汁减重靠谱吗?

沙拉因其制作简单、方便，能量低等特点成为很多减重人士的首选食物，尤其是蔬菜沙拉，不仅富含多种维生素及矿物质、大量的水分及纤维素，还可以促进健康，增强免疫力。但是，有些人就会产生疑问，为什么吃了那么久的蔬菜沙拉，体重却依然居高不下呢？减重期间吃蔬菜沙拉靠谱吗？

理论上来讲，吃蔬菜沙拉是可以减重的。因为蔬菜是高纤维的低能量食物，不但可以增强饱腹感，还不会导致身体摄入过多的能量，适量地食用蔬菜沙拉，再结合运动，可以达到减重的目的。但是，如果在吃蔬菜沙拉时"打开方式"不对，不仅不能减重，还会越吃越胖。

如何正确地食用蔬菜沙拉呢？

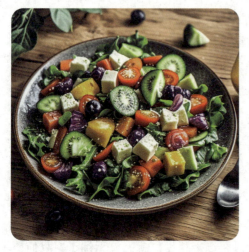

沙拉酱的选择很重要。想要瘦身，摄入的能量一定要少。蔬菜沙拉里蔬菜本身能量低，多吃一些也不会长肉，但很多人喜欢在蔬菜里面添加各种沙拉酱，殊不知，沙拉酱是用大量鸡蛋和奶油制成，能量非常高，如果吃掉一大勺沙拉酱，那么一天的减重成果就前功尽弃了。所以，减重期间可以吃蔬菜沙拉，但不要吃沙拉酱，如果觉得蔬菜味道比较淡，可以选择酱油、醋、柠檬汁等低能量的调味品。

蔬菜一定要新鲜。蔬菜经过烹饪后会使本身的营养物质遭到破坏，而蔬菜沙拉里的食物大多是没有经过深加工的，有利于营养的吸收，这也是吃蔬菜沙拉的一个好处。但是，沙拉里的蔬菜一定要选用新鲜的，如果蔬菜已经在冰箱里存放了很久，那么就不适合再做成沙拉了，不仅没有营养，还不利于健康。

蔬菜沙拉的配菜也有讲究。有些小伙伴，觉得蔬菜沙拉太素，认为营养不够全面，喜欢在里面加一些火腿、培根等作为配菜，虽然加的不多，但它们的能量却很高，因为火腿这类加工肉制品里面的添加剂很多，吃多了不仅不利于健康，还容易发胖。如果觉得蔬菜太过单调，可以搭配一些鱼肉、虾肉、瘦肉等。

果蔬汁的营养价值除了维生素、矿物质和一些纤维素类物质以外，其他营养并不多！那么，只靠喝果蔬汁减重的方法是否有科学依据呢？

许多人觉得喝果蔬汁可以减重，缘于何处呢？这是因为减重最根本的一点就是减少摄入的总能量，而能够产生能量的仅有碳水化合物、蛋白质、脂肪这三类物质。

由于大部分水果几乎都没有蛋白质、脂肪，且碳水化合物的含量也不到10%，更何况水果榨完汁后，各类物质的含量还会降低，所以，果蔬汁成了减重人士的共同选择。

但是，问题来了！人体每日需摄入的营养素有很多种，每类营养素对机体的作用又各不一样，长期单纯只饮用果蔬汁，首先会造成碳水化合物的缺乏。而碳水化合物是唯一一类为大脑供能的营养素，长期缺乏会造成记忆力减退、大脑思维下降等危害。其次，还会造成蛋白质的缺乏。蛋白质是构成机体的一类物质，长期缺乏会造成贫血、免疫力低下等情况，给身体带来不可逆的危害。此外，长期单纯饮用果蔬汁会造成脂溶性维生素 A、D、E、K 的缺乏，会严重影响身体的皮肤健康和免疫功能。

除了上面所说的危害，单纯饮用果蔬汁减重，还会造成血糖的剧烈波动，使人缺乏饱腹感。由于汁液在胃里停留的时间较短，所以单纯只喝果蔬汁，会更快地感觉到饥饿，长期下去，会造成人的食欲下降。

问题七　什么是全麦食物？

传统的精制面粉无论是高筋还是低筋，用的都是小麦的胚乳部分，主要成分是淀粉、蛋白质和一部分水分。而少掉的就是谷物的麸皮和被称为"小麦黄金"的胚芽，它是膳食纤维、矿物质、维生素 B_1、维生素 B_2、维生素 E 等微量营养素含量最为丰富的部分。显然，很多营养物质已在加工中损失掉了！

全麦食品指的是用没有去掉麸皮的麦类磨成面粉所做的食物，比我们一般吃的仅去掉了麸皮的富强粉等精制面粉颜色略黑一些，口感也较粗糙。但由于全麦面粉保留了麸皮中的大量维生素、矿物质、纤维素，其营养价值更高一些。与普通的富强粉相比，全麦的维生素含量是富强粉的 4 倍，纤维含量是 5 倍以上。

全麦谷粒主要分为三层，包括最外层的麸皮及内层的胚芽和内胚子。在三个部分当中，麸皮含最丰富的纤维素，入口粗糙；谷粒经打磨，去掉外皮后，制成口感好但纤维低的精制五谷类产品，如大米，面粉等。以前，全麦谷类被称为粗粮，被视为穷人的食物。精制五谷类只有全麦谷粒的内层成分，可

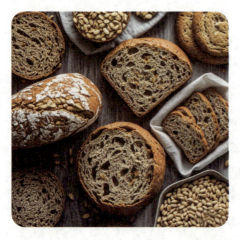

提供碳水化合物和少量蛋白质，但纤维和其他营养素并不如全麦谷类。

全麦作为全谷物的一种，含有丰富的膳食纤维和营养素，因此具有健康益处，包括：①降低血清低密度脂蛋白胆固醇和总胆固醇的浓度，改善机体血脂代谢；②促进肠胃的蠕动，改善胃肠道功能，预防肠道癌症的发病风险；③减缓糖类中能量的释放速度，帮助控制食欲，有助于保持适宜的体重；④低的 GI 值让血糖升高速度减缓，有利于控制胰岛素水平，对于糖尿病患者而言有利于血糖调节和控制（但不意味着可以随意吃，还是得遵医嘱）。研究数据显示，与平均每天仅摄入 3.98g 全麦食物的人相比，平均每天摄入 34g 全麦食物的人早死的概率要低 17%。在考虑肥胖、运动等其他健康相关因素的条件下，该结果仍然成立。另外，大量摄入全麦食物能够分别降低 11% 和 48% 死于呼吸疾病和糖尿病的概率。而大量摄入谷物纤维则能分别降低 15% 和 34% 死于癌症和糖尿病的概率。

那么我们在日常生活中如何识别全麦食物呢？在超市，与全麦概念相关的食品有不少。全麦食品从狭义上讲，也可称为全谷食品，是指用小麦、玉米、大米、燕麦、大麦等谷物做成的食品。现在有些写着"全麦饼干""全麦面包"的产品，如果配料表中第一成分写的是"高筋面粉"，那么说明它并非"全麦粉"或"全小麦"制作的，而是用精制面粉做的。这类食品质地精细，口感好，容易消化吸收，但膳食纤维含量极低。而全麦食物是指用全麦粉做成的食物，其营养价值比高筋面粉高，但口感较为粗糙。选购全麦食品时，配料表中的第一成分应为"全麦粉"或"全小麦"，如果成分表中只有"多种谷物""石磨""100％小麦""碾碎小麦"字样的，那么都不是全麦食品。

问题八 为什么会出现减重反弹?

1. 脂肪细胞机械压力学说:减重后脂肪细胞机械压力增加可能导致体重反弹。

人体因能量的摄入大于消耗造成体重增加时多余的能量转化为甘油三酯囤积在成熟脂肪细胞中并造成脂肪细胞的肥大。如人体处于负能量平衡中,脂肪分解过程被激活,脂肪细胞体积也相应地缩小。脂肪细胞体积的变化会引起周围的细胞外基质重构以防止机械压力过大导致脂肪细胞分解。然而当机体处于负能量平衡时,细胞缺乏进行细胞外基质重构的能量,这将导致脂肪细胞受到的压力增加。这一情况会诱使机体增加能量摄入,进而使脂肪细胞重新囤积脂肪、增大体积来抵消其受到的机械压力,这一代偿机制或是导致体重反弹的原因之一。

2. 代谢适应理论:减重后代谢率的降低可大于预计值。

成年人的总能量消耗由三个部分组成:静息能量消耗、非静息能量消耗和食物热效应。其中,静息能量消耗占人体每日总能量消耗的 60% ~ 70%,且可通过人体瘦体重水平进行估算。因此,人体减重时伴随人体瘦体重的丢失,能量消耗也会相应下降。然而有研究发现通过能量限制的方式减轻体重 10% 后,静息、非静息和总能量消耗均有下降且其下降程度超过了通过瘦体重预估的数值,其中,总能量消耗的估计差值可达 300kcal/d,这一实际值和预估值的差被称为代谢适应。肥胖患者减重后伴随瘦体重的丢失,机体的代谢适应倾向于"抵抗"体重的降低,同时这一现象可持续较长时间,且可能参与了体重反弹过程。

3. 肠道内分泌激素的影响:肠道内分泌激素的代偿性变化通过调节食欲影响体重维持。

肠道是人体最大的分泌激素的器官,通过肠内分泌细胞分泌多种激素,在调控肠胃活动的同时也调控食欲,影响食物摄入。已知的影响食欲的肠道激素主要有:肽 YY(PYY)3-36、胰多肽(PP)、胰升糖素样肽 1(GLP-1)、胃泌酸调节素(OXM)、胃饥饿素、胰淀素和肠促胰酶肽(CCK)。其中,

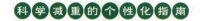

除了能够刺激食欲、增加食物摄入的胃饥饿素外，其他肠内分泌激素都具有抑制食欲和增加饱腹感的作用。这些激素共同作用来调节人体的摄食行为，从而维持能量的稳态。至今已有多项研究报道了饮食干预减重后 1 年左右，外周血中刺激食欲的胃饥饿素水平升高、抑制食欲的激素（GLP-1、PYY、CCK 等）水平降低的现象，同时伴有患者主观食欲的增强。这表明，肥胖患者采取饮食干预减重后，肠道激素的代偿变化或是影响体重维持效果的重要因素。同时，能量限制饮食的类型亦影响了肠道激素的改变。研究发现，生酮饮食能够抑制食欲和抑制胃饥饿素的代偿性升高，这也为饮食干预后长期维持体重提供了新的治疗思路。

4. 中枢神经系统的调控：稳态调节系统抑制和奖赏通路过度激活。

在中枢神经系统，摄食行为主要受到稳态调节系统和奖赏机制的调节。稳态调节系统主要通过内侧下丘脑发挥作用，以维持人体能量稳态为目的来调节摄食行为。奖赏机制主要通过中脑边缘投射的多巴胺系统发挥作用，当人体接收到食物信号时这一通路被激活，产生愉悦感，从而对食物的摄入起到正性强化效应。当机体的能量需求得到满足，稳态调节系统将抑制食物摄入。然而研究发现，由于当今人们更频繁地受到食物信号的刺激，奖赏通路带来的正性强化效应往往强过稳态系统发挥的抑制效应，导致过量的食物摄入。

5. 肠道菌群的改变：预测体重反弹的新靶点。

人类的肠道，尤其是结肠中定植着大量与宿主共生的微生物群落，包括细菌、古生菌、真菌等千余种。多项研究表明，肠道菌群参与了肥胖的发生发展，动物粪菌移植实验证明肠道菌群和肥胖的发生之间存在因果关系。人群研究也发现，肠道微生态失调和肥胖、2 型糖尿病等代谢紊乱密切相关。基于此，有学者提出肠道菌群可能参与减重后的体重反弹。

第八章

减重好帮手

第一节　膳食纤维

一、什么是膳食纤维？

膳食纤维，被称为第七类营养素，适量摄入膳食纤维对于胃肠道消化和预防便秘有着重要的作用。然而，膳食纤维并非摄入越多越好。过量摄入膳食纤维可能会导致肚子胀气、大便次数增多等不适。根据《中国居民膳食营养素参考摄入量（2023版）》，成年人每天宜摄入25～30g膳食纤维。

膳食纤维能带来多种健康益处。它可以帮助我们增加饱腹感，这有助于减重和控制体重。研究发现，一些可溶性膳食纤维有助于降低总胆固醇和低密度脂蛋白胆固醇（这种类型的胆固醇会增加患心脏病和卒中的风险）。富含膳食纤维的饮食还可以预防便秘和调节血糖水平。

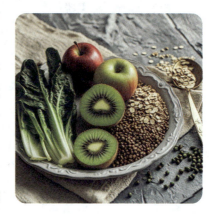

膳食纤维分为两种主要的类型：可溶性膳食纤维和不可溶性膳食纤维。你会在芹菜的青筋中发现不可溶性膳食纤维，它能增加粪便量，支持肠道运动和清理肠道。可溶性膳食纤维吸收水，像海绵一样膨胀，减缓消化，与胆固醇结合，有助于固定粪便。大多数食物都含有两种不同数量的膳食纤维。

二、膳食纤维怎样帮助减重?

在最基本的层面上,要想减重,必须处于能量赤字(消耗的能量多于摄入的能量)状态,吃富含膳食纤维的食物对此有帮助,因为它需要更多的咀嚼次数,而且会增加饱腹感。因此,当你提前感到吃饱了,就不太可能吃得过多,就会减少能量的摄入,从而帮助减重。

研究表明,某种被称为黏性纤维的可溶性膳食纤维具有抑制食欲的作用。其作用机制在于:这类纤维能在肠道中形成凝胶状物质,通过与胆固醇结合的方式阻止胆固醇被人体吸收。

三、如何从饮食中获得足够的膳食纤维?

适当摄入膳食纤维,对肠道和心血管以及提高代谢水平都有益,通过把这些食物添加到饮食中,你可能会在不注意的情况下少吃东西,进而有助于减重。以下 3 类食物是"纤维大户",不妨多吃点。

1. 全谷物、杂豆类、薯类

这类食物如糙米、燕麦、鹰嘴豆、红小豆、绿豆等。膳食纤维在全谷物中含量一般在 3% 以上,杂豆中含量大多在 5% 以上,薯类中的含量没有全谷物、杂豆类那么高,但也在 1% 以上。相比之下,大米的膳食纤维含量只有 0.7%。

2. 蔬菜类、水果类

蔬菜中的膳食纤维含量为 1% ～ 5%,其中,菌类中的含量优势明显,鲜香菇(3.3%)、金针菇(2.7%)、木耳(2.6%)都是富含膳食纤维的佼佼者。鲜豆类中膳食纤维的含量也很不错,如毛豆(4%)、蚕豆(3.1%)、豌豆(3%)等。水果中也有不少"纤维高手",如库尔勒梨(6.7%)、石榴(4.8%)、桑葚(4.1%)、猕猴桃(2.6%)、鲜枣(1.9%)、芒果(1.3%)等。肠胃不好的老年人或小孩可以把水果蒸熟后再吃,膳食纤维不会受到影响。需要注意的是,很多人喜欢喝果汁,但榨汁时会把膳食纤维(果渣)滤出,让减重效果大打折扣。

3. 坚果、大豆类

坚果类膳食纤维含量大多在 4% ~ 11%，个别如黑芝麻、松子分别含高达 14%、12.4% 的膳食纤维。不过，坚果普遍含油脂较高，吃的时候一定要控制量，每天 10g 左右就足够了。干大豆的膳食纤维含量都在 10% 以上，也就是 50g 大豆中至少有 5g 膳食纤维。但大豆制品在加工过程中，大都需要经过水洗和过滤去渣等工艺，导致很多膳食纤维流失。不滤渣的豆浆则可以保留大部分膳食纤维，一杯 200ml 的豆浆膳食纤维含量在 1.5g 左右。

4. 一个公式吃够膳食纤维

怎么才能补够膳食纤维？大家不妨记住这个公式：

30g 膳食纤维≈50 ~ 150g 全谷杂豆 +500g 蔬菜 +250g 水果 +10g 坚果（仁）

在此基础上，加一些细粮、豆制品以及薯类等食物中的膳食纤维，很容易就能够达到一天 30g 的推荐摄入量。

举个例子：30g 膳食纤维≈全谷物（50g 玉米、50g 燕麦）+ 杂豆类（50g 红小豆）+ 蔬菜（250g 菠菜、100g 荷兰豆、100g 胡萝卜、50g 香菇）+ 水果（150g 猕猴桃、100g 苹果）+ 坚果（10g 黑芝麻）。

5. 摄入膳食纤维时的特别提醒

患有高血压、糖尿病、高血脂的慢性病患者或者有便秘困扰的人，应尽可能多吃富含膳食纤维的食物，比推荐量高些都没问题。

消化能力弱的人，可把高纤维的食物做得软烂些，打成浆或糊糊，以减轻对胃肠道的刺激。若是急性胃肠炎发作，上吐下泻，则要少吃此类食物。

在购买膳食纤维补充剂之前，请注意：膳食纤维天然存在于各类营养丰富的食物中。减重期间，饱腹感不仅依赖于膳食纤维的补充，更需要全面、均衡且合理的膳食搭配。若每日膳食纤维摄入不足，往往也意味着其他必需营养物质的缺乏。事实上，膳食纤维摄入量是衡量整体饮食质量的重要指标。建议优先选择未精制的天然食物来满足膳食纤维需求，这样能同时获取其附带的所有营养益处。

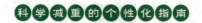

第二节　益生菌

一、什么是益生菌？

益生菌是一类对宿主有益的活性微生物，是定植于人体肠道、生殖系统内，能够产生确切的健康功效，从而改善宿主微生态平衡和发挥有益作用的活性有益微生物的总称。人体、动物体内有益的细菌或真菌主要有酪酸梭菌、乳酸菌、双歧杆菌、嗜酸乳杆菌、放线菌、酵母菌等。近年来被广泛应用于生物工程、工农业、食品安全及生命健康等领域。越来越多的研究发现，益生菌对各种疾病（如肥胖、糖尿病、代谢综合征、肿瘤、感染、过敏等）的防治都起到了非常重要的作用。

二、判断益生菌是否有效的"三个标准"

1. 菌株决定功效

所有益生菌都是按属、种、株三个层次依次详细划分的，而益生菌的功效是以最基层的"菌株"为准的。某个菌株具有某种生物功效并不意味着与其同一种属的所有的益生菌都具有一样的功效。

2. 活性是关键

人体的消化道环境十分复杂，只有那些能够耐受胃酸、胆汁等严苛条件的菌株，才能顺利抵达大肠并发挥其生理功能。

3. 达到 100 万个菌株才有效

我国乳酸菌标准明确规定酸奶中活菌的数量要达到每毫升中有 100 万个，否则就不能保证最终到达大肠的活菌量，也就无法保证其功效。

三、什么是益生元？

益生元是一类不易被人体消化的功能性成分，它能选择性地促进肠道有益菌群的生长和提高其代谢活性，从而改善宿主的健康状况。目前应用最广泛的益生元包括异麦芽低聚糖、低聚果糖、低聚木糖等，这些都属于膳食纤维的范畴。简单来说，益生元就是益生菌的"专属营养源"，为益生菌提供生长所需的能量和养分。

虽然益生菌和益生元都对肠道健康至关重要，但两者的作用机制和使用方法存在显著差异：

1. 作用方式不同

益生菌是直接补充活的微生物，相当于向肠道"增派援兵"来对抗有害菌；益生元则是通过提供特定营养来"壮大"肠道原有的有益菌群，从而抑制致病菌。

2. 存活条件不同

益生元在消化道中基本不被分解，可直接被有益菌利用；而益生菌需先突破胃酸屏障，只有存活下来的菌株才能在肠道定植并发挥作用。特别值得注意的是，益生元具有高度选择性，仅促进有益菌增殖，不会助长致病菌。

3. 安全性差异

益生元普遍安全性较高，基本不会引发不良反应；而益生菌可能在某些特殊体质人群中引起免疫反应。

综合来看，益生元为益生菌提供必需的生长支持，两者协同补充能更有效地维护肠道微生态平衡。最佳的健康策略是合理搭配使用益生菌和益生元，共同促进肠道健康。

四、要减重，先调理肠道菌群

研究表明，肠道菌群在肥胖的发生发展过程中扮演着重要角色。这些微生物能够影响宿主的能量代谢平衡，其结构紊乱可能引发慢性系统性炎症，诱发肥胖等代谢性疾病。因此，通过补充益生菌和/或益生元来调节肠道菌群平衡，有助于改善能量和营养代谢，对肥胖的预防和治疗具有积极意义。

正如俗话所说"病从口入，肥从肠起"，想要有效减重，首先需要优化肠道内环境。要让益生菌发挥最佳效果，需要特别注意以下要点：

1. 控制摄入量

过量补充益生菌可能导致腹胀、腹泻等不适症状。建议按照产品说明或专业营养师的指导进行适量补充。

2. 均衡膳食结构

益生菌仅是健康饮食的一个组成部分。建议日常饮食应包含丰富多样的蔬菜水果、全谷物、优质蛋白和健康脂肪，确保营养全面均衡。

3. 谨慎使用抗生素

抗生素会无差别地杀灭肠道菌群，破坏微生态平衡。必须严格遵医嘱使用抗生素，必要时可咨询医生关于肠道保护的措施。

4. 管理心理压力

长期精神紧张会影响肠道功能，抑制益生菌活性。建议通过冥想、瑜伽、散步等方式缓解压力，保持良好心态。

5. 坚持规律运动

适度运动能促进肠道蠕动，帮助益生菌定植。建议每周进行不少于 150 分钟的中等强度有氧运动，如快走、游泳等。

需要特别说明的是，虽然益生菌对体重管理有一定辅助作用，但绝非减肥的万能药。健康减重需要从饮食、运动、心理等多方面综合干预，只有建立科学的生活方式，才能实现长期稳定的体重控制效果。

五、益生菌的认知误区要避免

2020 年 6 月 11 日，科信食品与营养信息交流中心（china food information center，CFIC）联合中国疾病预防控制中心营养与健康所、中华预防医学会食品卫生分会、中华预防医学会健康传播分会四家专业机构发布了《科学认识益生菌——澄清益生菌的常见认知误区》，帮助消费者更全面地了解益生菌相关科学知识。

误区 1：益生菌 = 乳酸菌

益生菌是一类活的微生物，当摄入足够量时能够对人体健康产生有益的作用。乳酸菌是指能够发酵糖类并以产生乳酸为主的细菌总称，这一名称并非严格的微生物分类学概念。

需要明确的是，益生菌并不等同于乳酸菌。目前大多数益生菌属于乳酸菌中的双歧杆菌属和乳杆菌属，但并非所有乳酸菌都具有益生功能。只有那些特定菌株的健康功效经过科学验证后，才能被认定为益生菌。此外，益生菌的范畴也不仅限于乳酸菌，某些经证实具有健康功效的酵母菌和芽孢杆菌同样属于益生菌。

误区 2：益生元 = 益生菌

益生元不是益生菌。益生元是指可被肠道微生物选择性利用，促进肠道内益生菌生长的膳食成分。常见的益生元包括低聚果糖、低聚异麦芽糖、菊粉、低聚半乳糖、母乳低聚糖等。虽然益生元不能被人体消化，但它能够促进肠道有益菌的生长繁殖，帮助维持肠道微生态平衡，从而促进人体健康。

误区 3：死菌也算益生菌

死菌的代谢产物和细胞成分可能对人体有一定的健康益处，如多糖、短链脂肪酸等物质都是对健康有益的。但大多数研究表明，益生菌活菌的效果优于死菌。不过，根据世界卫生组织对益生菌的定义，益生菌应当是活菌，死菌不属于益生菌。

误区 4：益生菌有害健康

益生菌必须经过相关部门批准才能上市销售。经过批准的益生菌，对于绝大多数人来说是安全的，也无证据表明长期食用益生菌有不良反应。消费者可按产品说明书的建议使用，但是免疫缺陷患者、危重患者等特殊人群，使用前应咨询医生意见。

误区 5：益生菌的作用都是一样的

益生菌的作用具有菌株特异性，即不同益生菌菌株的作用有所差异，另外益生菌对宿主的作用也存在个体差异。消费者应该根据菌株信息、对应的功效及自身健康状况选择，必要时请征询专家意见。

误区 6：菌株种类越多效果越好

从目前的科研证据来看，不同菌株之间可能产生协同增效作用，但并不是所有菌株组合都具有这种效果。因此，益生菌产品中含有的菌株种类多少与其效果并没有必然联系。

误区 7：经常食用益生菌会产生依赖性

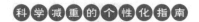

经过严格科学评价的益生菌菌株对正常人是安全的，正常食用不会使人体产生依赖性。目前，没有任何研究证明长期食用益生菌会使肠道丧失自身繁殖有益菌的能力，或使人产生依赖性。

误区 8：益生菌作用具有人种差异性

益生菌的作用不会因为人种不同而不同。影响人体肠道菌群的主要因素是饮食和环境，全球各地人群的肠道菌群在组成上会存在一定差异，但肠道菌群在人体代谢中发挥的作用不会因为人群种族、年龄等因素产生显著差异，目前也没有发现益生菌的作用会因为人种不同而出现明显差异。

第三节　蛋白粉

一、蛋白粉的概念

所谓的"蛋白粉"，就是用从天然食物中提取或人工合成的蛋白质制成的粉或者说是一种粉状的蛋白质，其制备通常选择蛋白质含量高及营养价值高的食物。我们机体每天要更新约 3% 的蛋白质，我们平常所吃的肉类、鱼类、鸡蛋、牛奶和豆类等食物可以为我们提供优质而充足的蛋白质，所以正常饮食不必担心蛋白质的缺乏。蛋白粉主要用于补充因饮食摄入不足或机体蛋白质流失过多的人群，适用于以下情况：

1. 患病或有创伤者：如严重烧伤、创伤、大面积皮肤溃烂、外科大手术后恢复期及肿瘤放化疗患者。

2. 消化吸收障碍者：如神经性厌食、小肠吸收不良综合征等。

3. 特殊生理阶段人群：包括孕妇、哺乳期妇女、消化功能减退的老年人，以及因挑食、偏食导致蛋白质摄入不足的儿童。

在上述情况下，可酌情使用蛋白粉作为膳食补充，但需结合个体健康状况合理选择。

二、蛋白粉的分类

目前市场上销售的蛋白粉大体上可分为两大类：一类是纯蛋白粉，如乳清蛋白、酪蛋白、卵白蛋白、大豆蛋白粉等；另一类是混合蛋白粉，由不同蛋白质按特定比例混合而成，例如乳清蛋白与酪蛋白复合配方，或酪蛋白与大豆蛋白的混合配方。也可以按照来源简单分为植物蛋白粉（大豆蛋白粉）、动物蛋白粉（乳清蛋白粉）及混合蛋白粉 3 种，它们的品质因所含氨基酸配比不同会产生一些差异。

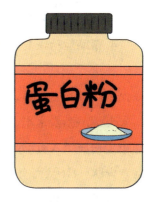

1. 大豆蛋白粉

大豆蛋白质的氨基酸组成接近人体需要，且富含谷类蛋白缺乏的赖氨酸，是谷类蛋白质互补的天然理想食品，但大豆蛋白粉中含有某些抗营养因素及胀气因子，胃肠道耐受不好的人群食用后会有腹胀的感觉。

2. 乳清蛋白粉

乳清蛋白在营养学中被认为是"蛋白之王"，主要从牛奶中提取，富含人体需要的所有必需氨基酸。其具有纯度高、氨基酸配比恰当、易被人体消化吸收，含有生物活性的蛋白质和多肽，如乳球蛋白、乳白蛋白、免疫球蛋白、乳铁蛋白和多肽等特点。蛋白质和多肽具有多种生理功能，主要包括：维持和增强机体免疫功能；清除自由基、延缓衰老进程；促进组织修复与创伤愈合；以及调节和维持肾脏正常功能。

三、蛋白粉在减重中的作用

1. 增加饱腹感

蛋白粉能够帮助提高饱腹感，减少食物的摄入量，从而有助于控制总能量的摄入。

2. 促进肌肉生长

在减重过程中，适量的蛋白质摄入有助于保护肌肉组织，避免肌肉流失，维持基础代谢率。

3. 提高代谢率

蛋白质的热效应高于碳水化合物和脂肪，意味着身体在消化和吸收蛋白质

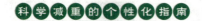

时会消耗更多的能量。

4. 帮助运动恢复

在进行减重相关的运动训练时，蛋白粉可以作为补充，帮助肌肉恢复，减少运动后的疲劳感。

5. 调节激素水平

蛋白质摄入有助于调节与食欲和饱腹感相关的激素，如胰岛素和胰高血糖素样肽 -1，从而有助于控制体重。

6. 控制食欲

高蛋白质饮食已被证明有助于减少饥饿感，使人在更长的时间内保持饱腹状态。这有助于减少零食的摄入和暴饮暴食的风险，从而有助于控制体重。

7. 保持营养均衡

在减重过程中，很多人可能会因为关注食物摄入量的减少而忽视营养的均衡。蛋白粉作为一种营养补充品，可以提供高质量的蛋白质，同时避免过多的脂肪和碳水化合物的摄入，帮助维持营养均衡。

8. 辅助减脂增肌

对于希望减脂同时增加肌肉量的人来说，蛋白粉是一种很好的选择。在减脂期间，合理的蛋白质摄入有助于减少肌肉的流失，同时促进脂肪的燃烧。

9. 个性化定制

目前市场上有多种口味和类型的蛋白粉可供选择，包括乳清蛋白、大豆蛋白、豌豆蛋白等。这使得每个人都可以根据自己的口味偏好、体质情况和健康需求来选择最适合自己的蛋白粉产品。

10. 方便快捷

相比于准备一顿富含蛋白质的饭菜，蛋白粉的使用更加方便快捷。无论是在家中、办公室还是健身房，只需要简单地冲泡或混合即可享用，非常适合忙碌的现代人。

四、补充蛋白粉的注意事项

蛋白粉可以加入牛奶、豆奶甚至果汁等食用，以增加口感和其他营养素。

但需要注意的是，一般成年人每天 70g 的蛋白质摄入量很容易通过正常饮食获得，所以补充蛋白粉一定要控制量，以防因蛋白质摄入过多而导致高尿素氮血症、代谢性酸中毒等问题。另外，补充蛋白粉时，最好配合碳水化合物一同食用，以减少由于能量不足导致蛋白质作为能量被消耗掉。

蛋白粉固然好，但并非人人适用，限能量、高蛋白膳食有一定的减重效果，可也不是越多越好。我们不仅要认识它的营养价值，而且更重要的是要掌握补充时机和剂量。合理的膳食结构，加上科学的营养制剂补充，才能让我们更健康。

第四节　维生素和矿物质

一、认识维生素和矿物质

维生素和矿物质在减重过程中扮演着重要的角色。首先，它们是维持身体正常代谢和生理功能所必需的微量营养素。在减重时，身体对这些营养素的需求可能会增加，因为它们参与调节能量代谢、帮助消化吸收、维持肌肉功能和促进脂肪的分解。

B 族维生素，特别是维生素 B_1、B_2、B_3 和 B_4，对于能量的产生至关重要，因为它们参与碳水化合物、脂肪和蛋白质的代谢。维生素 D 有助于调节钙和磷的吸收，对骨骼的健康和肌肉的功能至关重要。维生素 C 和维生素 E 是强大的抗氧化剂，有助于保护细胞免受自由基的损害，这在减重时身体可能产生的氧化应激中尤为重要。

矿物质如钙、镁和钾对于维持正常的肌肉和神经的功能至关重要，它们还参与调节体液平衡和血压。铁是红细胞中血红蛋白的重要组成部分，对于氧气的运输和能量代谢至关重要。锌和硒等对于免疫系统功能和激素的合成与调节也非常重要。

二、维生素和矿物质在减重中的作用

除了上述提到的维生素和矿物质的具体作用外，它们在减重过程中通过多种途径为健康目标的实现提供支持。

1. 提高代谢率

某些维生素，如维生素 B_{12}，参与体内能量的转化过程，有助于提高基础代谢率。这意味着即使在休息时，身体也能更有效地消耗能量。

2. 控制食欲

一些矿物质，如铬，被认为可以帮助调节血糖水平和胰岛素敏感性，从而有助于控制饥饿感和食欲。稳定的血糖水平可以减少对高糖、高脂肪食物的渴望。

3. 促进肌肉生长与恢复

蛋白质的合成和肌肉的修复需要维生素和矿物质的参与。例如，维生素 D 和钙对于骨骼和肌肉的健康至关重要，而维生素 C 和锌则有助于胶原蛋白的生成，这是肌肉和皮肤的重要组成部分。在减重过程中，保持或增加肌肉质量对于提高基础代谢率和塑造身材至关重要。

4. 减少疲劳感

充足的维生素和矿物质的摄入可以帮助减少减重过程中的疲劳感。例如，铁是红细胞中血红蛋白的重要成分，缺铁会导致贫血和疲劳。而 B 族维生素则有助于将食物转化为能量，减少因能量不足而产生的疲劳感。

5. 增强免疫力

减重过程中，身体可能会面临一定的压力和挑战，因此有一个强大的免疫系统尤为重要。维生素和矿物质在支持免疫功能方面发挥着关键作用。例如，维生素 C、维生素 E 和锌都是强大的抗氧化剂，有助于抵抗自由基的损害，保护细胞免受感染。

因此，在减重时，确保摄入足够的维生素和矿物质是至关重要的。为了确保身体获得足够的营养素，建议采取均衡饮食的方式，多食用富含这些营养素的食物，如全谷物、蔬菜、水果、瘦肉和低脂乳制品等。在必要时，也可以在医生或营养师的指导下使用补充剂来补充这些营养素，以避免过量摄入和潜在的健康风险。

第五节 鱼油

三大营养素中的脂肪在减重中向来被视为"最危险的存在"。很多女性从小到大都是看见肥肉就尽可能少吃，这是个好习惯。但是部分女性在减重期间一点儿油都不吃，也不吃含油脂的食物，吃任何东西之前都打开手机查看成分，有脂肪就直接不吃，简直把脂肪视为阻碍身材苗条的头等大敌。可是，完全杜绝油脂真的好吗？脂肪酸二十碳五烯酸（EPA）和二十二碳六烯酸（DHA）的发现，给医学和营养学带来了重大突破，由此推开了 Omega-3 脂肪酸新时代的大门。

鱼油中富含 Omega-3 脂肪酸，这种脂肪酸对减重有一定的积极作用。研究表明，Omega-3 脂肪酸可以帮助调节身体的代谢率，增加脂肪的燃烧效率，并且可能有助于减少体内炎症，炎症被认为是影响体重管理的一个因素。此外，鱼油中的 Omega-3 脂肪酸还能提高饱腹感，从而可能帮助控制食欲和减少食物的摄入量。

随着饮食西化导致 Omega-6 脂肪酸摄入过量，现代人的营养均衡被打破，进而引发肥胖问题。基于这一现象提出的 Omega 减肥法，其核心理念是通过长期调整膳食中脂肪酸的比例来实现健康管理。这一方法的理论基础在于：适度增加 Omega-3 脂肪酸摄入可能有助于控制体重。

Omega-3 多不饱和脂肪酸作为人体必需营养素，无法自行合成，必须通过食物获取。其主要包含三种活性成分：α-亚麻酸（ALA）、二十碳五烯酸（EPA）和二十二碳六烯酸（DHA）。其中，EPA 以其调节血脂（降低胆固醇和甘油三酯）、改善血液流变学特性、预防动脉粥样硬化等心血管保护作用著称，同时具备抗炎和免疫调节功能；DHA 则主要参与神经系统构建，在脑部发育和视觉功能维持中发挥关键作用。

研究表明，Omega-3 脂肪酸对肥胖，特别是腹部脂肪堆积具有改善作用。其作用机制涉及调节血脂代谢（降低血浆甘油三酯、游离脂肪酸和胆固醇水平）以及发挥抗炎效应。但需要特别强调的是，Omega-3 本质上仍属于脂类物质，过量摄入同样会导致热量过剩，反而阻碍减重进程。因此，科学控制摄入量才是关键，切不可盲目过量补充。

Omega-3减重法的核心内容如下。

1.每周进食鱼类2次，尤其是海水鱼，并且尽可能种类丰富。深海鱼中富含Omega-3系列多不饱和脂肪酸，如鲭鱼、金枪鱼、三文鱼、鲟鱼、凤尾鱼、沙丁鱼、鲱鱼、鳟鱼等。

2.鱼和鱼油并非是Omega-3脂肪酸的唯一来源，食用油中的紫苏油、亚麻籽油也有很高的含量。采用素食生活方式等饮食偏好导致无法定期大量吃鱼的人，市场提供了藻类DHA/BPA补充剂。另外，可以适量增加豆类和坚果类的摄入。

3.要限制饱和脂肪酸的摄入。

4.要小心反式脂肪酸，必须尽可能地不要吃油炸食物。

尽管鱼油在减重过程中可能提供一些帮助，但其并不是唯一的解决方案，应作为健康饮食和规律运动计划的一部分来辅助减重；也不是每个人都能从中受益，因为每个人的身体状况、新陈代谢率和生活习惯都是不同的，因此，对于减重效果，个体差异可能会很大。在考虑使用鱼油作为减重辅助手段时，建议咨询医生或营养师，以确保安全和适宜的剂量。

值得注意的是，过量摄入鱼油也可能带来一些副作用，如消化不适、出血倾向增加等。因此，在使用鱼油时，务必遵循推荐的剂量，并在必要时咨询医疗专业人士。

第六节　减重明星食物

在这个追求完美身材的时代，减重成了许多人生活中不可或缺的一部分。不过，一提到减重，很多人就心生感慨，因为这似乎意味着要和美味的食物说再见，意味着要忍受饥饿和煎熬。但如果我告诉你，其实有一些食物既能让你享受美食，又能帮助你达到"越吃越瘦"的效果，你相信吗？没错，大自然赋予我们的食物中，有一些是真正的减重好帮手。我们都知道，有效的减重不仅仅是减少体重，更重要的是要通过合理的饮食和生活方式，达到健

康、持久的身体状态。我们不只是简单地告诉你
什么食物能量低，它更是一份指引，教你如何
在享受美味的同时，让身体更加健康、轻盈。

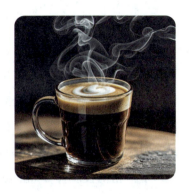

一、咖啡

根据现有的研究结果，咖啡所富含的绿原
酸、咖啡因、膳食纤维可能是使咖啡发挥减重
作用的物质。绿原酸作为一种多酚类植物化学物，具有抗炎、预防糖尿病、
促进胃肠蠕动和胃液分泌等多种功效；膳食纤维具有促进胃肠蠕动以及排空
的作用。咖啡因主要有以下 5 种作用：

1. 咖啡因可参与脂肪的氧化代谢途径，加速脂肪分解和导致能量消耗。

2. 咖啡因在抑制脂肪摄取方面存在潜在的作用。

3. 咖啡因能通过提高血清高密度脂蛋白胆固醇水平，降低甘油三酯、总
胆固醇和低密度脂蛋白胆固醇水平，改善血脂情况。另有研究提示咖啡因的
摄入可使瘦素含量升高。

4. 咖啡因可以抑制肝脏脂质堆积，降低脂肪肝的发生风险。

5. 咖啡因有利尿的作用，在一定程度上可以提高排尿量，及时地排出身
体多余的水分。

咖啡因在一杯咖啡（240ml）中的含量约为 100mg，被认为是咖啡发挥
减重功能的重要物质。研究表明，咖啡因可以影响人体的能量平衡，通过增
加机体代谢率、加快能量消耗、促进脂质氧化及分解产热来增加机体的能
量消耗等机制，进而发挥出一定程度的体重控制功能。但是，这种体重控
制的效果是比较有限的：在一项调查中，300mg/d 的咖啡因摄入一天仅能额
外带来 79kcal 的能量消耗。而根据减重的原理，减轻 1kg 的体重平均要有
7200kcal 的能量消耗。据上述的比较不难看出，仅仅依靠每天喝 3 杯左右的
咖啡就想实现每天减重 0.5kg 的目标，肯定是不现实的。除此之外，咖啡因
对人体体重控制的效果是在咖啡因摄入比较少的受试者中得到的，至于长时
间服用是否有这种效果，目前尚无数据支持，因此咖啡因对于长时间喝咖啡

人的减重效果，还有待考证。

从上述分析中可以看出，咖啡减重并非单纯靠增加饮用量就能见效，若饮用不当反而可能影响正常生活。根据安全摄入标准，健康成年人每日咖啡因摄入量应以不超过400毫克为限，这一剂量已充分考虑其对人体可能产生的各方面影响（包括一般毒性、心血管功能、骨骼代谢与钙平衡、行为认知功能、致癌风险以及男性生殖健康等）。而对于孕妇群体，咖啡因摄入上限则应更严格的控制在300mg/d以内。

确实，咖啡具有一定的辅助减重作用，但为何许多人饮用后体重未见下降，甚至出现增重现象？究其原因，与巧克力的情形类似——市售咖啡饮品往往添加了大量白砂糖、奶精等高热量成分，这些辅料会显著增加咖啡的能量值，过量饮用自然会导致热量过剩。相比之下，未添加任何辅料的黑咖啡本身热量极低，更适合作为减重饮品。

咖啡因无疑是咖啡提神和辅助减脂的关键成分，其他天然成分也具有一定的协同作用。但需注意的是，普通咖啡饮品中的糖分和植脂末等添加物会抵消其减重效果。因此，若想通过咖啡辅助减重，不仅要选择黑咖啡，还需合理控制摄入量和浓度。

需要特别强调的是，咖啡饮用量应因人而异：普通人群每日两杯即可达到提神效果，过量则可能影响睡眠质量。胃肠功能较弱者，尤其是胃食管反流患者，饮用咖啡可能加重夜间反酸症状。在采用咖啡辅助减重时，必须注意以下几点：

1. 控制饮用量，避免过量摄入。

2. 需结合个体肥胖原因。

3. 必须配合科学饮食和规律运动。

4. 便秘者可适量饮用以促进代谢。

5. 胃溃疡、失眠及心脏病患者应避免此法。

此外，消费者需警惕市场上某些违规添加西布曲明等违禁成分的"减肥咖啡"。这类非法添加物虽能抑制食欲，但可能引发心脑血管疾病，存在重大健康隐患。在选择咖啡产品时，务必认准正规渠道和可靠品牌。

二、鸡胸肉

鸡胸肉是一种低脂肪、高蛋白的食物，非常适合在减重期间食用。它含有丰富的蛋白质，有助于增加饱腹感，减少饥饿感，从而帮助控制总能量的摄入。同时，蛋白质对于维持和增加肌肉量也非常重要，肌肉量的增加可以提高基础代谢率，有助于减重和体重管理。在减重饮食中，鸡胸肉可以作为优质蛋白质的来源，搭配蔬菜和全谷物，构成均衡的饮食计划。

除了作为蛋白质的良好来源外，鸡胸肉还富含多种对身体有益的营养素，如 B 族维生素、矿物质（如铁、锌）等。这些营养素对于维持身体健康、促进新陈代谢及支持日常活动都是至关重要的。在减重过程中，保持营养的全面和均衡至关重要，而鸡胸肉正是能够提供这些营养的理想食物之一。

在准备鸡胸肉时，可以选择多种烹饪方式，如烤、蒸、煮或炖等，这些方法都能保持鸡胸肉的鲜美口感和营养成分，同时又能避免过多的油脂摄入，以保持其低能量的特点。此外，搭配一些低能量、高纤维的蔬菜（如西兰花、胡萝卜、菠菜等）和全谷物（如糙米、燕麦等），不仅可以增加饱腹感，还能提供丰富的膳食纤维，有助于促进肠道蠕动，改善消化功能。

值得注意的是，虽然鸡胸肉是减重期间的优选食物之一，但并不意味着可以无限制地食用。在减重过程中，仍然需要控制总能量的摄入，确保消耗的能量大于摄入的能量。因此，在食用鸡胸肉时，也需要注意适量的原则，避免过量摄入导致能量超标。

三、魔芋

魔芋是一种低能量、高纤维的食物，因其独特的营养成分而成为减重界的明星，在减重中扮演着重要的角色。它含有的葡甘露聚糖是一种可溶性纤维，大大增加饱腹感，帮助控制食欲，从而减少食物的摄入量。魔芋在消化过程中能够吸收水分，形成凝胶状物质，这有助于减缓胃排空速度，进一步延长饱腹感。此外，魔芋的能量极低，几乎可以忽略不计，长时间食用也不会导致能量积累。最后，魔芋中的可溶性纤维还能够帮助调节血糖水平，防止血糖急剧上升导致的胰岛素分泌增加，进而减少脂肪的积累。它的多样化食用方法，如魔芋丝、魔芋粉等，为追求健康生活的人们提供了广泛的选择。

四、西兰花

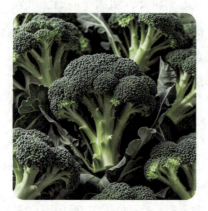

在科学减重的饮食方案中，西兰花凭借其多重营养优势成为减重的理想选择。

首先，西兰花具有低热量、高膳食纤维的特性，能有效增强饱腹感，从而帮助减少总体食物摄入量。其次，它富含维生素 C、维生素 K 以及钾、铁等矿物质，这些营养素对维持正常能量代谢至关重要。此外，西兰花特有的活性成分——如硫代葡萄糖苷和类黄酮等抗氧化物质——能够减轻体内炎症反应和氧化应激，而这两者均与肥胖的发生发展密切相关。最后，其丰富的膳食纤维还能促进肠道蠕动，优化消化吸收功能，为健康减重提供支持。

综合来看，将西兰花纳入减脂餐单，既能满足营养需求，又能辅助体重管理，是一种科学而有效的饮食策略。

第七节　低 GI 食物

血糖生成指数（glycemic index，GI）是指含 50g 碳水化合物的食物在食后 2 小时血糖曲线下面积与相当含量葡萄糖在食后 2 小时血糖曲线下面积的百分比值，也就是不同食物在含有相同的碳水化合物量时，能使血糖速度升高的相对能力。

低 GI 食物在消化过程中释放碳水化合物的速度较慢，有助于维持血糖水平的稳定，从而减少胰岛素的分泌，因此有助于控制体重。胰岛素是一种促进脂肪储存的激素，其由胰腺分泌，将血糖送往肝或肌肉后，形成糖原并转化成能量。能量因为新陈代谢的关系而得以消耗，剩下的会以脂肪细胞的形态堆积起来。而能量消耗不多的人，脂肪会囤积过多，引发肥胖。GI 高的食物（GI ＞ 70）可以快速升高血糖；GI 低的食物（GI ＜ 55）则会减缓血糖升高速度，降低胰岛素分泌，阻止脂肪囤积。低 GI 食物减重法的原理就是吃低 GI 的食物，达到营养均衡，使血糖上升缓慢，还使胰岛素分泌稳定，最后达到减重、身材苗条的目的。这样每天既可以保证能量的摄取，又不会因为低能量减重而引起营养不良和厌食症。这个方法尽管有可取之处，但还需要深究细节。

一、选择低 GI 主食

我们在选择低 GI 食物时，可以优先考虑全谷物（如燕麦、糙米、全麦面包等），大多数的蔬菜和水果（尤其是富含纤维的蔬菜如菠菜、西兰花，以及一些低糖水果如莓类水果），豆类及豆制品（如豆腐、黑豆、黄豆等），以及坚果和种子类食品（如杏仁、亚麻籽等）。这些食物不仅 GI 低，还富含各种维生素、矿物质和抗氧化剂，对身体健康也有益。

避免或限制高 GI 食物，如精制谷物（白面包、白米饭、甜点等）、某些水果（如西瓜、葡萄等含糖量较高的水果）和加工食品（含糖饮料、糖果等），可以帮助减少血糖波动和胰岛素的分泌，从而更有助于减重。见图 8-1。

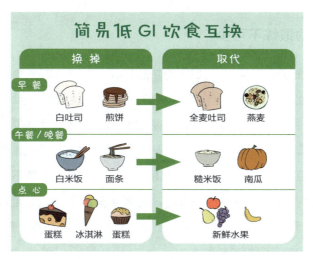

图 8-1　低 GI 饮食

二、减少烹饪时间

一般烹饪食物的时间越长，GI 会越高。因此建议适当增加生吃的食物品种或者减少烹饪时间，尽量保持食物原本的营养素。

三、控制总能量

很多人对低 GI 食物有误解，认为这些是吃不胖的。其实并不是，如果吃了过量的低 GI 食物，其总能量还是很高，一样会造成发胖的结果。所以必须在固定的食物总能量范围内，重新组合食物的搭配（GI 值）而非食物的量，才能有效发挥低 GI 的减重功效。

四、营养均衡

虽然媒体曾以"吃大鱼大肉也能减重"的标题进行报道，但真有这么好的事吗？高蛋白减重法确实有一定的道理和效果，但是一些以低 GI 作为卖点的减重套餐或减重食谱，并不适合所有人，也不一定符合均衡饮食的原则，还有可能在无形中摄取了过多的脂肪和蛋白质（为了降低淀粉类的摄取而大量提高蛋白质类和油脂类的摄取），造成身体的负荷过重。所以，请专业医师评估自己的饮食并进行监督指导非常重要。

五、运动锻炼不可少

低 GI 饮食法最初是为了让糖尿病患者以饮食的方式来控制血糖而设计的。GI 值不能反映食物的蛋白质、脂肪含量甚至能量等，以其作为选择食物的唯一参考指标，不够全面，容易弄巧成拙，低 GI 食物可能是高能量和高脂肪的食物，也有可能令体重上升。减重，并非进食低 GI 食物，或者进食某种东西就可以做到，因此，单纯依靠低 GI 食物减重是不科学的。不应过分依赖任何一种减重餐单或饮食法，皆因减重绝非单一元素可决定，而是要从整体生活习惯入手包括饮食模式、摄入的能量、运动量甚至睡眠质量等，多管齐下，才能真正健康减重。

第八节　饮食日记

　　肥胖患者写饮食日记对成功减重具有举足轻重的作用，在饮食日记中记下每天吃的零食和正餐食物，是成功减重的妙招之一。饮食日记犹如锻炼，只要坚持不懈，持之以恒，就一定会有助于成功减重。饮食日记之所以能有助于成功地减重，原因是我们能够了解自己每天吃下的任何食物，日记内容清晰地表明每天摄入食物的总能量。这些数据会时刻提醒我们注意饮食控制。更重要的是，一旦食物摄入的总能量呈现下降趋势，这种可视化的进步会使我们减重的信心倍增，形成正向激励。

　　饮食日记在科学减重过程中发挥着多维度的重要作用，其核心价值主要体现在以下八个方面：

　　1. 提升饮食认知

　　通过系统记录每日进食种类、分量及时间，能够清晰识别易致胖的饮食模式，为优化食物选择提供客观依据。

　　2. 强化自我管理

　　长期记录可量化热量积累过程，通过分析体重波动与饮食的关联性，能精准识别代谢敏感食物和易暴食时段，促使自己主动选择低热量高营养食物。

　　3. 目标可视化追踪

　　将饮食数据与体重变化对照记录，形成可视化的进步轨迹，有效维持减重动力。

　　4. 优化专业指导

　　详实的饮食记录为营养师或医生提供个性化干预依据，显著提升减重方案的科学性。

　　5. 情绪饮食管理

　　同步记录进食时的情绪状态，有助于识别情绪性进食模式，培养更健康的情绪调节方式。

　　6. 培养核心素质

　　持续记录需要并能够培养耐心与自律这两项减重必备的心理素质。

7.激发饮食创新

记录过程自然而然的促进对新食材、新烹饪方式的探索，使健康饮食更具趣味性和可持续性。

8.重塑生活方式

长期坚持能潜移默化地改善饮食结构，最终形成不易复胖的健康生活习惯，实现"减重于无形"的终极目标。

这种系统性的记录方法，通过建立"记录—反思—调整"的良性循环，不仅能有效控制体重，更能促进整体健康水平的提升。其价值随着记录时间的延长而呈指数级增长，是科学减重不可或缺的基础工具。

第九节　同伴作用

年年减肥年年肥，还没减重成功的你，慌了吗？到底有没有简单有效的减重方法？

荷兰阿姆斯特丹应用科学大学的一个研究团队发现：当配偶共同进行生活习惯的改变时，更有可能获得健康上的改善，尤其是减重。此研究一共涉及824位参试者，他们将进行为期12个月的基础生活方式干预的试验（体育活动、减重、戒烟）。参与者的配偶也可以选择加入，共同改变生活习惯。研究发现，有配偶陪着一起改变的参与者，改善减重、体育锻炼和戒烟至少一项习惯的可能性，是单独改变的参与者的2.45倍；减重方面，配偶陪着一起努力的效果最显著，一起减重成功的可能性比单独减重高了2.71倍。也就是说，有配偶陪着一起减重，比自己单独减重的人，减重效果要好近3倍。

不仅如此，肥胖杂志（Journal of obesity）发表的一项研究显示，伴侣中，一人减重，另一半不刻意减也可能变瘦。研究人员将132对夫妻随机分为两组：独自减重组与共同减重组。研究发现，在接下来6个月内，共同减重的夫妻双方平均减了10kg，效果惊人；独自减重的人平均瘦了8kg，而且他们的配偶，竟也瘦了3kg。研究人员表示，当一个人积极减重时，家庭饮食中的脂肪摄入会显著减少，整体饮食结构变得更健康了，另一半也会跟着一起变瘦。

由此可见，同伴的支持和参与是减重成功的关键因素之一。同伴不仅能提供情感支持，帮助减重者在遇到困难时保持积极心态和持久动力，还能通过相互监督与鼓励，增强彼此的责任感和成就感，比如共同设定目标并定期分享进展。此外，同伴之间可以交流有效的减重

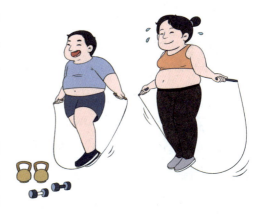

经验和实用策略，协助对方克服减重过程中的障碍。同时，同伴的参与还能增加减重活动的趣味性，例如通过团队协作或良性竞争等方式，使减重过程更加愉快，从而提升长期坚持的可能性。

快快带上你的减重搭子一起来收下这份团队合作减重的锦囊吧。

1. 建立减重小组

与志同道合的朋友或家人组成一个减重小组，可以定期聚会，分享减重心得、互相鼓励。这种团队氛围能够激发每个人的潜能，让减重之路不再孤单。

2. 设定共同目标

小组成员可以依据 SMART 原则共同制定减重目标，即确保目标具有具体性（Specific）、可衡量性（Measurable）、可实现性（Achievable）、相关性（Relevant）和时限性（Time-bound）。这种明确的目标设定不仅能增强团队凝聚力，还能为每位成员提供清晰的努力方向。

3. 互相监督与反馈

小组成员之间可以相互监督饮食和运动情况，及时给予正面的反馈和合理的建议。当有人偏离计划时，同伴的提醒和支持可以帮助他们迅速调整状态重回正轨。

4. 分享成功经验与策略

每个人都有自己的减重心得和成功经验，小组成员之间可以毫无保留地分享这些宝贵的信息。通过学习和借鉴他人的成功策略，可以更有效地应对减重过程中的挑战。

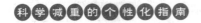

5. 组织团队活动

为了增加减重的趣味性和互动性，可以组织一些团队活动，如户外徒步、健身课程、烹饪健康餐等。这些活动不仅能促进团队成员之间的交流和合作，还能让减重过程变得更加丰富多彩。

6. 保持积极心态

减重过程中难免会遇到挫折和困难，同伴的积极心态和相互鼓励可以帮助彼此保持信心和动力。通过分享成功故事、互相打气等方式，可以共同克服减重路上的种种障碍。

第十节　正念管理

心理学方法在体重管理中发挥着重要作用，能够有效提升肥胖患者的减重动机和自我控制能力，从而减少进食冲动和不合理饮食行为。作为一种辅助性、自我导向的心理干预手段，正念训练通过改善饮食行为失调、增强自我激励和自我控制能力，显著提高了减重计划的效果。研究显示，将正念与其他心理干预方法结合使用，效果更为显著。

正念管理在减重过程中具有多重积极作用：首先，它能提高个体对饮食行为的觉察力；其次，有助于情绪调节；再次，可增强自我控制能力；此外，还能改善健康意识；最重要的是，它能促进健康饮食习惯的长期维持。这些特点使正念管理成为减重者全面而有效的干预途径。

正念饮食是一种注重当下的饮食方式，它通过有意识地进食，专注于食物的味道、口感和身体感受，帮助我们更好地理解食物，增强身体和心灵的连接。正念饮食适用于进食行为易受情绪影响的减重和肥胖人群。

正念管理有助于提高个体对饮食行为的意识。首先，通过正念练习，如正念饮食，个体可以更加专注于食物的味道、质地和进食的过程，从而减少无意识地过量进食。其次，正念管理能够帮助人们更好地管理情绪。许多人在面对压力或情绪波动时会通过吃大量的食物来寻求安慰，正念训练可以帮助人们识别和处理这些情绪，而不是依赖进食。接下来，通过正念练习，个体可以培养出更强的自控能力，这对于坚持健康饮食计划和规律运动至关重要。最后，正念管理还可以改善个体的总体健康意识。通过正念练习，人们可以更加关注自己的身体信号，如饥饿感和饱腹感，从而选择更健康的食物和改变不良的生活方式。

除了上述提到的几点，正念管理在减重过程中还能从以下五个方面发挥积极作用：

1. 促进健康习惯的长期维持

有效的减重需要实现生活方式的根本转变。正念管理通过提升对行为模式的觉察力，帮助个体循序渐进地建立健康的饮食和运动习惯。这种持续的正念实践能使健康行为自然融入日常生活，从而获得持久的减重效果。

2. 强化行为坚持性

面对减重过程中的挑战与反复，正念管理通过培养接纳当下的态度，帮助个体保持积极心态。借助正念冥想等技术，人们能够更好地应对挫折，增强内在驱动力，确保持续的行为改变。

3. 深化自我觉察

正念训练显著提升个体对身体感受、情绪变化和思维模式的觉察能力。这种增强的自我认知不仅有助于制定个性化的减重方案，还能提高执行过程中的灵活性和适应性，根据实际情况及时调整策略。

4. 优化睡眠质量

研究表明，正念呼吸和渐进式放松等技巧能有效缓解压力性进食的诱因。通过改善睡眠质量，正念管理有助于调节瘦素和生长素等关键代谢激素，为减重创造有利的生理环境。

5. 构建支持性社交环境

正念实践既可独立进行，也可通过团体课程等形式开展。参与正念社群活动能建立互助关系网络，这种社会支持既提供情感共鸣，又形成行为监督，双重机制共同提升减重成效。

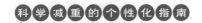

第十一节 厨房小工具

胖友们要想在饮食环节实现控制能量及减轻体重的目的，不能只把行为停留在理论思想上面，光在思想上知道怎么选择食材、怎么烹饪、吃多少和怎么吃是不够的，最终还要落实在执行的过程中。

胖友们大都知道烹饪过程中要做到低盐、低油，吃的时候要定量，但往往吃进嘴里的食物都是高油、高盐，进食量不是多了就是少了，血糖、血脂、血压，以及体重控制自然都会受到影响。

要想让健康饮食落到实处，就需要胖友们在细节上把好关，借助一些工具来实现控油控盐和食物定量。胖友们的厨房里应该更换添置以下几种工具。

一、厨房秤、量杯和定量碗

每位胖友都应该有一台可以称量食材的厨房秤，做主食时先用厨房秤称量好生重然后下锅。如果一锅饭是几个人吃的话，可以称出对应的熟重。

如果觉得每次称重太麻烦的话，可以准备一个大小合适的量杯来取米面，一开始需要取一杯米称一下重量，知道一杯米的重量后心里就有了量的概念，以后就可以按倍取米，这样做下来，远比以往不称重时更能精准控制用量。比如胖友们在家里可以准备一个每杯 50g 的量杯取米，根据营养师制定的饮食计划，合理分配全天每餐的主食定量，每餐饭需要几两生重的主食，根据家人的人口数计算总量，然后需要几杯就取几杯，用的过程中很方便，一点都不会觉得麻烦。

熟重的话，可以准备一个大小合适的定量碗，也是根据食物的不同制作方式、不同含水量等差异多次定量的进行主食称重，熟练后就可以做到心中有数了。

熟练应用这三样工具基本可以实现饮食定量，上班族也可以提前批量做好三餐备餐，节约每天的琐碎时间，让减重计划更容易操作和坚持，这样才能达到理想的减重目标。

二、量勺、定量盐罐和定量油壶

人的味觉是逐渐养成的，需要不断地强化健康观念，改变烹饪和饮食习惯，以计量方式（定量盐勺、带刻度油壶）减少食盐、油等调味品的用量，培养清淡口味。尤其要重点培养儿童的清淡饮食习惯。

胖友们要注意控制每天的油盐用量，几个人的量，几顿饭，几个菜，都要提前考虑到，做到心中有数。在家烹饪时推荐使用定量的盐勺、油勺，或者是定量盐罐和定量油壶，每餐按量放入菜肴，这样就能避免油盐过量。

定量油壶这个工具很实用，因为很多人在烹饪时往往会放很多油，这样做出来的食物会更好吃。但是要知道，油是能量很高的物质，同时也是身体最容易吸收和储存成脂肪的物质。有了油壶，尤其是有刻度的，在倒油时就会主动地观察使用量，逐步把食用油量减下来，要知道《中国居民膳食指南（2022）》里建议每天食用油在 25 ～ 30g，但现实中很多人每天的摄入量远超过这个量。

在实际应用中，使用量勺相对靠谱，定量盐罐和定量油壶有时容易出故障，比如盐受潮后不方便取用，使用油壶时在不同的重力和挤压条件下出油量不同，还存在漏油、滴油等问题，胖友们可以在选购时多加注意。

第十二节　灵魂低卡低脂小料汁

以前拌沙拉都是用各种沙拉酱，如凯撒酱、牛油果酱、千岛酱、芝麻酱等。现在，为了满足低脂、低能量的健康饮食需求，人们会专门挑选一些能量没那么高的酱汁，如黑胡椒汁、柠檬汁、油醋汁等。

说起油醋汁，那可是调料界的一股"清流"，备受减重人群和健身人群的欢迎。因为它的"低卡低脂"，让我们在吃上没有了

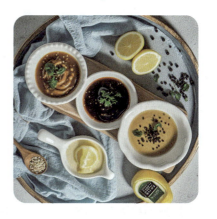

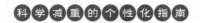

那么重的负担。但它真的低卡低脂，没能量吗？这里让我们先为它画上一个大大的问号。

一、油醋汁并不是只有"油"和"醋"

以前传统的油醋汁，主要成分是橄榄油、醋、芥末酱、盐、胡椒等，但现在油醋汁的主要成分则是水、酱油、醋、盐、代糖及香辛料等，而油的含量会相对减少。

通常来说，不同品牌的油醋汁还会添加不同的成分，如卡拉胶等乳化剂、山梨糖醇等甜味剂，以及还会添加一些芝麻或者亚麻籽等。而且不得不提的是为了能让油醋汁更加美味，盐的含量会更高，每100g的油醋汁，其钠的含量从几百到三四千毫克不等。我们都知道钠摄入过多对身体健康是不利的，所以，在选择油醋汁时，要格外注意钠的含量，尽量买钠含量低的油醋汁。

二、油醋汁是否真的低卡低脂

相较于各种沙拉酱来说，油醋汁的能量确实会低一些，可能也只有传统沙拉酱能量的1/10～1/5。但油醋汁能量虽不高，多吃则摄入的盐可能就多了，更何况其里面还有酱油、代糖等成分。所以，偶尔吃一点或者每天少吃一点是没问题的，但不要过量。

三、健康使用小料汁的五大原则

1. 渐进式口味调整

初尝低卡料汁时，可能会觉得其味道不如传统高能量调味品浓郁。这是正常的，因为身体需要时间去适应新的口味。建议从少量开始，逐渐增加低卡料汁的比例，让味蕾慢慢适应。同时，可以尝试不同的配方和组合，找到自己喜欢的口味。

2. 破除健康认知误区

有时，人们会因为食物被标记为"低卡"或"健康"而放松警惕，不自觉地增加摄入量。因此，在使用低卡料汁时，要时刻保持警觉，注意控制总能量的摄入，避免陷入"健康光环"的陷阱。

3. 个性化适配方案

每个人的身体状况和减重需求都不同。因此，在选择和使用低卡料汁时，要结合自己的实际情况进行调整。比如，对于需要控制血糖的人来说，可以选择不含碳水化合物或低碳水化合物的小料汁；对于需要增加蛋白质摄入的人来说，可以在小料汁中加入一些高蛋白的食材。

4. 寻求专业支持

如果对自己的减重计划感到迷茫或不确定，不妨寻求专业的营养师或健身教练的指导。他们可以根据你的身体状况和减重目标，为你制订个性化的饮食和运动计划，并推荐适合你的低卡料汁。

5. 生活方式协同

减重不仅仅是饮食的问题，还与生活习惯密切相关，要养成良好的作息习惯、保证充足的睡眠、减少压力等，这些都有助于促进减重和保持健康的体重。

第九章

跟我学——设计一份减重食谱

第一节　限能量减重食谱

限能量平衡膳食 1200kcal

	用量（g）	能量（kcal）	蛋白质（g）	碳水化合物（g）	脂肪（g）
主食	140	504	14	106.4	2.8
蔬菜	500	90	4.5	16	0.7
水果	200	90	1	20	0.6
瘦肉	50	90	8	0.7	6.7
大豆	25	90	6.9	7	3.3
鸡蛋	60	90	7.6	1.6	6.6
牛奶	300	108	11.16	14.64	0.96
油	15	135	0	0	15
盐	5	0	0	0	0
营养素汇总	1295	1197	53.16	166.34	36.66

注:该膳食计划是基于1200kcal能量需要水平;对一些人而言,这个能量需要量仅是估计值,您需要监测您的体重,判断是否需要调整。

一、重要建议

1. 最好选择1/3的全谷类及杂豆食物。

2. 选择多种多样的蔬菜、水果,深色蔬菜最好占到1/2以上。

3. 优先选择鱼和禽,要吃瘦肉,鸡蛋不要丢弃蛋黄。

4. 每天食用奶制品,经常吃豆制品,适量吃坚果。

5.培养清淡饮食习惯，少吃高盐和油炸食品。

二、其他提示

1.足量饮水，每天7～8杯白开水。

2.若添加糖最好摄入量少于25g，饮酒摄入量不要超过15g。

3.吃动平衡。每天至少走6000步或进行30分钟中等强度的运动，运动消耗能量至少270kcal。

限能量平衡膳食带量食谱举例

早餐	全麦面包（小麦粉40g）
	鸡蛋羹（鸡蛋60g），牛奶300ml
	拌豆芽（绿豆芽100g）
上午加餐	草莓100g
午餐	二米饭（黑米20g，大米30g）
	土豆烧鸡块（去皮鸡腿50g，土豆80g）
	娃娃菜虾皮粉丝（娃娃菜150g，粉丝10g，虾皮5g）
下午加餐	核桃15g，柚子100g
晚餐	番茄意面（意面50g，番茄100g）
	烤三文鱼（三文鱼70g）
	醋熘白菜（白菜150g）
饮水量	1800～2000ml
活动量	6000步

"等量食物交换份"（见本节末）可以在保证热量和营养均衡的前提下，灵活替换同类食物，让饮食更加多样化。注意不同类别的食物不能直接交换（如主食不能替换为水果）。确保替换的食物属于同一类别，以维持营养均衡。

限能量平衡膳食1400kcal

	用量（g）	能量（kcal）	蛋白质（g）	碳水化合物（g）	脂肪（g）
主食	175	630	17.5	133	3.5
蔬菜	500	90	4.5	16	0.7
水果	200	90	1	20	0.6

（续表）

	用量（g）	能量（kcal）	蛋白质（g）	碳水化合物（g）	脂肪（g）
鱼畜虾禽肉	50	90	8	0.7	6.7
大豆	25	90	6.9	7	3.3
鸡蛋	60	90	7.6	1.6	6.6
牛奶	300	108	11.16	14.64	0.96
油	20	180	0	0	20
盐	5	0	0	0	0
营养素汇总	1335	1368	56.66	192.94	42.36

注：该膳食计划是基于1400kcal能量需要水平；对一些人而言，这个能量需要量仅是估计值，您需要监测您的体重，判断是否需要调整。

限能量平衡膳食带量食谱举例

早餐	燕麦粥（燕麦 50g，牛奶 150ml）
	煮鸡蛋（鸡蛋 60g）
	凉拌西芹（西芹 100g）
上午加餐	樱桃 100g
午餐	杂粮饭（紫米 10g，黑米 20g，红豆 15g，大米 30g）
	青椒炒里脊肉（青椒 100g，猪里脊 50g）
	丝瓜豆腐汤（丝瓜 100g，豆腐 100g）
下午加餐	酸奶 100g，橙子 100g
晚餐	花卷（面粉 50g）
	清蒸鳕鱼（鳕鱼 80g）
	香菇油菜（香菇 80g，油菜 120g）
饮水量	1800 ～ 2000ml
活动量	6000 步

注：表中所列食物可以用等量食物交换份（见第一节）进行同类别替换。

等量食物交换份

食物重量	品种
主食：以主食 25g 为例交换食物（举例：25g 挂面可换 100g 土豆）	
25g	不同品种的米和面粉、大豆、混合面、挂面、干粉条
35g	生面条
100g	土豆、芋头、红薯
150g	山药、莲藕
200g	鲜玉米（带棒心）
350g	南瓜、倭瓜
蛋白质食物：以蛋白质食物 50g 为例交换食物（举例：50g 纯瘦肉可换 100g 北豆腐	
20g	腐竹
50g	纯瘦肉、豆腐干
60g	鸡蛋（1 个）
80g	鱼，虾
100g	北豆腐
160g	牛奶
400g	豆浆
新鲜蔬菜：以新鲜蔬菜 500g 为例交换食物（举例：250g 菠菜可换 125g 蒜苗	
500g	叶菜类：大白菜、圆白菜、菠菜、油菜、韭菜、茴香、茼蒿、芹菜、苋菜、生菜等
400g	白萝卜、青椒等
350g	西兰花、菜花等
250g	鲜豇豆、扁豆、洋葱、蒜苗等
水果：以水果 200g 为例交换食物（举例：100g 苹果可换 150g 草莓	
500g	西瓜
300g	草莓
200g	梨、桃、苹果、李子、杏、橘子、橙子、柚子
150g	香蕉、鲜荔枝、柿子
油脂：以植物油 10g 为例交换食物（举例：10g 植物油可换 15g 花生米）	
40g	西瓜子（带壳）
25g	葵花籽（带壳）
15g	核桃仁、杏仁、花生米
10g	植物油

第二节　高蛋白减重食谱

限能量高蛋白膳食 1100kcal

食物名称	食物重量（g）	能量（kcal）	蛋白质（g）	碳水化合物（g）	脂肪（g）
主食	112.5	405	11.25	85.5	2.25
蔬菜	500	90	4.5	16	0.7
水果	100	45	0.5	10	0.3
瘦肉（猪牛羊禽类）	50	90	8	0.7	6.7
水产（鱼虾类）	90	90	14.8	1.7	2.9
鸡蛋	60	90	9.3	12.2	0.8
脱脂牛奶	250	90	9.3	12.2	0.8
蛋白粉（85%）	30	115.8	27.3	0.18	0.45
油	10	90			10
盐					
合计	1202.5	1105.8	84.95	138.48	24.9
供能占比（%）			29.71	45.64	24.65
优质蛋白占比（%）			0.63		

注：该膳食计划是基于1100kcal能量需要水平；对一些人而言，这个能量需要量仅是估计值，您需要监测您的体重，判断是否需要调整。

一、重要建议

1. 最好选择1/3的全谷类及杂豆食物。

2. 选择多种多样的蔬菜、水果，深色蔬菜最好占到1/2以上。

3. 优先选择鱼和禽，要吃瘦肉，鸡蛋不要丢弃蛋黄。

4. 每天吃奶制品，经常吃豆制品，适量吃坚果。

5. 培养清淡饮食习惯，少吃高盐和油炸食品。

二、其他提示

1. 足量饮水，每天要喝7～8杯白开水。

2. 如添加糖最好摄入量少于25g，如饮酒摄入量不要超过15g。

3. 吃动平衡。每天至少走6000步或进行30分钟中等强度的运动，运动消耗能量至少270kcal。

限能量高蛋白膳食带量食谱举例

早餐	脱脂牛奶 250ml
	南瓜花卷〔南瓜 60g，小麦面粉 40g，酵母（干）2g，绵白糖 1g〕
	煮鸡蛋（鸡蛋 60g）
上午加餐	乳清蛋白粉 15g
午餐	薏仁糙米饭（薏米 5g，糙米 10g，大米 25g）
	干烤对虾（花生油 5g，对虾 80g）
	荷塘小炒（荷兰豆 100g，胡萝卜 80g，木耳 100g，鸡精 2g，精盐 2g，食用油 4g）
下午加餐	橙子 100g，乳清蛋白粉 15g
晚餐	小米山药红薯粥（小米 10g，山药 30g，红薯 50g，纯净水 100ml）
	西红柿牛腩煲（牛肉 60g，番茄 90g，细香葱 5g，姜 2g，番茄沙司 5g，精盐 2g，胡椒粉 1g，黄酒 10g）
	田园蔬菜沙拉（生菜 80g，黄瓜 80g，小番茄 30g，橄榄油 4g，油醋汁 8ml）
饮水量	1800～2000ml
活动量	6000 步

注：表中所列食物可以用等量食物交换份（见第一节）进行同类别替换。

限能量高蛋白膳食 1300kcal

	重量 （g）	能量 （kcal）	蛋白质 （g）	碳水化合物 （g）	脂肪 （g）
主食	125	450	12.5	95	2.5
蔬菜	500	90	4.5	16	0.7
水果	200	90	1	20	0.6
瘦肉（猪牛羊禽类）	75	135	12	1.05	10.05
水产（鱼虾类）	135	135	22.2	2.55	4.35
鸡蛋	60	90	7.6	1.6	6.6
牛奶	250	90	9.3	12.2	0.8
蛋白粉（85%）	30	115.8	27.3	0.18	0.45
油	15	135	0	0	15

（续表）

	重量（g）	能量（kcal）	蛋白质（g）	碳水化合物（g）	脂肪（g）
盐					
合计（g）		1330.8	96.4	148.58	41.05
能量				1349.37	
供能占比（%）			28.58	44.04	27.38
优质蛋白（%）			0.58		

注：该膳食计划是基于1300kcal能量需要水平；对一些人而言，这个能量需要量仅是估计值，您需要监测您的体重，判断是否需要调整。

限能量高蛋白膳食带量食谱举例

早餐	什锦包子（小麦粉40g，香菇20g，胡萝卜20g，粉丝20g，猪肉末10g，豆油1g，精盐1g，大葱2g，生姜1g）
	凉拌莴笋丝〔莴笋60g，芝麻油（香油）2g，精盐1g〕
	煮鸡蛋（鸡蛋60g）和牛奶200ml
上午加餐	乳清蛋白粉15g
午餐	玉米发糕（小麦面粉35g，玉米面15g，酵母2g，鸡蛋清5g）
	清蒸鲈鱼（鲈鱼80g，大葱5g，生姜5g，香菜4g，辣椒8g，生抽5g，色拉油4g）
	拌豆腐〔豆腐90g，芝麻油（香油）2g，生抽3g〕蒜汁海带（海带100g，大蒜10g，胡麻油2g）
下午加餐	蓝莓50g，火龙果100g，乳清蛋白粉15g
晚餐	小米地瓜粥（红薯50g，小米20g，纯净水200ml）
	冬瓜煲羊肉（羊肉60g，冬瓜70g，香菜5g，色拉油2g）
	炒竹笋（竹笋80g，油3g）
饮水量	1800～2000ml
活动量	6000步

注：表中所列食物可以用等量食物交换份（见第一节）进行同类别替换。

第三节 轻断食减重食谱

5+2 轻断食膳食带量食谱举例（1400kcal）5 天

早餐	小米枸杞粥（小米 50g、枸杞 5g、水 150ml）
	煮鸡蛋（鸡蛋 60g）
	蒜香苋菜〔大蒜 5g、红苋菜 100g、芝麻油（香油）2g〕
上午加餐	龙眼 100g
午餐	发面葱香饼（面粉 80g、小葱 3g）
	香菜炒牛肉（香菜 3g、牛肉 50g、剁辣椒 5g、胡麻油 10g）
	卤腐竹（腐竹 20g），清炒菠菜（菠菜 100g）
下午加餐	酸奶 100g，苹果 100g
晚餐	二米饭（大米 30g、黑米 20g）
	冬瓜片余肉丸（冬瓜 100g、瘦猪肉 50g、玉米油 3g）
	清炒茼蒿（茼蒿 200g）
饮水量	1800 ～ 2000ml
活动量	6000 步

5+2 轻断食膳食带量食谱举例（600kcal）2 天

早餐	煮鸡蛋（鸡蛋 60g）
	脱脂牛奶 250ml
午餐	苹果 200g
晚餐	蒸玉米〔玉米（带棒）250g〕
	凉拌苦苣（黄瓜 100g、苦苣 100g）
	煎鸡胸肉（鸡胸肉 50g）

5+2 轻断食膳食带量食谱举例（1400kcal）5 天

早餐	荞麦面葱油饼（荞麦面 20g、面粉 20g）
	鸡蛋羹（鸡蛋 60g）
	凉拌拍黄瓜〔黄瓜 100g、大蒜 3g、芝麻油（香油）2g〕
上午加餐	樱桃 100g

（续表）

午餐	杂粮米饭（大米 30g、糙米 10g、紫米 10g）
	芹菜虾仁（芹菜 150g、虾仁 50g、豆油 5g）
	浇汁豆腐（豆腐 100g、豆油 3g）
下午加餐	酸奶 100g，哈密瓜 100g
晚餐	地瓜粥（甘薯 60g、稻米 50g、纯净水 150ml）
	小鸡炖蘑菇（蘑菇 70、鸡肉 80、菜籽油 5g）
	素炒荷兰豆（荷兰豆 60g）
饮水量	1800 ～ 2000ml
活动量	6000 步

5+2 轻断食膳食带量食谱举例（500kcal）2 天

早餐	煮鸡蛋（鸡蛋 60g）
	脱脂牛奶 250ml
午餐	橙子 200g
晚餐	红薯饭（大米 25g、红薯 100g）
	清炒西兰花（西兰花 100g）
	白菜烧豆腐（白菜 100g、北豆腐 150g）

附　录

附录一　中国成人 BMI 与健康体重对应关系表

本附录共包含四个部分，为读者提供了全面的健康体重管理参考数据及实用指南。

附录一为中国成人 BMI 与健康体重对应关系表，通过具体数值帮助成人判断自身体重是否处于健康范围，为体重管理提供科学依据。

附录二为我国儿童青少年体格发育标准，包括年龄别身高、BMI 及腰围的筛查界值，涵盖 6 ～ 18 岁人群的生长迟缓、营养不良、超重肥胖及高腰围的评估标准，数据源自国家卫生行业标准，权威可靠。

附录三为常见食物分量表，详细列出谷类、蔬果、肉类等 12 类食物的标准份量、能量及换算方法，并配以示意图，便于读者直观掌握日常饮食的合理摄入量。

附录四为常见运动量计算表，涵盖家务、步行、球类等 30 余项活动的强度分类及能量消耗值，帮助读者根据个人需求科学规划运动方案。

四个附录相辅相成，从评估到实践，为读者提供了一套完整的健康管理工具。

附图 1-1　不同身高和体重者的 BMI 值及超重和肥胖分类

体重分类：体重过低 | 体重正常 | 超重 | 肥胖

身高(m) \ 体重(kg)	50	52	54	56	58	60	62	64	66	68	70	72	74	76	78	80	82	84	86	88	90	92	94	96	98	100	102	104
1.30	29.6	30.8	32.0	33.1	34.3	35.5	36.7	37.9	39.1	40.2	41.4	42.6	43.8	45.0	46.2	47.3	48.5	49.7	50.9	52.1	53.3	54.4	55.6	56.8	58.0	59.2	60.4	61.5
1.32	28.7	29.8	31.0	32.1	33.3	34.4	35.6	36.7	37.9	39.0	40.2	41.3	42.5	43.6	44.8	45.9	47.1	48.2	49.4	50.5	51.7	52.8	53.9	55.1	56.2	57.4	58.5	59.7
1.34	27.8	29.0	30.1	31.2	32.3	33.4	34.5	35.6	36.8	37.9	39.0	40.1	41.2	42.3	43.4	44.6	45.7	46.8	47.9	49.0	50.1	51.2	52.4	53.5	54.6	55.7	56.8	57.9
1.36	27.0	28.1	29.2	30.3	31.4	32.4	33.5	34.6	35.7	36.8	37.8	38.9	40.0	41.1	42.2	43.3	44.3	45.4	46.5	47.6	48.7	49.7	50.8	51.9	53.0	54.1	55.1	56.2
1.38	26.3	27.3	28.4	29.4	30.5	31.5	32.6	33.6	34.7	35.7	36.8	37.8	38.9	39.9	41.0	42.0	43.1	44.1	45.2	46.2	47.3	48.3	49.4	50.4	51.5	52.5	53.6	54.6
1.40	25.5	26.5	27.6	28.6	29.6	30.6	31.6	32.7	33.7	34.7	35.7	36.7	37.8	38.8	39.8	40.8	41.8	42.9	43.9	44.9	45.9	46.9	48.0	49.0	50.0	51.0	52.0	53.1
1.42	24.8	25.8	26.8	27.8	28.8	29.8	30.7	31.7	32.7	33.7	34.7	35.7	36.7	37.7	38.7	39.7	40.7	41.7	42.7	43.6	44.6	45.6	46.6	47.6	48.6	49.6	50.6	51.6
1.44	24.1	25.1	26.0	27.0	28.0	28.9	29.9	30.9	31.8	32.8	33.8	34.7	35.7	36.7	37.6	38.6	39.5	40.5	41.5	42.4	43.4	44.4	45.3	46.3	47.3	48.2	49.2	50.2
1.46	23.5	24.4	25.3	26.3	27.2	28.1	29.1	30.0	31.0	31.9	32.8	33.8	34.7	35.7	36.6	37.5	38.5	39.4	40.3	41.3	42.2	43.2	44.1	45.0	46.0	46.9	47.9	48.8
1.48	22.8	23.7	24.7	25.6	26.5	27.4	28.3	29.2	30.1	31.0	32.0	32.9	33.8	34.7	35.6	36.5	37.4	38.3	39.3	40.2	41.1	42.0	42.9	43.8	44.7	45.7	46.6	47.5
1.50	22.2	23.1	24.0	24.9	25.8	26.7	27.6	28.4	29.3	30.2	31.1	32.0	32.9	33.8	34.7	35.6	36.4	37.3	38.2	39.1	40.0	40.9	41.8	42.7	43.6	44.4	45.3	46.2
1.52	21.6	22.5	23.4	24.2	25.1	26.0	26.8	27.7	28.6	29.4	30.3	31.2	32.0	32.9	33.8	34.6	35.5	36.4	37.2	38.1	39.0	39.8	40.7	41.6	42.4	43.3	44.1	45.0
1.54	21.1	21.9	22.8	23.6	24.5	25.3	26.1	27.0	27.8	28.7	29.5	30.4	31.2	32.0	32.9	33.7	34.6	35.4	36.3	37.1	37.9	38.8	39.6	40.5	41.3	42.2	43.0	43.9
1.56	20.5	21.4	22.2	23.0	23.8	24.7	25.5	26.3	27.1	27.9	28.8	29.6	30.4	31.2	32.1	32.9	33.7	34.5	35.3	36.2	37.0	37.8	38.6	39.4	40.3	41.1	41.9	42.7
1.58	20.0	20.8	21.6	22.4	23.2	24.0	24.8	25.6	26.4	27.2	28.0	28.8	29.6	30.4	31.2	32.0	32.8	33.7	34.4	35.3	36.1	36.9	37.7	38.5	39.3	40.1	40.9	41.7
1.60	19.5	20.3	21.1	21.9	22.7	23.4	24.2	25.0	25.8	26.6	27.3	28.1	28.9	29.7	30.5	31.3	32.0	32.8	33.6	34.3	35.2	35.9	36.7	37.5	38.3	39.1	39.8	40.6
1.62	19.1	19.8	20.6	21.3	22.1	22.9	23.6	24.4	25.1	25.9	26.7	27.4	28.2	29.0	29.7	30.5	31.2	32.0	32.8	33.5	34.3	35.1	35.8	36.6	37.3	38.1	38.9	39.6
1.64	18.6	19.3	20.1	20.8	21.6	22.3	23.1	23.8	24.5	25.3	26.0	26.8	27.5	28.3	29.0	29.7	30.5	31.2	32.0	32.7	33.5	34.2	34.9	35.7	36.4	37.2	37.9	38.7
1.66	18.1	18.9	19.6	20.3	21.0	21.8	22.5	23.2	24.0	24.7	25.4	26.1	26.9	27.6	28.3	29.0	29.8	30.5	31.2	31.9	32.7	33.4	34.1	34.8	35.6	36.3	37.0	37.7
1.68	17.7	18.4	19.1	19.8	20.5	21.3	22.0	22.7	23.4	24.1	24.8	25.5	26.2	26.9	27.6	28.3	29.1	29.8	30.5	31.2	31.9	32.6	33.3	34.0	34.7	35.4	36.1	36.8
1.70	17.3	18.0	18.7	19.4	20.1	20.8	21.5	22.1	22.8	23.5	24.2	24.9	25.6	26.3	27.0	27.7	28.4	29.1	29.8	30.5	31.1	31.8	32.5	33.2	33.9	34.6	35.3	36.0
1.72	16.9	17.6	18.3	18.9	19.6	20.3	21.0	21.6	22.3	23.0	23.7	24.3	25.0	25.7	26.4	27.0	27.7	28.4	29.1	29.7	30.4	31.1	31.8	32.5	33.1	33.8	34.5	35.2
1.74	16.5	17.2	17.8	18.5	19.2	19.8	20.5	21.1	21.8	22.5	23.1	23.8	24.4	25.1	25.8	26.4	27.1	27.7	28.4	29.1	29.7	30.4	31.0	31.7	32.4	33.0	33.7	34.4
1.76	16.1	16.8	17.4	18.1	18.7	19.4	20.0	20.7	21.3	22.0	22.6	23.2	23.9	24.5	25.2	25.8	26.5	27.1	27.8	28.4	29.1	29.7	30.3	31.0	31.6	32.3	32.9	33.6
1.78	15.8	16.4	17.0	17.7	18.3	18.9	19.6	20.2	20.8	21.5	22.1	22.7	23.4	24.0	24.6	25.2	25.9	26.5	27.1	27.8	28.4	29.0	29.7	30.3	30.9	31.6	32.2	32.8
1.80	15.4	16.0	16.7	17.3	17.9	18.5	19.1	19.8	20.4	21.0	21.6	22.2	22.8	23.5	24.1	24.7	25.3	25.9	26.5	27.2	27.8	28.4	29.0	29.6	30.2	30.9	31.5	32.1
1.82	15.1	15.7	16.3	16.9	17.5	18.1	18.7	19.3	19.9	20.5	21.1	21.7	22.3	22.9	23.5	24.2	24.8	25.4	26.0	26.6	27.2	27.8	28.4	29.0	29.6	30.2	30.8	31.4
1.84	14.8	15.4	15.9	16.5	17.1	17.7	18.3	18.9	19.5	20.1	20.7	21.3	21.9	22.4	23.0	23.6	24.2	24.8	25.4	26.0	26.6	27.2	27.8	28.4	29.0	29.5	30.1	30.7
1.86	14.5	15.0	15.6	16.2	16.8	17.3	17.9	18.5	19.1	19.7	20.2	20.8	21.4	22.0	22.5	23.1	23.7	24.3	24.9	25.4	26.0	26.6	27.2	27.7	28.3	28.9	29.5	30.1
1.88	14.1	14.7	15.3	15.8	16.4	17.0	17.5	18.1	18.7	19.2	19.8	20.4	20.9	21.5	22.1	22.6	23.2	23.8	24.3	24.9	25.5	26.0	26.6	27.2	27.7	28.3	28.9	29.4
1.90	13.9	14.4	15.0	15.5	16.1	16.6	17.2	17.7	18.3	18.8	19.4	19.9	20.5	21.1	21.6	22.2	22.7	23.3	23.8	24.4	24.9	25.5	26.0	26.6	27.1	27.7	28.3	28.8

附录二　我国儿童青少年体格发育标准

附表 2-1　用于筛查 6 ～ 18 岁学龄儿童青少年生长迟缓的年龄别身高的界值范围

（单位：cm）

年龄（岁）	男生	女生
6.0 ～	≤ 106.3	≤ 105.7
6.5 ～	≤ 109.5	≤ 108.0
7.0 ～	≤ 111.3	≤ 110.2
7.5 ～	≤ 112.8	≤ 111.8
8.0 ～	≤ 115.4	≤ 114.5
8.5 ～	≤ 117.6	≤ 116.8
9.0 ～	≤ 120.6	≤ 119.5
9.5 ～	≤ 123.0	≤ 121.7
10.0 ～	≤ 125.2	≤ 123.9
10.5 ～	≤ 127.0	≤ 125.7
11.0 ～	≤ 129.1	≤ 128.6
11.5 ～	≤ 130.8	≤ 131.0
12.0 ～	≤ 133.1	≤ 133.6
12.5 ～	≤ 134.9	≤ 135.7
13.0 ～	≤ 136.9	≤ 138.8
13.5 ～	≤ 138.6	≤ 141.4
14.0 ～	≤ 141.9	≤ 142.9
14.5 ～	≤ 144.7	≤ 144.1
15.0 ～	≤ 149.6	≤ 145.4
15.5 ～	≤ 153.6	≤ 146.5
16.0 ～	≤ 155.1	≤ 146.8
16.5 ～	≤ 156.4	≤ 147.0
17.0 ～	≤ 156.8	≤ 147.3
17.5 ～ 18.0	≤ 157.1	≤ 147.5

资料来源：《学龄儿童青少年营养不良筛查》（WS/T 456—2014）

附表 2-2　用于筛查 6 ~ 18 岁学龄儿童青少年营养状况的 BMI 的界值范围

（单位：kg/m²）

年龄 （岁）	男生		女生	
	中重度消瘦	轻度消瘦	中重度消瘦	轻度消瘦
6.0 ~	≤ 13.2	13.3 ~ 13.4	≤ 12.8	12.9 ~ 13.1
6.5 ~	≤ 13.4	13.5 ~ 13.8	≤ 12.9	13.0 ~ 13.3
7.0 ~	≤ 13.5	13.6 ~ 13.9	≤ 13.0	13.1 ~ 13.4
7.5 ~	≤ 13.5	13.6 ~ 13.9	≤ 13.0	13.1 ~ 13.5
8.0 ~	≤ 13.6	13.7 ~ 14.0	≤ 13.1	13.2 ~ 13.6
8.5 ~	≤ 13.6	13.7 ~ 14.0	≤ 13.1	13.2 ~ 13.7
9.0 ~	≤ 13.7	13.8 ~ 14.1	≤ 13.2	13.3 ~ 13.8
9.5 ~	≤ 13.8	13.9 ~ 14.2	≤ 13.2	13.3 ~ 13.9
10.0 ~	≤ 13.9	14.0 ~ 14.4	≤ 13.3	13.4 ~ 14.0
10.5 ~	≤ 14.0	14.1 ~ 14.6	≤ 13.4	13.5 ~ 14.1
11.0 ~	≤ 14.2	14.3 ~ 14.9	≤ 13.7	13.8 ~ 14.3
11.5 ~	≤ 14.3	14.4 ~ 15.1	≤ 13.9	14.0 ~ 14.5
12.0 ~	≤ 14.4	14.5 ~ 15.4	≤ 14.1	14.2 ~ 14.7
12.5 ~	≤ 14.5	14.6 ~ 15.6	≤ 14.3	14.4 ~ 14.9
13.0 ~	≤ 14.8	14.9 ~ 15.9	≤ 14.6	14.7 ~ 15.3
13.5 ~	≤ 15.0	15.1 ~ 16.1	≤ 14.9	15.0 ~ 15.6
14.0 ~	≤ 15.3	15.4 ~ 16.4	≤ 15.3	15.4 ~ 16.0
14.5 ~	≤ 15.5	15.6 ~ 16.7	≤ 15.7	15.8 ~ 16.3
15.0 ~	≤ 15.8	15.9 ~ 16.9	≤ 16.0	16.1 ~ 16.6
15.5 ~	≤ 16.0	16.1 ~ 17.0	≤ 16.2	16.3 ~ 16.8
16.0 ~	≤ 16.2	16.3 ~ 17.3	≤ 16.4	16.5 ~ 17.0
16.5 ~	≤ 16.4	16.5 ~ 17.5	≤ 16.5	16.6 ~ 17.1
17.0 ~	≤ 16.6	16.7 ~ 17.7	≤ 16.6	16.7 ~ 17.2
17.5 ~ 18.0	≤ 16.8	16.9 ~ 17.9	≤ 16.7	16.8 ~ 17.3

资料来源：《学龄儿童青少年营养不良筛查》（WS/T 456— 2014）

附表 2-3　用于筛查 6 ~ 18 岁学龄儿童青少年超重与肥胖的性别年龄别 BMI 的界值范围

（单位：kg/m²）

年龄（岁）	男生		女生	
	超重	肥胖	超重	肥胖
6.0 ~	16.4	17.7	16.2	17.5
6.5 ~	16.7	18.1	16.5	18.0
7.0 ~	17.0	18.7	16.8	18.5
7.5 ~	17.4	19.2	17.2	19.0
8.0 ~	17.8	19.7	17.6	19.4
8.5 ~	18.1	20.3	18.1	19.9
9.0 ~	18.5	20.8	18.5	20.4
9.5 ~	18.9	21.4	19.0	21.0
10.0 ~	19.2	21.9	19.5	21.5
10.5 ~	19.6	22.5	20.0	22.1
11.0 ~	19.9	23.0	20.5	22.7
11.5 ~	20.3	23.6	21.1	23.3
12.0 ~	20.7	24.1	21.5	23.9
12.5 ~	21.0	24.7	21.9	24.5
13.0 ~	21.4	25.2	22.2	25.0
13.5 ~	21.9	25.7	22.6	25.6
14.0 ~	22.3	26.1	22.8	25.9
14.5 ~	22.6	26.4	23.0	26.3
15.0 ~	22.9	26.6	23.2	26.6
15.5 ~	23.1	26.9	23.4	26.9
16.0 ~	23.3	27.1	23.6	27.1
16.5 ~	23.5	27.4	23.7	27.4
17.0 ~	23.7	27.6	23.8	27.6
17.5 ~	23.8	27.8	23.9	27.8
18.0 ~	24.0	28.0	24.0	28.0

资料来源：《学龄儿童青少年超重与肥胖筛查》（WS/T 586—2018）

附表 2-4　用于筛查 7 ~ 18 岁学龄儿童青少年高腰围的界值范围

（单位：cm）

年龄（岁）	男生		女生	
	P75	P90	P75	P90
7 ~	58.4	63.6	55.8	60.2
8 ~	60.8	66.8	57.6	62.5
9 ~	63.4	70.0	59.8	65.1
10 ~	65.9	73.1	62.2	67.8
11 ~	68.1	75.6	64.6	70.4
12 ~	69.8	77.4	66.8	72.6
13 ~	71.3	78.6	68.5	74.0
14 ~	72.6	79.6	69.6	74.9
15 ~	73.8	80.5	70.4	75.5
16 ~	74.8	81.3	70.9	75.8
17 ~	75.7	82.1	71.2	76.0
18	76.8	83.0	71.3	76.1

资料来源：《7—18 岁儿童青少年高腰围筛查界值》（WS/T 611—2018）

附录三　常见食物分量表

附表 3-1　常见食物的标准份量（以可食部计）

食物类别	食物重量 / （g·份⁻¹）	能量 （kcal）	备注
谷类	50 ~ 60	160 ~ 180	面粉 50g=70 ~ 80g 馒头 大米 50g=100 ~ 120g 米饭
薯类	80 ~ 100	80 ~ 90	红薯 80g=马铃薯 100g （能量相当于 0.5 份谷类）
蔬菜类	100	15 ~ 35	高淀粉类蔬菜，如甜菜、鲜豆类，应注意能量的不同，每份的用量应减少
水果类	100	40 ~ 55	100g 梨和苹果，相当于高糖水果如枣 25g/ 柿子 65g

（续表）

食物类别		食物重量 / （g·份⁻¹）	能量 （kcal）	备注
畜禽肉类	瘦肉（脂肪含量 <10%）	40～50	40～55	瘦肉的脂肪含量 <10% 肥瘦肉的脂肪含量 10%～35%
	肥瘦肉（脂肪含量 10%～35%）	20～25	65～80	肥肉、五花肉脂肪含量一般超过 50%，应减少食用
水产品类	鱼类	40～50	50～60	鱼类蛋白质含量 15%～20%，脂肪 1%～8%
	虾贝类		35～50	虾贝类蛋白质含量 5%～15%，脂肪 0.2%～2%
蛋类（蛋白质 7g）		40～50	65～80	一般鸡蛋 50g/ 个，鹌鹑蛋 10g/ 个，鸭蛋 80g/ 个左右
大豆类（蛋白质 7g）		20～25	65～80	黄豆 20g=北豆腐 60g=南豆腐 110g=内酯豆腐 45g=豆干 45g=豆浆 360～380ml
坚果类（脂肪 5g）		10	40～55	淀粉类坚果相对能量低，如葵花子 10 克 =板栗 25g=莲子 20g （能量相当于 0.5 份油脂类）
乳制品	全脂（含蛋白质 2.5%～3%）	200～250ml	110	200ml 液态奶 =20～25g 奶酪 =20～30g 奶粉 全脂液态奶：脂肪含量约 3%
	脱脂（含蛋白质 2.5%～3%）		55	脱脂液态奶：脂肪含量约 < 0.5%
水		200～250ml	0	

注：1. 谷类按能量一致原则或 40g 碳水化合物进行代换。薯类按 20g 碳水化合物等量原则进行代换，能量相当于 0.5 份谷类。

2. 蛋类和大豆按 7g 蛋白质，乳类按 5～6g 蛋白质等量原则进行代换。脂肪含量不同时，能量也有所不同。

3. 畜禽肉类、鱼虾类以能量为基础进行代换，参考脂肪含量区别。

4. 坚果类按 5g 脂肪等量原则进行代换，每份蛋白质约 2g。

食物标准分量示意图

种类	示意图
谷类 50～60g/份	80g 馒头（50g 面粉）　　110g 米饭（50g 大米）
薯类 85～100g/份	85g 红薯　　　　85g 红薯 100g 土豆　　100g 土豆　　100g 土豆
蔬菜 100g/份	100g 菠菜　　100g 菠菜　　100g 菠菜（熟） 100g 油菜 2 棵（手长）　100g 油菜（手中指长）　100g 油菜（熟） 100g 芹菜　　100g 芹菜　　100g 芹菜

种类	示意图
水果 100g/ 份	1 份，130g 生重（100g 可食部）　　　2 份，260g 生重（200g 可食部） 1 份，135g 生重（100g 可食部）　　　2 份，270g 生重（200g 可食部）
肉类 40 ～ 50g/ 份	50g 瘦肉　　　50g 瘦肉　　　25g 五花肉　　　50g 五花肉 （脂肪 5% ～ 10%）（脂肪 5% ～ 10%）（脂肪 40% ～ 58%）（脂肪 40% ～ 58%）
鱼类 40 ～ 50g 可食部 / 份	50g 三文鱼　　　50g 三文鱼　　　90g 草鱼（可食部 50g） 65g 带鱼段（可食部 50g）　　　　65g 带鱼段（可食部 50g）
虾 40 ～ 50g/ 份	85g 草虾（可食部 50g）　　　　50g 小银鱼

种类	示意图
豆类 20～25g 大豆/份	20g 大豆　＝　60g 北豆腐　＝　45g 豆干　＝　150g 内酯豆腐
奶类 200～250ml/份	200ml 牛奶　＝　25g 奶酪　＝　一份酸奶（125ml×2）
坚果类 10g/份	10g 瓜子仁　＝　24g 瓜子　　20g 花生米，2 份　＝　28g 花生
蛋类 40～50g/份	52g　60g　70g　87g
水 200～250ml/份	200ml 水，1 份　　　500ml 瓶装水，2.5 份

附录四　常见运动量计算表

附表 4–1　常见身体活动强度和能量消耗表

活动项目		身体活动强度 /MET < 3 低强度；3～6 中强度；7～9 高强度；10～11 极高强度		能量消耗量 / (kcal·标准体重$^{-1}$·10min^{-1})	
				男 (66kg)	女 (56kg)
家务活动	整理床铺，站立	低强度	2.0	22.0	18.7
	洗碗，熨烫衣物	低强度	2.3	25.3	21.5
	收拾餐桌，做饭或准备食物	低强度	2.5	27.5	23.3
	擦窗户	低强度	2.8	30.8	26.1
	手洗衣服	中强度	3.3	36.3	30.8
	扫地、扫院子、拖地板、吸尘	中强度	3.5	38.5	32.7
步行	慢速（3km/h）	低强度	2.5	27.5	23.3
	中速（5km/h）	中强度	3.5	38.5	32.7
	快速（5.5～6km/h）	中强度	4.0	44.0	37.3
	很快（7km/h）	中强度	4.5	49.5	42.0
	下楼	中强度	3.0	33.0	28.0
	上楼	高强度	8.0	88.0	74.7
	上下楼	中强度	4.5	49.5	42.0
跑步	走跑结合 （慢跑成分不超过 10 分钟）	中强度	6.0	66.0	56.0
	慢跑，一般	高强度	7.0	77.0	65.3
	8km/h，原地	高强度	8.0	88.0	74.7
	9km/h	极高强度	10.0	110.0	93.3
	跑，上楼	极高强度	15.0	165.0	140.0
自行车	12～16km/h	中强度	4.0	44.0	37.3
	16～19km/h	中强度	6.0	66.0	56.0
球类	保龄球	中强度	3.0	33.0	28.0
	高尔夫球	中强度	5.0	55.0	47.0
	篮球，一般	中强度	6.0	66.0	56.0

（续表）

活动项目			身体活动强度 /MET		能量消耗量 /（kcal·标准体重$^{-1}$·10min^{-1}）	
			＜3 低强度；3～6 中强度；7～9 高强度；10～11 极高强度		男（66kg）	女（56kg）
球类		篮球，比赛	高强度	8.0	77.0	65.3
		排球，一般	中强度	3.0	33.0	28.0
		排球，比赛	高强度	4.0	44.0	37.3
		乒乓球	中强度	4.0	44.0	37.3
		台球	低强度	2.5	27.5	23.3
		网球，一般	中强度	5.0	55.0	46.7
		网球，双打	中强度	6.0	66.0	56.0
		网球，单打	高强度	8.0	88.0	74.7
		羽毛球，一般	中强度	4.5	49.5	42.0
		羽毛球，比赛	高强度	7.0	77.0	65.3
		足球，一般	高强度	7.0	77.0	65.3
		足球，比赛	极高强度	10.0	110.0	93.3
跳绳		慢速	高强度	8.0	88.0	74.7
		中速，一般	极高强度	10.0	110.0	93.3
		快速	极高强度	12.0	132.0	112.0
舞蹈		慢速	中强度	3.0	33.0	28.0
		中速	中强度	4.5	49.5	42.0
		快速	中强度	5.5	60.5	51.3
游泳		踩水，中等用力，一般	中强度	4.0	44.0	37.3
		爬泳（慢），自由泳，仰泳	高强度	8.0	88.0	74.7
		蛙泳，一般速度	极高强度	10.0	110.0	93.3
		爬泳（快），蝶泳	极高强度	11.0	121.0	102.7
其他活动		瑜伽	中强度	4.0	44.0	37.3
		单杠	中强度	5.0	55.0	46.7
		俯卧撑	中强度	4.5	49.5	42.0
		太极拳	中强度	3.5	38.5	32.7
		健身操	中强度	5.0	55.0	46.7
		轮滑旱冰	高强度	7.0	77.0	65.3